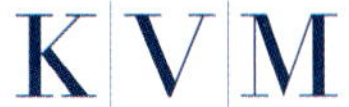

lernkarten

NEURO-ANATOMIE

Authentische Vermittlung der einzelnen Präparationsschritte auf 167 Lernkarten

Klaus-Peter Valerius
Hans-Rainer Duncker

www.kvm-medizinverlag.de

Inhaltsverzeichnis

1 Zentralnervensystem im Überblick

1.1 Gehirn und Rückenmark

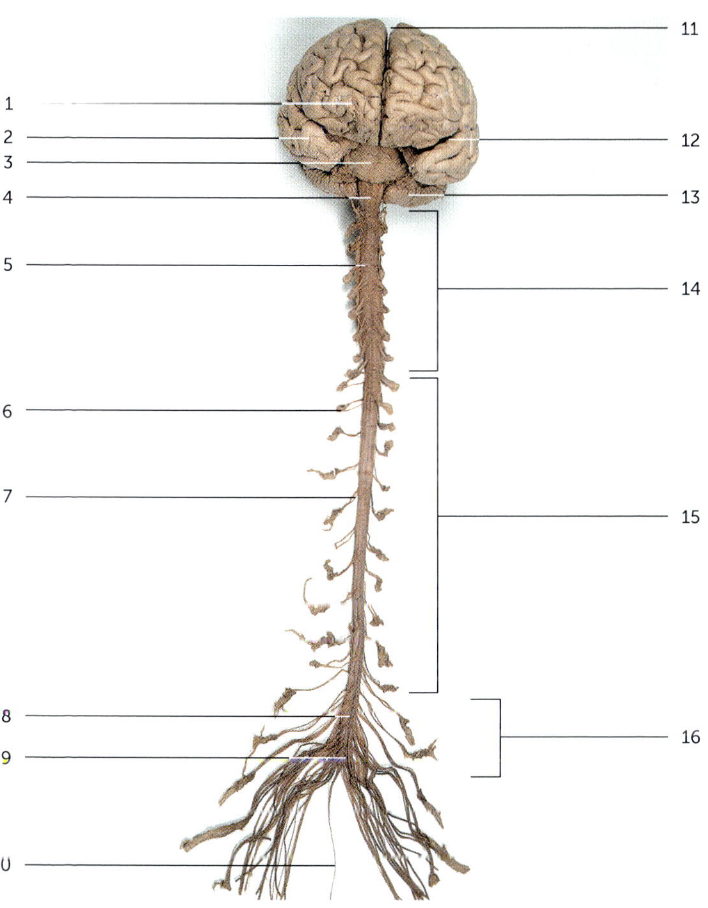

1 Zentralnervensystem im Überblick

1.1 Gehirn und Rückenmark

Gehirn und Rückenmark, bedeckt von Pia mater, im Zusammenhang aus dem Körper entnommen • Spinalnerven am Ursprung der Trunci nervi spinales dicht hinter den Spinalganglien abgetrennt • von ventral

1 Lobus frontalis (Telencephalon)
2 Lobus temporalis (Telencephalon)
3 Pons (Metencephalon)
4 Myelencephalon
5 Medulla spinalis, Intumescentia cervicalis
6 Nervus spinalis, thorakales Ganglion sensorium
7 Nervus spinalis, Fila radicularia
8 Medulla spinalis, Intumescentia lumbosacralis
9 Medulla spinalis, Conus medullaris
10 Medulla spinalis, Filum terminale
11 Fissura longitudinalis cerebri (Telencephalon)
12 Sulcus lateralis cerebri (Telencephalon)
13 Cerebellum (Metencephalon)
14 Medulla spinalis, Pars cervicalis
15 Medulla spinalis, Pars thoracica
16 Medulla spinalis, Pars lumbalis, Pars sacralis und Pars coccygea, deren Fila radicularia unterhalb des Conus medullaris die Cauda equina bilden

1 Zentralnervensystem im Überblick

1.1 Gehirn und oberes Rückenmark

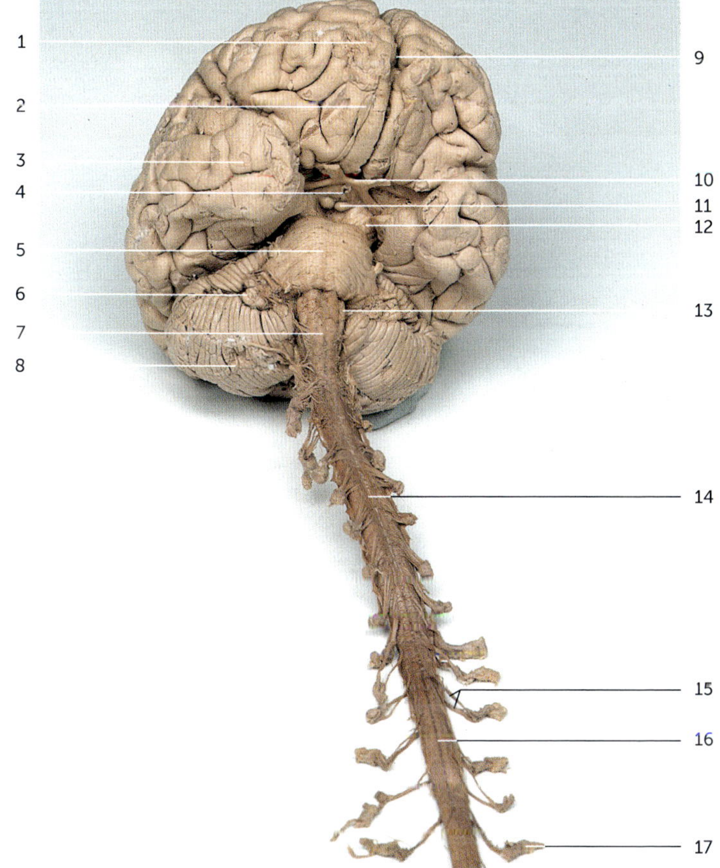

1 Zentralnervensystem im Überblick

1.1 Gehirn und oberes Rückenmark

Gehirn und Rückenmark, bedeckt von Pia mater, im Zusammenhang aus dem Körper entnommen • Spinalnerven am Ursprung der Trunci nervi spinales dicht hinter den Spinalganglien abgetrennt • von ventral und kaudal

1 Lobus frontalis (Telencephalon)
2 Bulbus olfactorius (Telencephalon)
3 Lobus temporalis (Telencephalon)
4 Eminentia mediana hypothalami, Hypophysenstiel abgetrennt, Recessus infundibuli geöffnet (Diencephalon)
5 Pons (Metencephalon)
6 Cerebellum, Flocculus (Metencephalon)
7 Pyramis (Myelencephalon)
8 Cerebellum (Metencephalon)
9 Fissura longitudinalis cerebri (Telencephalon)
10 Chiasma opticum (Diencephalon)
11 Corpus mammillare (Diencephalon)
12 Crus cerebri (Mesencephalon)
13 Oliva (Myelencephalon)
14 Medulla spinalis, Pars cervicalis, Intumescentia cervicalis
15 Nervus spinalis, Fila radicularia
16 Medulla spinalis, Fissura mediana anterior
17 Nervus spinalis, Ganglion sensorium

1 Zentralnervensystem im Überblick

1.1 Isoliertes Halsrückenmark

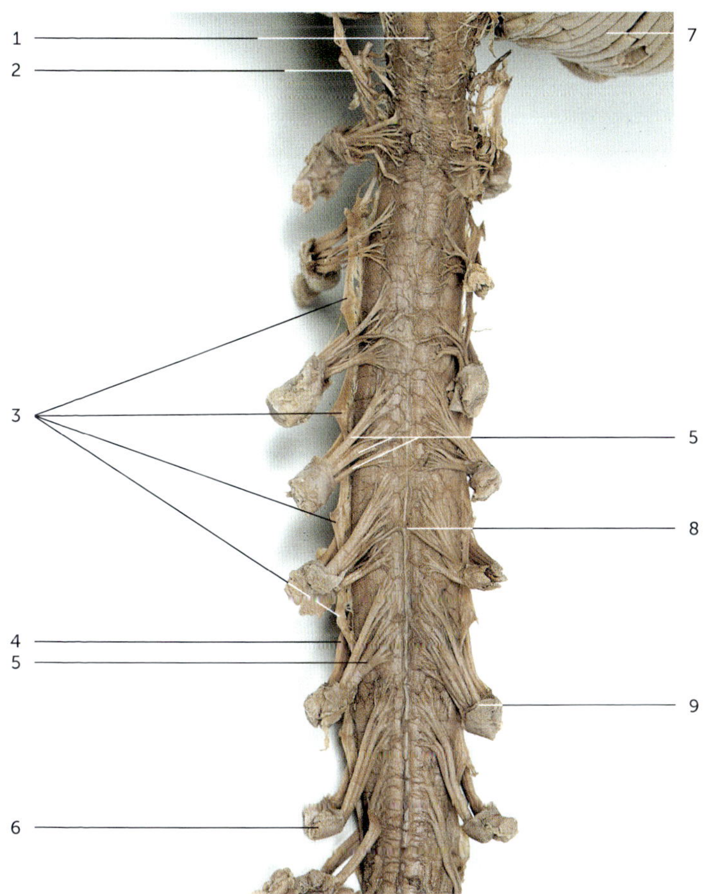

1 Zentralnervensystem im Überblick

1.1 Isoliertes Halsrückenmark

Pia mater, Radices und Ganglia sensoria erhalten • Rami nervi spinales abgetrennt • von ventral

1 Myelencephalon
2 Nervus accessorius [XI], Radix spinalis
3 Pia mater spinalis, Ligamenta denticulata
4 Nervus spinalis, Radix posterior
5 Nervus spinalis, Radix anterior
6 Nervus spinalis, Ganglion sensorium von Epineurium eingehüllt
7 Cerebellum (Metencephalon)
8 Arteria spinalis anterior über der Fissura mediana anterior
9 Schnittkante, an der die Dura mater spinalis von dem noch auf dem Ganglion sensorium erhaltenen Epineurium abgetrennt wurde

1 Zentralnervensystem im Überblick

1.1 Isoliertes kaudales Rückenmark und Cauda equina

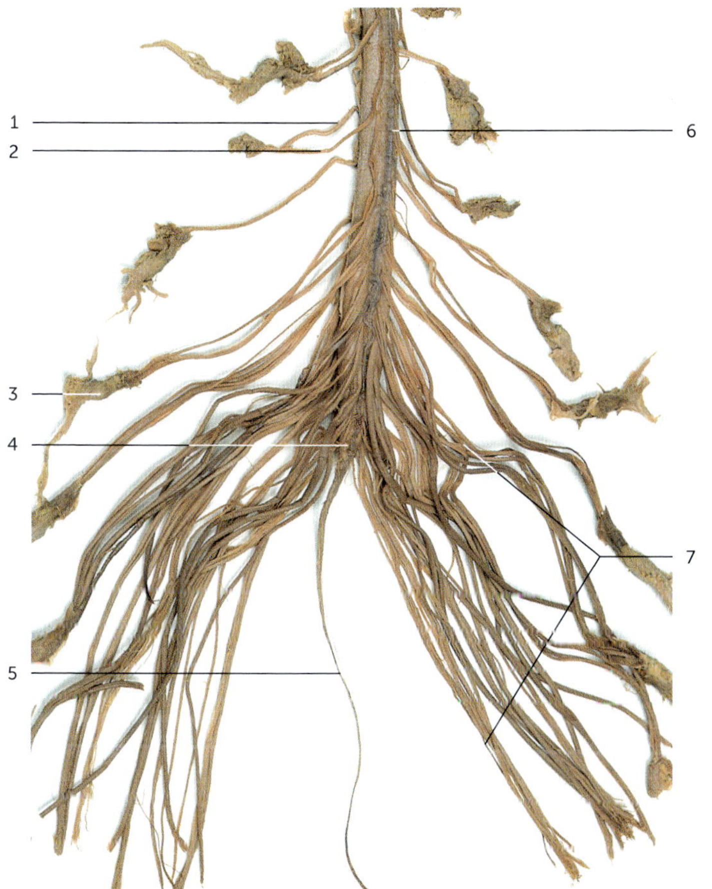

1 Zentralnervensystem im Überblick

1.1 Isoliertes kaudales Rückenmark und Cauda equina

Lumbalmark und Cauda equina von Pia mater spinalis umhüllt • von dorsal

1 Nervus lumbalis, Radix anterior
2 Nervus lumbalis, Radix posterior
3 Nervus lumbalis, Ganglion sensorium
4 Medulla spinalis, Conus medullaris
5 Medulla spinalis, Filum terminale
6 Vena spinalis posterior
7 Cauda equina, Fila radicularia

1 Zentralnervensystem im Überblick

1.2 Gehirn von oben

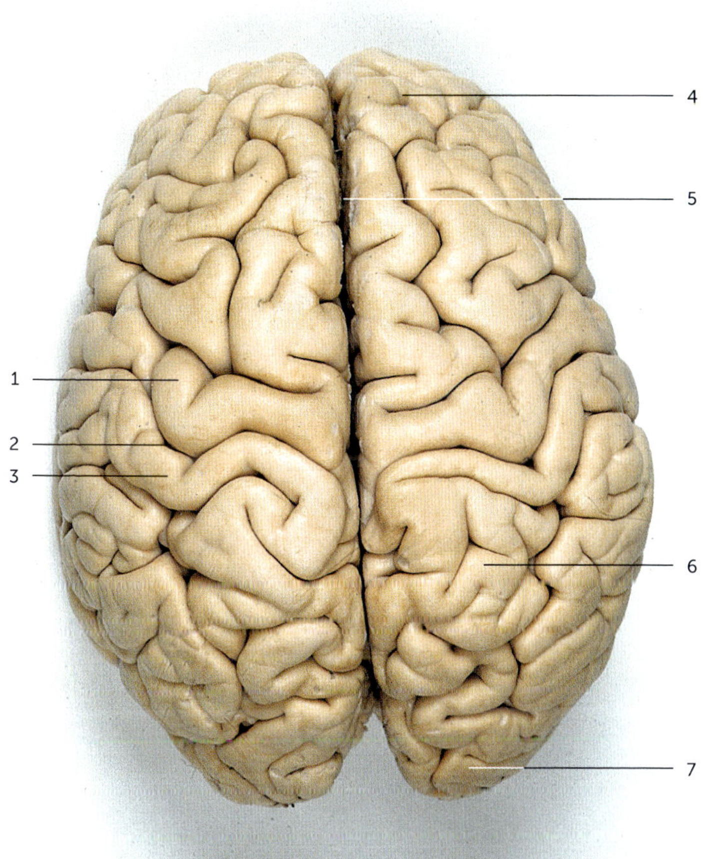

1 Zentralnervensystem im Überblick

1.2 Gehirn von oben

Hirnhäute vollständig entfernt

1 Gyrus precentralis (Telencephalon)
2 Sulcus centralis (Telencephalon)
3 Gyrus postcentralis (Telencephalon)
4 Lobus frontalis (Telencephalon)
5 Fissura longitudinalis cerebri (Telencephalon)
6 Lobus parietalis (Telencephalon)
7 Lobus occipitalis (Telencephalon)

1 Zentralnervensystem im Überblick

1.3 Linke Gehirnhälfte von links

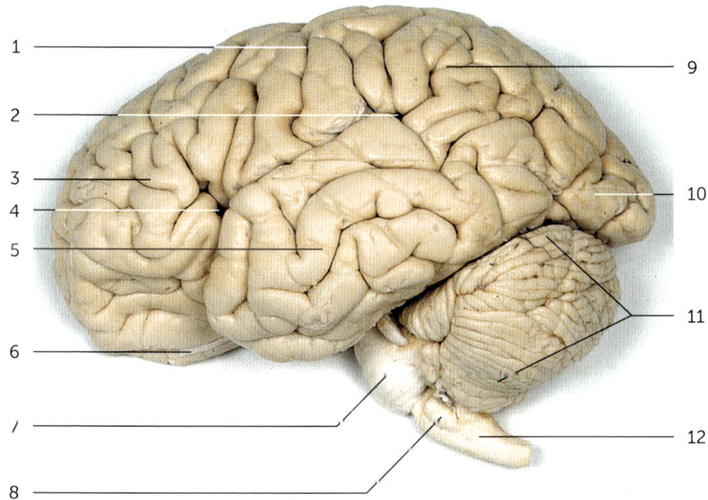

1 Zentralnervensystem im Überblick

1.3 Linke Gehirnhälfte von links

Hirnhäute vollständig entfernt • Hirnnerven nur teilweise erhalten

1 Sulcus centralis (Telencephalon)
2 Sulcus lateralis cerebri, Ramus posterior (Telencephalon)
3 Lobus frontalis (Telencephalon)
4 Sulcus lateralis, Ramus anterior (Telencephalon)
5 Lobus temporalis (Telencephalon)
6 Tractus olfactorius (Telencephalon)
7 Pons (Metencephalon)
8 Oliva (Myelencephalon)
9 Lobus parietalis (Telencephalon)
10 Lobus occipitalis (Telencephalon)
11 Cerebellum (Metencephalon)
12 Myelencephalon

1 Zentralnervensystem im Überblick

1.4 Gehirn von hinten

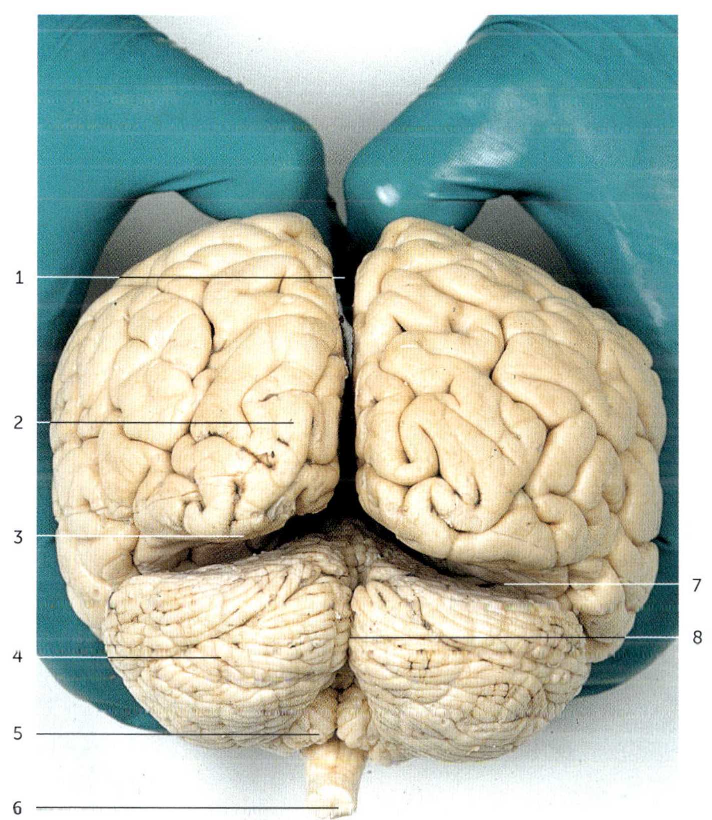

1 Zentralnervensystem im Überblick

1.4 Gehirn von hinten

Hirnhäute vollständig entfernt • Fissura longitudinalis cerebri etwas auseinander gedrückt • Einschnitt zwischen Cerebellum und Telencephalon durch das Absinken des Cerebellum etwas geweitet

1 Fissura longitudinalis cerebri (Telencephalon)
2 Lobus occipitalis (Telencephalon)
3 Lobus occipitalis, Margo inferior cerebri (Telencephalon)
4 Cerebellum (Metencephalon)
5 Cerebellum, Tonsilla cerebelli (Metencephalon)
6 Myelencephalon, Anschnitt
7 Spalt zwischen dem Lobus occipitalis des Telencephalon und dem Cerebellum, in dem sich das Tentorium cerebelli befand
8 Spalt zwischen den beiden Kleinhirnhemisphären, in dem sich die Falx cerebelli befand

1 Zentralnervensystem im Überblick

1.5 Gehirn von unten

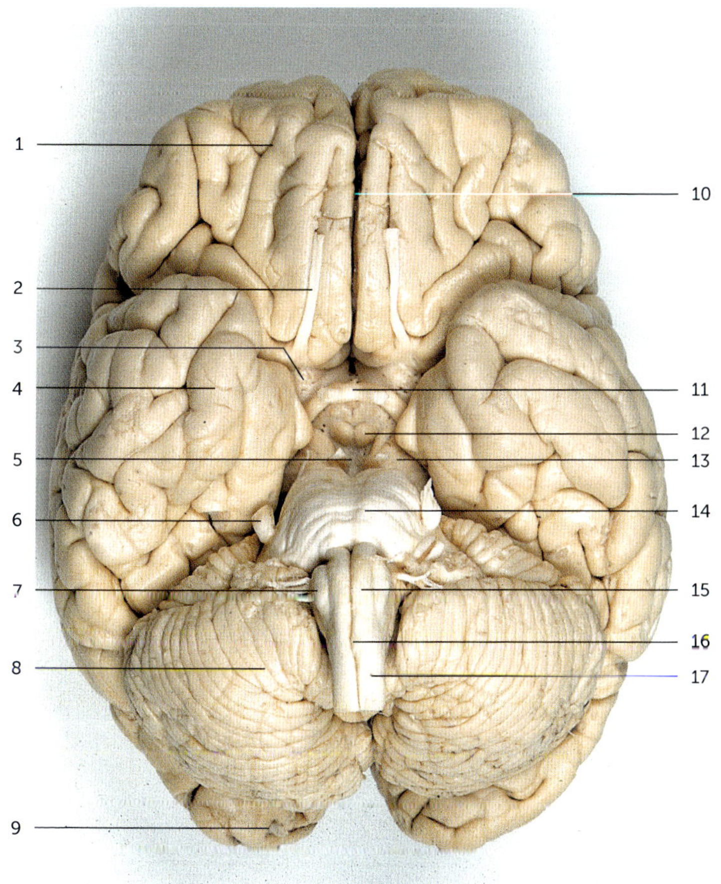

1 Zentralnervensystem im Überblick

1.5 Gehirn von unten

Hirnhäute vollständig entfernt • Hirnnerven nur teilweise erhalten

1 Lobus frontalis (Telencephalon)
2 Tractus olfactorius (Telencephalon)
3 Substantia perforata anterior (Telencephalon)
4 Lobus temporalis (Telencephalon)
5 Substantia perforata posterior (Mesencephalon)
6 Nervus trigeminus [V]
7 Oliva (Myelencephalon)
8 Cerebellum (Metencephalon)
9 Lobus occipitalis (Telencephalon)
10 Fissura longitudinalis cerebri (Telencephalon)
11 Chiasma opticum (Diencephalon)
12 Corpus mammillare (Diencephalon)
13 Crus cerebri (Mesencephalon)
14 Pons (Metencephalon)
15 Pyramis (Myelencephalon)
16 Decussatio pyramidum (Myelencephalon)
17 Myelencephalon

2 Rückenmark und Rückenmarkshäute

2.1 Brust- und Lendenwirbelsäule

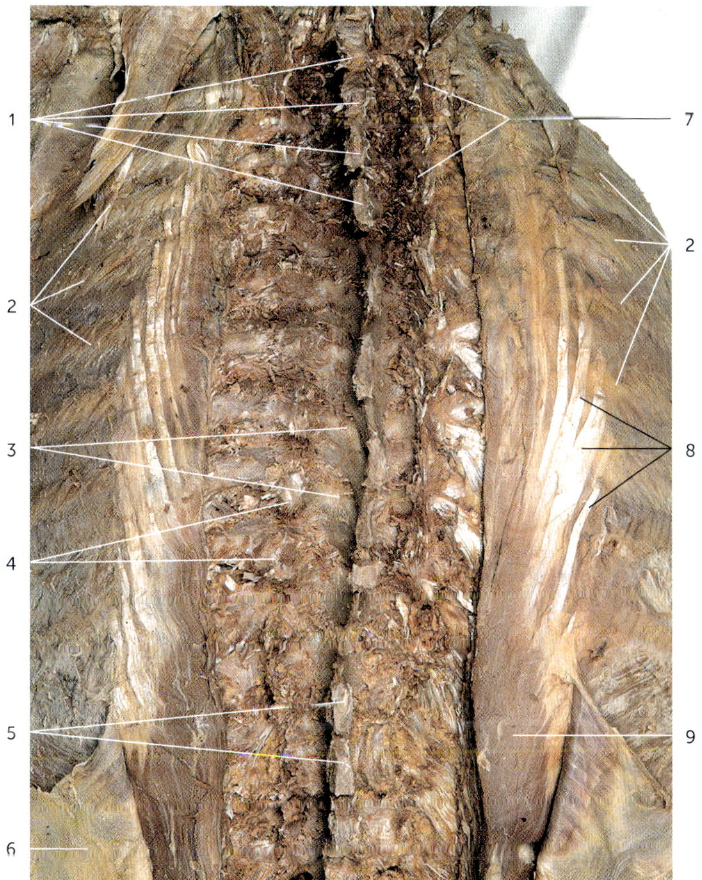

2 Rückenmark und Rückenmarkshäute

2.1 Brust- und Lendenwirbelsäule

Rückenmuskulatur über der Wirbelsäule entfernt • Plexus venosus vertebralis externus posterior auf den oberen Brustwirbeln • von dorsal

1 Vertebrae thoracales, Processus spinosi
2 Costae
3 Ligamenta flava, dazwischen dunkler die Arcus vertebae
4 Vertebrae thoracales, Processus transversi
5 Vertebrae lumbales, Processus spinosi
6 Fascia thoracolumbalis, an der Wirbelsäule gelöst und zur Seite gelegt
7 Plexus venosus vertebralis externus posterior
8 Musculus iliocostalis lumborum, Tendines
9 Musculus iliocostalis lumborum

2 Rückenmark und Rückenmarkshäute

2.1 Wirbelkanal von dorsal eröffnet

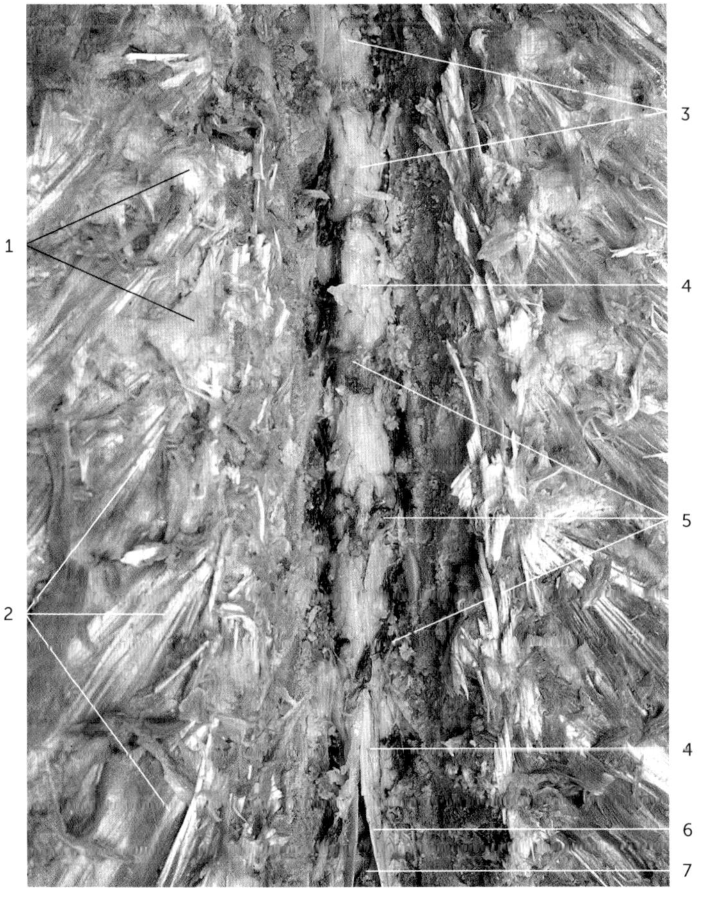

2 Rückenmark und Rückenmarkshäute

2.1 Wirbelkanal von dorsal eröffnet

Arcus vertebrae entfernt • Epiduralraum freigelegt

1 Vertebrae thoracales, Processus transversi
2 Musculi levatores costarum
3 Fett im Epiduralraum
4 Dura mater spinalis sichtbar dicht unter dem hier partiell entfernten epiduralen Fettgewebe
5 Plexus venosus vertebralis internus posterior
6 Schnittkante der Dura mater spinalis
7 Medulla spinalis mit Vena spinalis posterior

2 Rückenmark und Rückenmarkshäute

2.1 Wirbelkanal von dorsal eröffnet

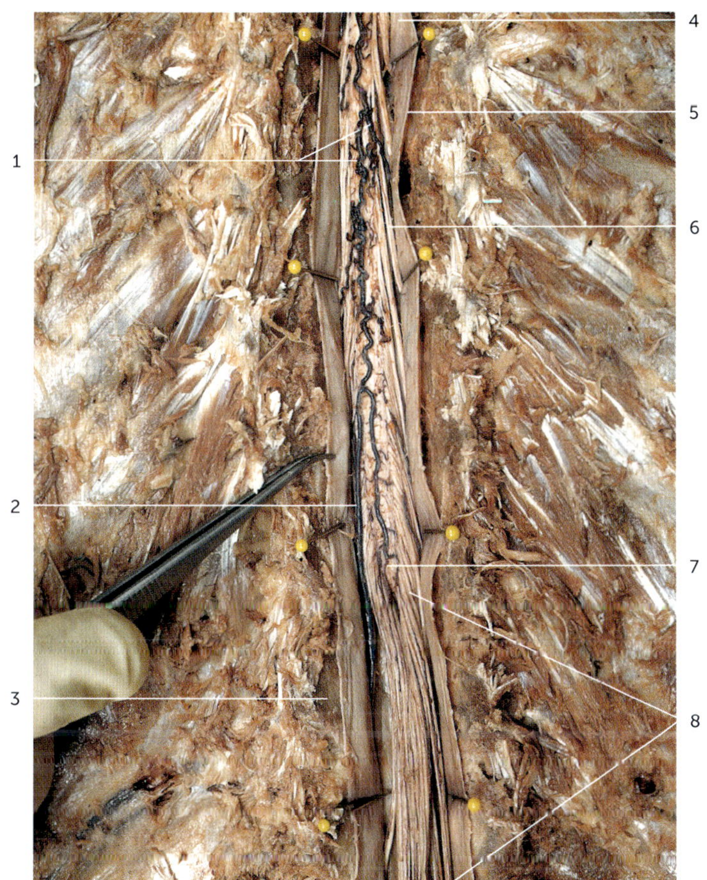

2 Rückenmark und Rückenmarkshäute

2.1 Wirbelkanal von dorsal eröffnet

Dura mater spinalis in der Mittellinie gespalten und mit Stecknadeln seitlich festgesteckt • Arachnoidea mater spinalis weitgehend entfernt • Venae spinales posteriores mit ableitender Vena radicularia • von dorsal

1 Venae spinales posteriores
2 Vena radicularia
3 Arcus vertebrae L II, Schnittkante
4 Dura mater spinalis, aufgeklappt
5 Dura mater spinalis, Schnittkante
6 Fila radicularia, Radix posterior
7 Medulla spinalis, Conus medullaris
8 Cauda equina, Fila radicularia

2 Rückenmark und Rückenmarkshäute

2.1 Kaudales Rückenmark und Cauda equina

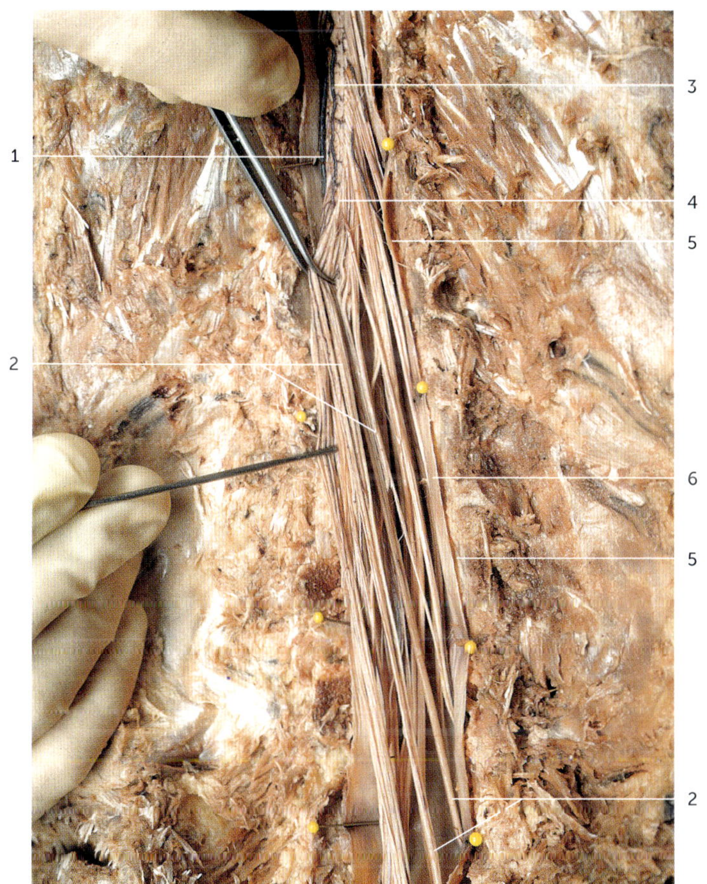

2 Rückenmark und Rückenmarkshäute

2.1 Kaudales Rückenmark und Cauda equina

Wirbelkanal von dorsal eröffnet • Dura und Arachnoidea mater spinalis in der Mittellinie gespalten, aufgeklappt und mit Stecknadeln seitlich festgesteckt • von dorsal

1 Vena radicularia
2 Cauda equina, Fila radicularia
3 Vena spinalis posterior
4 Medulla spinalis, Übergang in den Conus medullaris
5 Dura und Arachnoidea mater spinalis, Schnittkante
6 Dura und Arachnoidea mater spinalis, aufgeklappt

2 Rückenmark und Rückenmarkshäute

2.2 Gehirn und oberes Halsrückenmark mit Dura mater

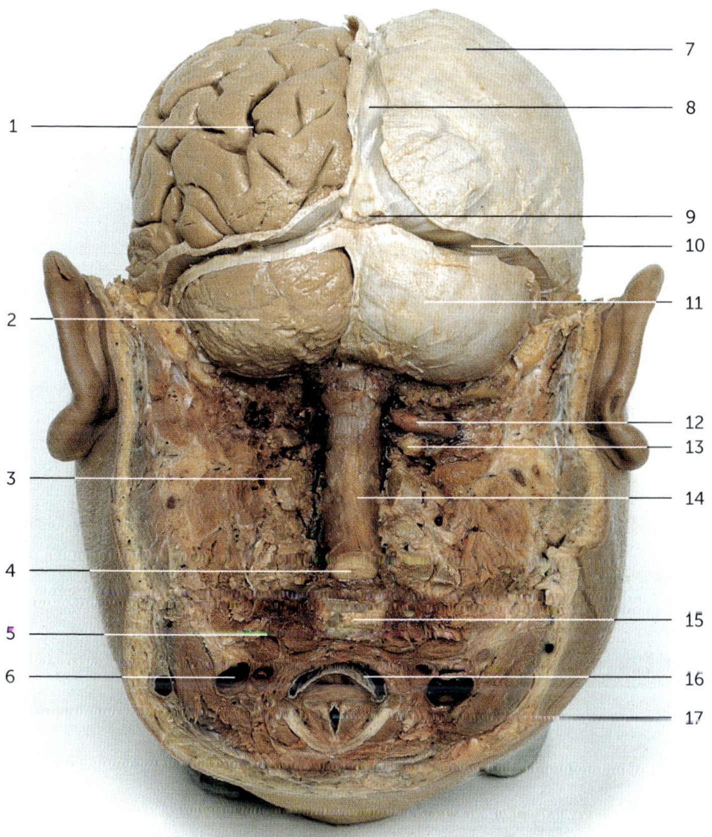

2 Rückenmark und Rückenmarkshäute

2.2 Gehirn und oberes Halsrückenmark mit Dura mater

Dorsale Weichteile des Kopfes und Halses sowie Schädeldecke oberhalb der Schädelbasis entfernt • Wirbelkanal eröffnet • Dura über dem linken Telencephalon und über dem linken Cerebellum entfernt • Sinus eröffnet • von dorsal

1 Lobus occipitalis (Telencephalon)
2 Cerebellum (Metencephalon)
3 Axis, Arcus, Anschnitt
4 Medulla spinalis, Anschnitt
5 Arteria carotis communis, Anschnitt
6 Vena jugularis interna, Anschnitt
7 Dura mater encephali über dem Lobus parietalis des Telencephalon
8 Sinus sagittalis superior, eröffnet
9 Confluens sinuum, eröffnet
10 Sinus transversus, eröffnet
11 Dura mater encephali über dem Cerebellum
12 Rechte Arteria vertebralis
13 Atlas, Arcus posterior, Anschnitt
14 Dura mater spinalis über der Medulla spinalis
15 Columna vertebralis, Anschnitt des Discus intervertebralis zwischen dem vierten und fünften zervikalen Corpus vertebrae
16 Oesophagus, Anschnitt
17 Larynx, Rima glottidis

2 Rückenmark und Rückenmarkshäute

2.2 Gehirn und oberes Halsrückenmark mit Dura mater

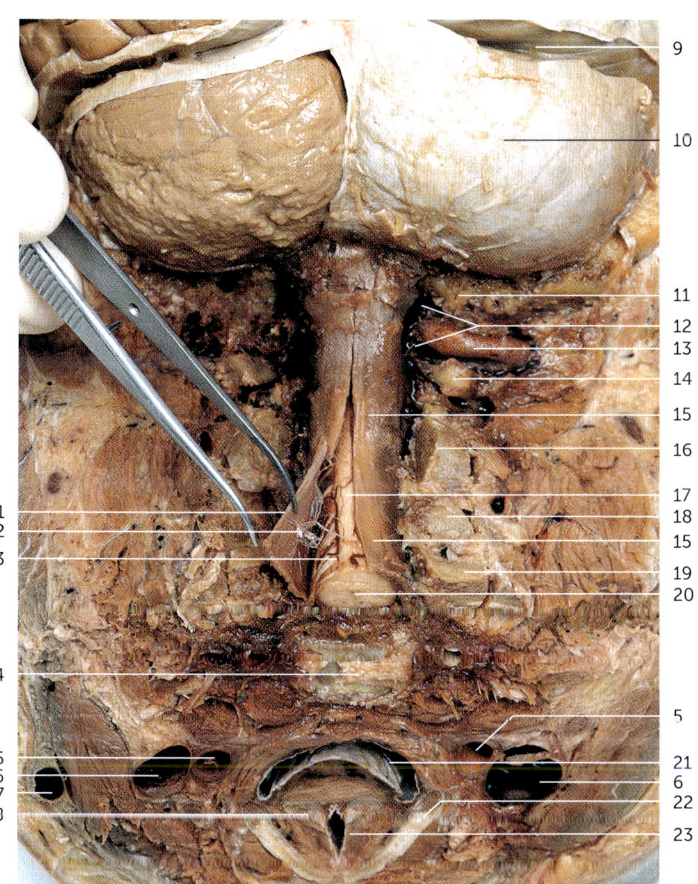

2 Rückenmark und Rückenmarkshäute

2.2 Gehirn und oberes Halsrückenmark mit Dura mater

Weichteile und Schädeldecke oberhalb der Schädelbasis entfernt • Wirbelkanal eröffnet • Dura mater über dem linken Cerebellum entfernt, über dem Halsrückenmark eingeschnitten und angehoben • Sinus eröffnet • von dorsal

1 Dura mater spinalis, Schnittkante
2 Arachnoidea mater spinalis
3 Vena spinalis posterior
4 Corpus vertebrae, Schnittkante
5 Arteria carotis communis, Anschnitt
6 Vena jugularis interna, Anschnitt
7 Vena jugularis externa
8 Larynx, Cartilago arytenoidea
9 Sinus transversus, eröffnet
10 Dura mater encephali über dem Cerebellum
11 Os occipitale, Schnittkante
12 Plexus venosus vertebralis internus posterior
13 Rechte Arteria vertebralis
14 Arcus vertebrae C I, Schnittkante
15 Dura mater spinalis
16 Arcus vertebrae C II, Schnittkante
17 Medulla spinalis, bedeckt von der Pia mater spinalis
18 Arcus vertebrae C III, Schnittkante
19 Arcus vertebrae C IV, Schnittkante
20 Medulla spinalis, Querschnitt
21 Oesophagus, Anschnitt
22 Larynx, Cartilago thyroidea, Anschnitt
23 Larynx, Plica vocalis

2 Rückenmark und Rückenmarkshäute

2.2 Oberes Halsrückenmark in seinen Häuten

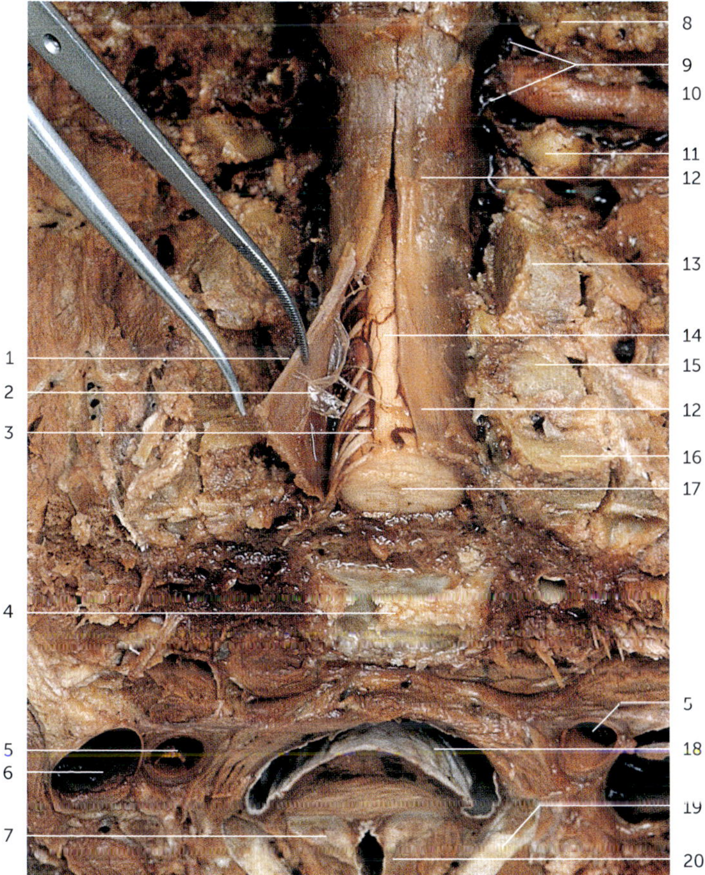

2 Rückenmark und Rückenmarkshäute

2.2 Oberes Halsrückenmark in seinen Häuten

Wirbelkanal von dorsal eröffnet • Rückenmark zwischen viertem und fünftem Halswirbel quer durchtrennt • Dura und Arachnoidea mater spinalis längs gespalten • von dorsal

1 Dura mater spinalis, Schnittkante
2 Arachnoidea mater spinalis
3 Vena spinalis posterior
4 Corpus vertebrae, Schnittkante
5 Arteria carotis communis, Anschnitt
6 Vena jugularis interna, Anschnitt
7 Larynx, Cartilago arytenoidea
8 Os occipitale, Schnittkante
9 Plexus venosus vertebralis internus posterior
10 Rechte Arteria vertebralis
11 Arcus vertebrae C I, Schnittkante
12 Dura mater spinalis
13 Arcus vertebrae C II, Schnittkante
14 Medulla spinalis, bedeckt von der Pia mater spinalis
15 Arcus vertebrae C III, Schnittkante
16 Arcus vertebrae C IV, Schnittkante
17 Medulla spinalis, Querschnitt
18 Oesophagus, Anschnitt
19 Larynx, Cartilago thyroidea, Anschnitt
20 Larynx, Plica vocalis

2 Rückenmark und Rückenmarkshäute

2.3 Pia mater spinalis, Radices und Ganglia sensoria erhalten

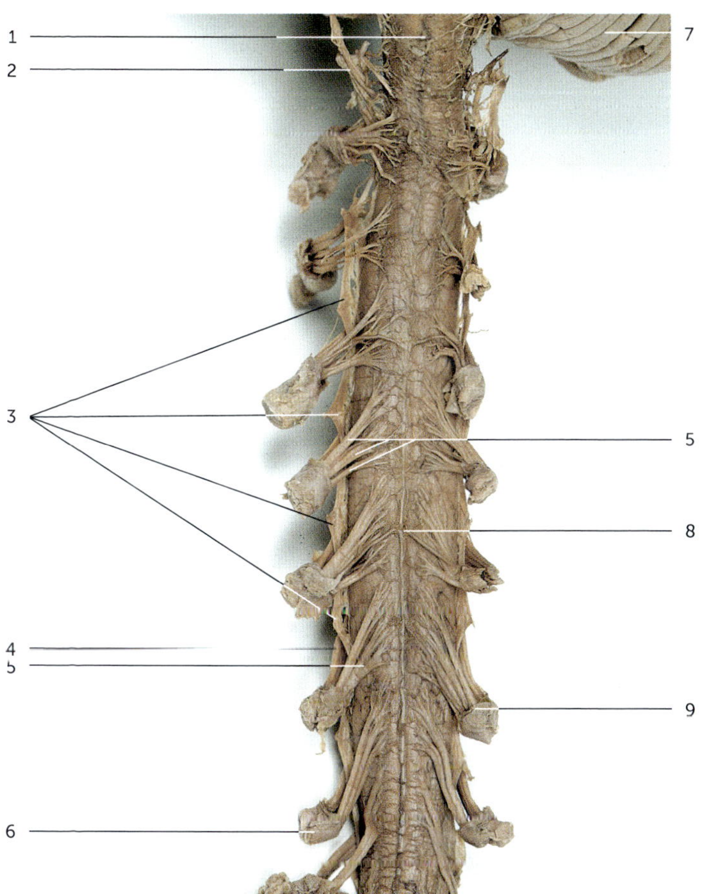

2 Rückenmark und Rückenmarkshäute

2.3 Pia mater spinalis, Radices und Ganglia sensoria erhalten

Rami nervi spinalis abgetrennt • von ventral

1 Myelencephalon
2 Nervus accessorius [XI], Radix spinalis
3 Pia mater spinalis, Ligamenta denticulata
4 Nervus spinalis, Radix posterior
5 Nervus spinalis, Radix anterior
6 Nervus spinalis, Ganglion sensorium von Epineurium eingehüllt
7 Cerebellum (Metencephalon)
8 Arteria spinalis anterior über der Fissura mediana anterior
9 Schnittkante, an der die Dura mater spinalis von dem noch auf dem Ganglion sensorium erhaltenen Epineurium abgetrennt wurde

2 Rückenmark und Rückenmarkshäute

2.4 Wirbelsäule mit Rückenmark

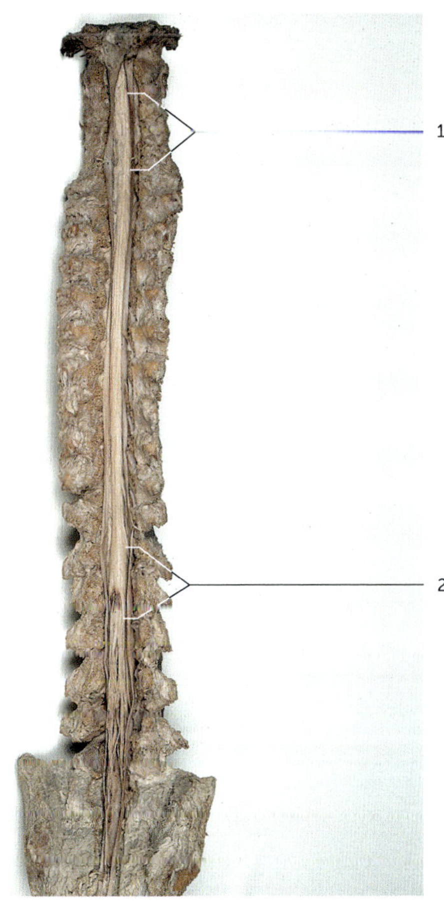

2 Rückenmark und Rückenmarkshäute

2.4 Wirbelsäule mit Rückenmark

Wirbelbögen entfernt • Dura und Arachnoidea mater spinalis geöffnet • Rückenmark in situ • von dorsal

1 Medula spinalis, Intumescentia cervicalis
2 Medula spinalis, Intumescentia lumbosacralis

2 Rückenmark und Rückenmarkshäute

2.5 Thorakales Rückenmark, Nervi spinales, Truncus sympathicus

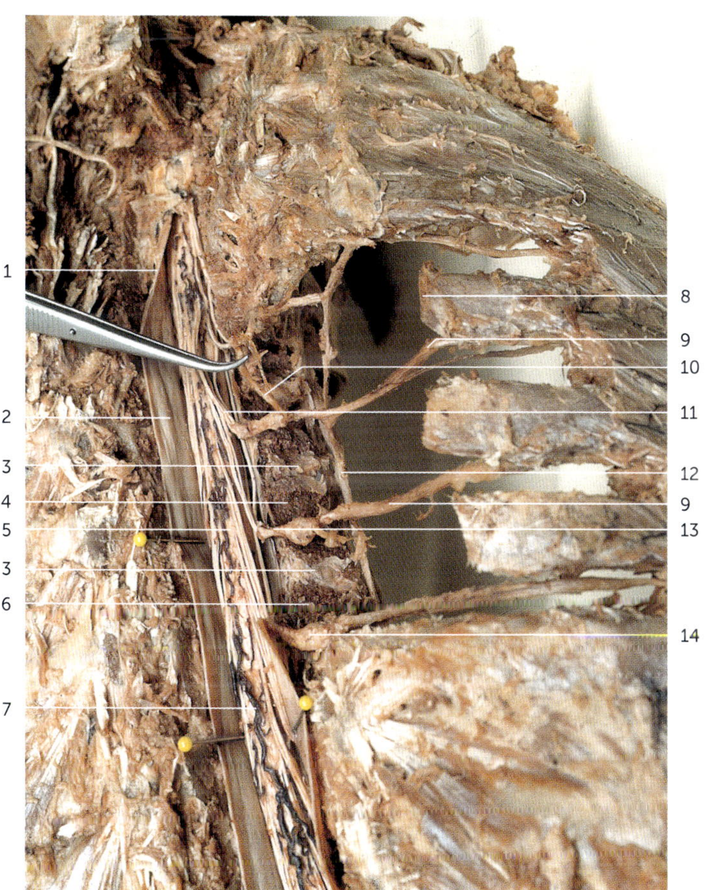

2 Rückenmark und Rückenmarkshäute

2.5 Thorakales Rückenmark, Nervi spinales, Truncus sympathicus

Wirbelkanal eröffnet • Dura und Arachnoidea mater spinalis in der Mittellinie gespalten und rechts dort abgetrennt, wo die Rami der Spinalnerven austreten • dorsolaterale Brustwand teilweise entfernt • von dorsal

1 Dura und Arachnoidea mater spinalis, Schnittkante
2 Dura und Arachnoidea mater spinalis, aufgeklappt
3 Columna vertebralis, Discus intervertebralis
4 Columna vertebralis, Corpus vertebrae T VII
5 Medulla spinalis
6 Columna vertebralis, Corpus vertebrae T VIII
7 Vena spinalis posterior
8 Costa VI, Schnittkante
9 Nervus thoracicus, Ramus anterior
10 Nervus thoracicus, Ramus posterior
11 Nervus thoracicus, Radix posterior
12 Truncus sympathicus
13 Nervus thoracicus, austretende Radices anterior und posterior von Dura umhüllt, vor ihrer Vereinigung in Höhe des Ganglion sensorium
14 Nervus thoracicus, Ganglion sensorium

2 Rückenmark und Rückenmarkshäute

2.6 Isoliertes Brustrückenmark

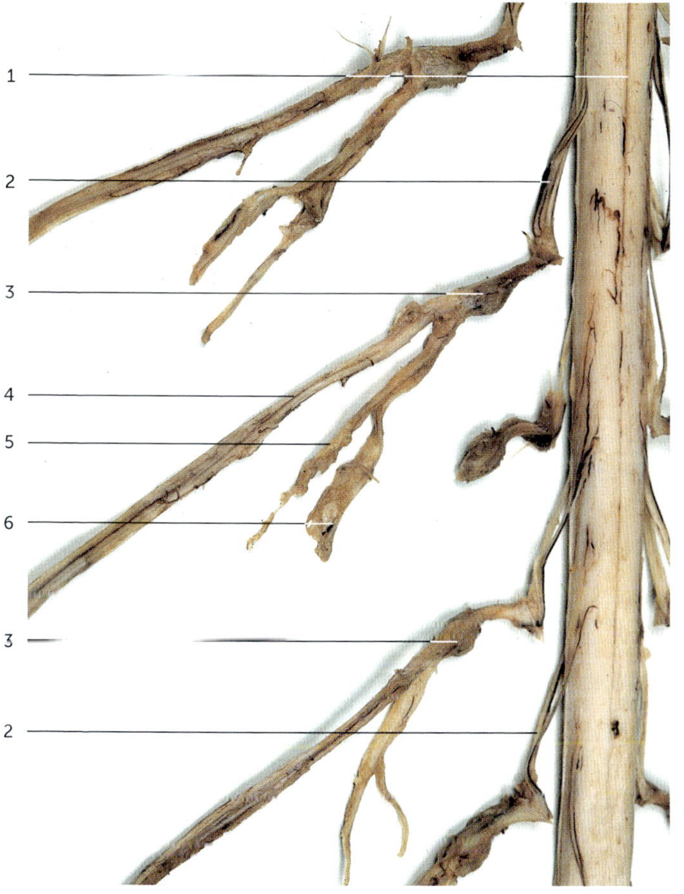

2 Rückenmark und Rückenmarkshäute

2.6 Isoliertes Brustrückenmark

Brustrückenmark mit den Spinalnerven entnommen • alle Rückenmarkshäute entfernt • von ventral

1 Medulla spinalis, Fissura mediana anterior
2 Nervus spinalis, Fila radicularia
3 Nervus spinalis, Ganglion sensorium
4 Nervus spinalis, Ramus anterior
5 Nervus spinalis, Ramus lateralis des Ramus posterior
6 Nervus spinalis, Ramus medialis des Ramus posterior

2 Rückenmark und Rückenmarkshäute

2.6 Isoliertes Brustrückenmark, Spinalnerven und Truncus sympathicus

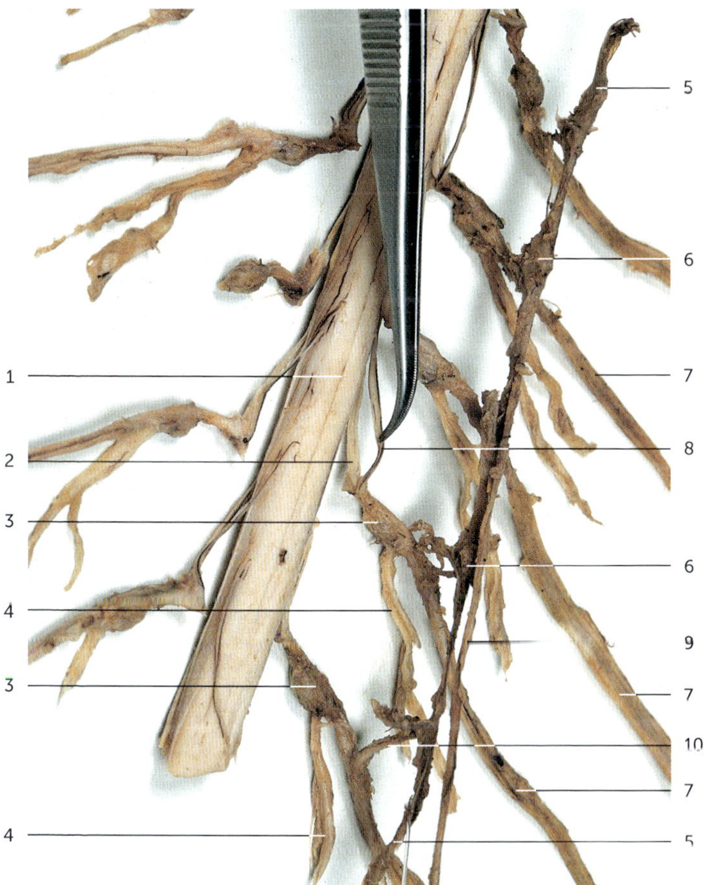

2 Rückenmark und Rückenmarkshäute

2.6 Isoliertes Brustrückenmark, Spinalnerven und Truncus sympathicus

Brustrückenmark mit den Spinalnerven entnommen • alle Rückenmarks- häute entfernt • von ventral

1 Medulla spinalis, Fissura mediana anterior
2 Nervus spinalis, Radix posterior
3 Nervus spinalis, Ganglion sensorium
4 Nervus spinalis, Ramus posterior
5 Truncus sympathicus
6 Ganglion trunci sympathici
7 Nervus spinalis, Ramus anterior
8 Nervus spinalis, Radix anterior
9 Nervus splanchnicus major
10 Nervus spinalis, Ramus communicans

3 Hirnhäute und Sinus der Schädelhöhlen

3.1 Dura mater encephali

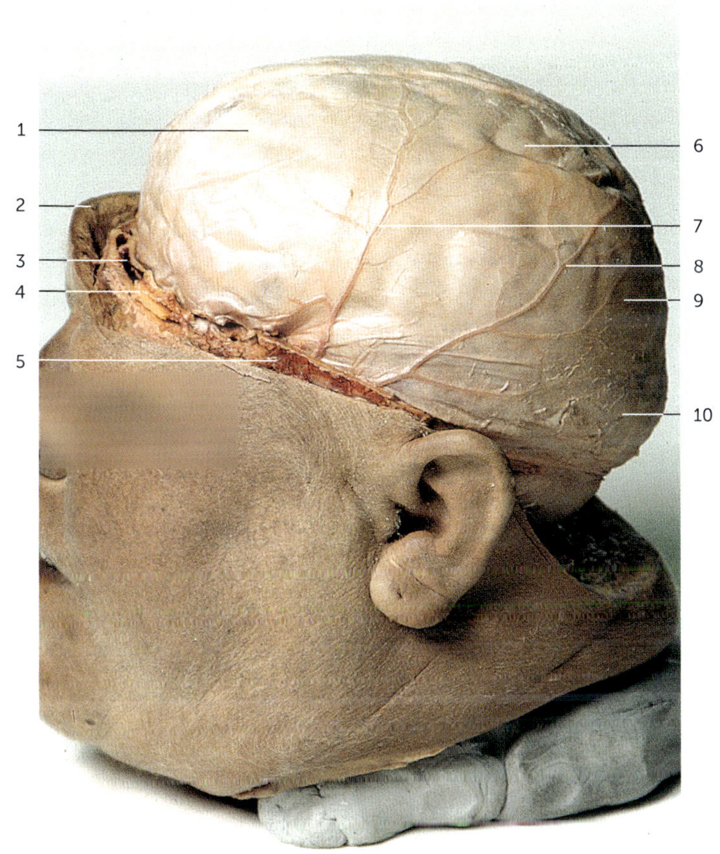

3 Hirnhäute und Sinus der Schädelhöhlen

3.1 Dura mater encephali

Weichteile und Schädeldecke oberhalb der Schädelbasis entfernt • Dura mit Arteria meningea media in situ • von links

1 Dura mater encephali über dem Lobus frontalis des Telencephalon
2 Cutis und Subcutis, Schnittkante
3 Sinus frontalis, Anschnitt
4 Os frontale, Schnittkante
5 Musculus temporalis, Anschnitt
6 Dura mater encephali über dem Lobus parietalis des Telencephalon
7 Arteria meningea media, Ramus frontalis
8 Arteria meningea media, Ramus parietalis
9 Dura mater encephali über dem Lobus occipitalis des Telencephalon
10 Dura mater encephali über dem Cerebellum

3 Hirnhäute und Sinus der Schädelhöhlen

3.1 Dura mater encephali

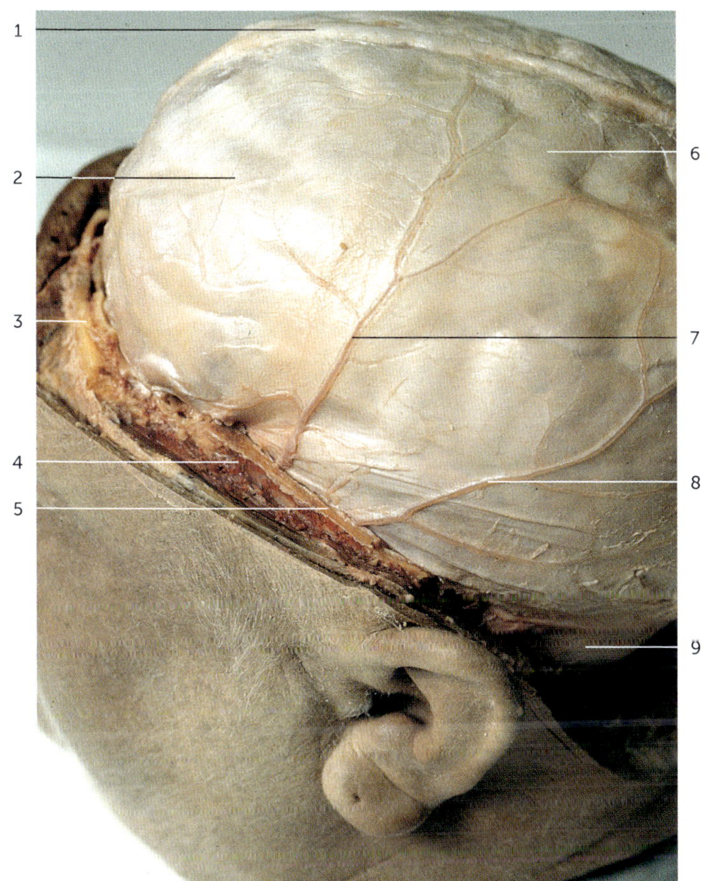

3 Hirnhäute und Sinus der Schädelhöhlen

3.1 Dura mater encephali

Weichteile und Schädeldecke oberhalb der Schädelbasis entfernt • Dura mit Arteria meningea media in situ • von links und oben

1 Dura mater encephali über dem Sinus sagittalis superior
2 Dura mater encephali über dem Lobus frontalis des Telencephalon
3 Os frontale, Schnittkante
4 Musculus temporalis, Anschnitt
5 Os temporale, Schnittkante
6 Dura mater encephali über dem Lobus parietalis des Telencephalon
7 Arteria meningea media, Ramus frontalis
8 Arteria meningea media, Ramus parietalis
9 Dura mater encephali über dem Cerebellum

3 Hirnhäute und Sinus der Schädelhöhlen

3.1 Dura mater encephali

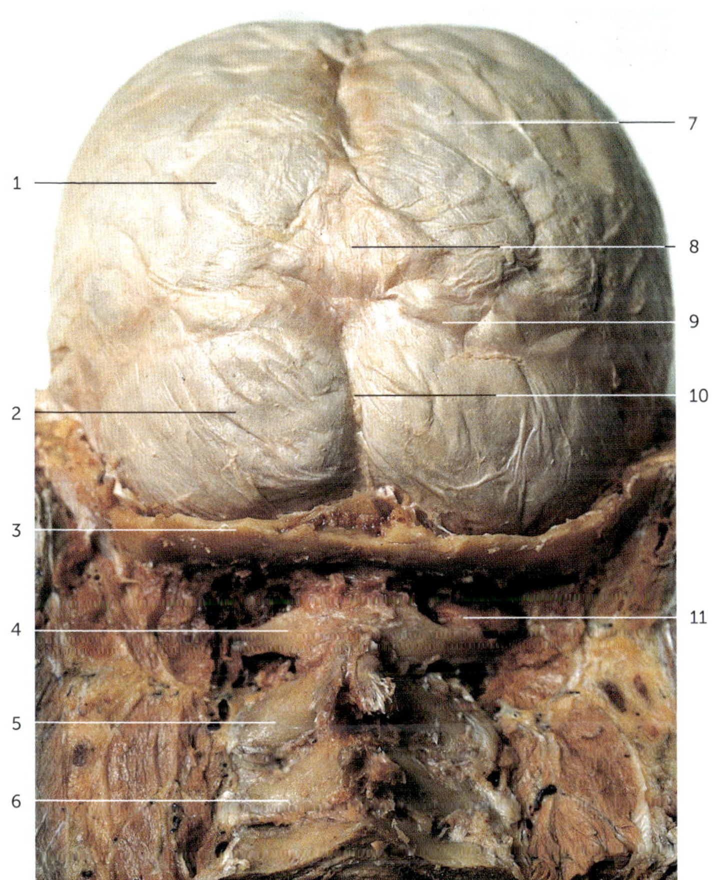

3 Hirnhäute und Sinus der Schädelhöhlen

3.1 Dura mater encephali

Weichteile und Schädeldecke oberhalb der Schädelbasis entfernt • Halswirbelsäule freigelegt • Dura in situ • von hinten

1 Dura mater encephali über dem Lobus occipitalis des Telencephalon
2 Dura mater encephali über dem Cerebellum
3 Os occipitale, Schnittkante
4 Atlas, Arcus posterior
5 Axis, Arcus
6 Vertebra C III, Arcus
7 Dura mater encephali über dem Sinus sagittalis superior
8 Dura mater encephali über dem Confluens sinuum
9 Dura mater encephali über dem Sinus transversus
10 Dura mater encephali über der Falx cerebelli
11 Rechte Arteria vertebralis auf dem Atlasbogen

3 Hirnhäute und Sinus der Schädelhöhlen

3.2 Dura mater encephali

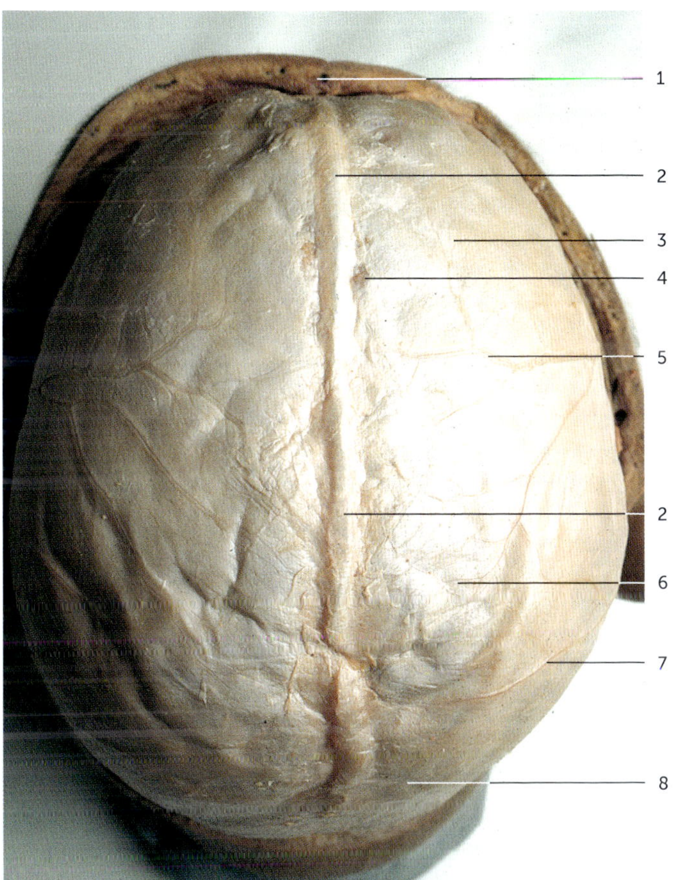

3 Hirnhäute und Sinus der Schädelhöhlen

3.2 Dura mater encephali

Weichteile und Schädeldecke oberhalb der Schädelbasis entfernt • Dura mit Arteria meningea media in situ • von oben

1 Cutis und Subcutis, Schnittkante
2 Dura mater encephali über dem Sinus sagittalis superior
3 Dura mater encephali über dem Lobus frontalis des Telencephalon
4 Granulationes arachnoideae
5 Arteria meningea media, Ramus frontalis
6 Dura mater encephali über dem Lobus parietalis des Telencephalon
7 Arteria meningea media, Ramus parietalis
8 Dura mater encephali über dem Lobus occipitalis des Telencephalon

3 Hirnhäute und Sinus der Schädelhöhlen

3.2 Sinus sagittalis superior, eröffnet

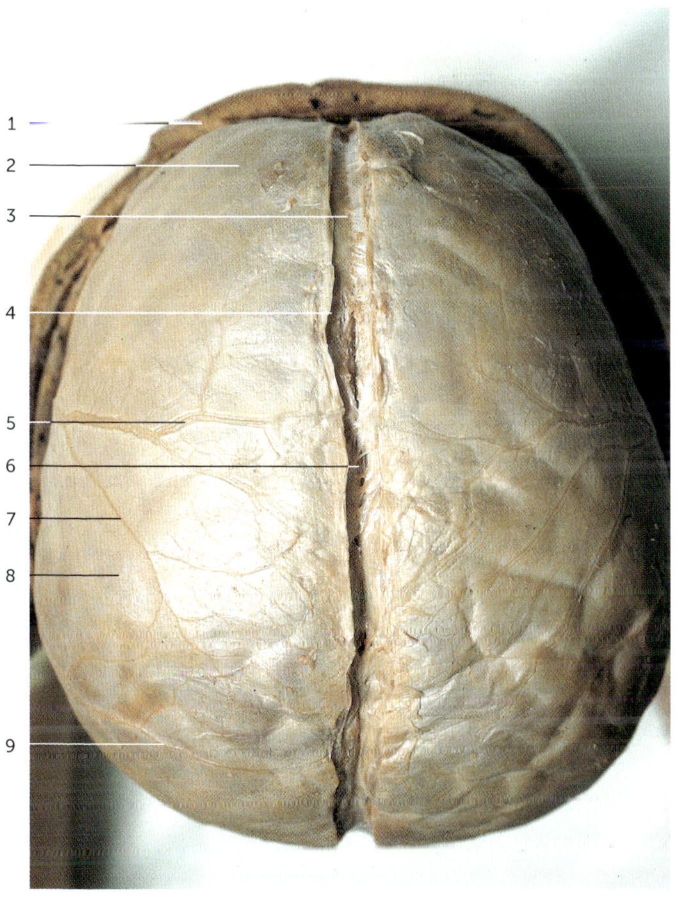

3 Hirnhäute und Sinus der Schädelhöhlen

3.2 Sinus sagittalis superior, eröffnet

Weichteile und Schädeldecke oberhalb der Schädelbasis entfernt • Dura mater encephali mit Arteria meningea media in situ • von oben

1 Cutis und Subcutis, Schnittkante
2 Dura mater encephali über dem Lobus frontalis des Telencephalon
3 Sinus sagittalis superior, von oben eröffnet
4 Schnittkante des periostalen Blatts der Dura am Sinus sagittalis superior
5 Arteria meningea media, Ramus frontalis
6 Brückenvene, Einmündung in den Sinus sagittalis superior
7 Arteria meningea media, Ramus parietalis
8 Dura mater encephali über dem Lobus parietalis des Telencephalon
9 Dura mater encephali über dem Lobus occipitalis des Telencephalon

3 Hirnhäute und Sinus der Schädelhöhlen

3.2 Sinus sagittalis superior und transversi, eröffnet

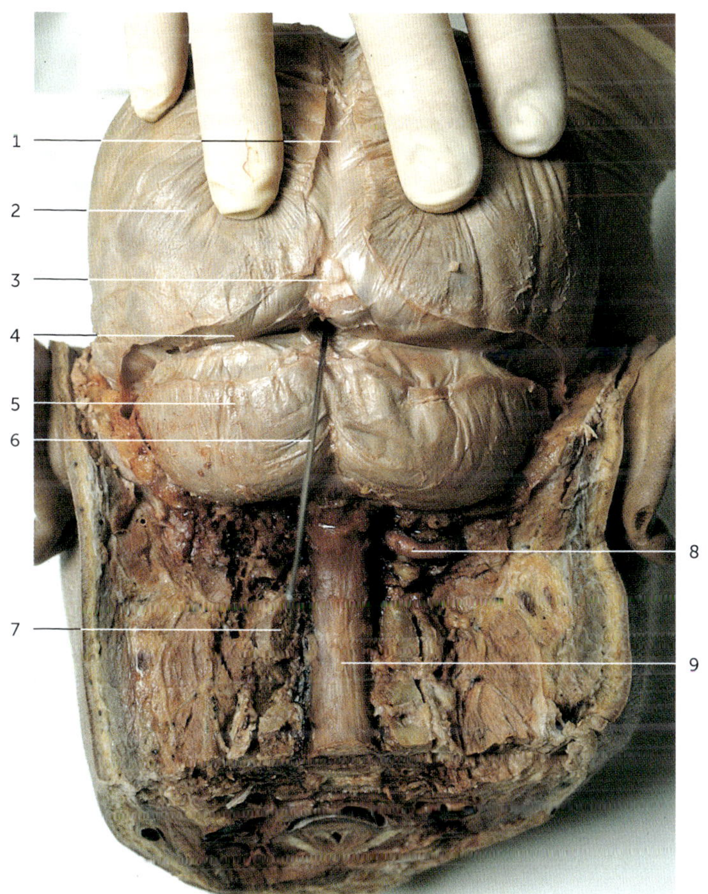

3 Hirnhäute und Sinus der Schädelhöhlen

3.2 Sinus sagittalis superior und transversi, eröffnet

Weichteile und Schädeldecke oberhalb der Schädelbasis entfernt • Wirbelkanal eröffnet • Dura mater encephali in situ • Sonde in den Sinus rectus eingeführt • von hinten

1 Sinus sagittalis superior, eröffnet
2 Dura mater encephali über dem Lobus occipitalis des Telencephalon
3 Confluens sinuum, eröffnet
4 Sinus transversus, eröffnet
5 Dura mater encephali über dem Cerebellum
6 Sonde im Sinus rectus
7 Axis, Arcus, Anschnitt
8 Rechte Arteria vertebralis auf dem Atlasbogen
9 Dura mater spinalis über dem Rückenmark

3 Hirnhäute und Sinus der Schädelhöhlen

3.2 Sinus sagittalis superior, transversi und sigmoideus eröffnet

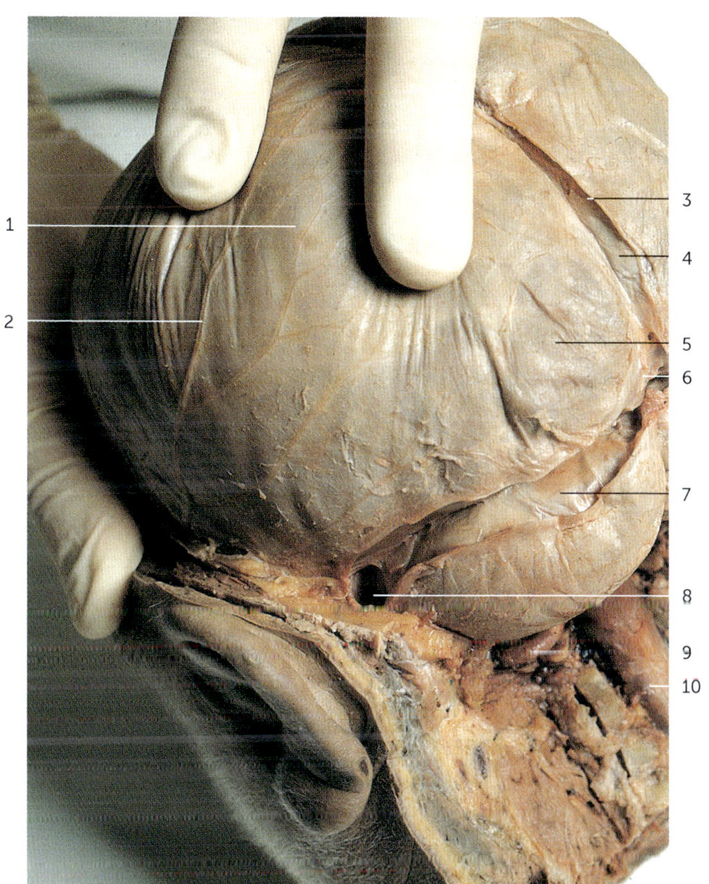

3 Hirnhäute und Sinus der Schädelhöhlen

3.2 Sinus sagittalis superior, transversi und sigmoideus eröffnet

Weichteile und Schädeldecke oberhalb der Schädelbasis entfernt • Wirbelkanal eröffnet • Dura mater encephali in situ • von hinten und links

1 Dura mater encephali über dem Lobus parietalis des Telencephalon
2 Arteria meningea media, Ramus parietalis
3 Schnittkante des periostalen Blatts der Dura mater encephali am Sinus sagittalis superior
4 Sinus sagittalis superior, eröffnet
5 Dura mater encephali über dem Lobus occipitalis des Telencephalon
6 Confluens sinuum, eröffnet
7 Sinus transversus, eröffnet
8 Sinus sigmoideus, eröffnet
9 Linke Arteria vertebralis
10 Dura mater spinalis über dem Rückenmark

3 Hirnhäute und Sinus der Schädelhöhlen

3.3 Dura und Arachnoidea mater encephali

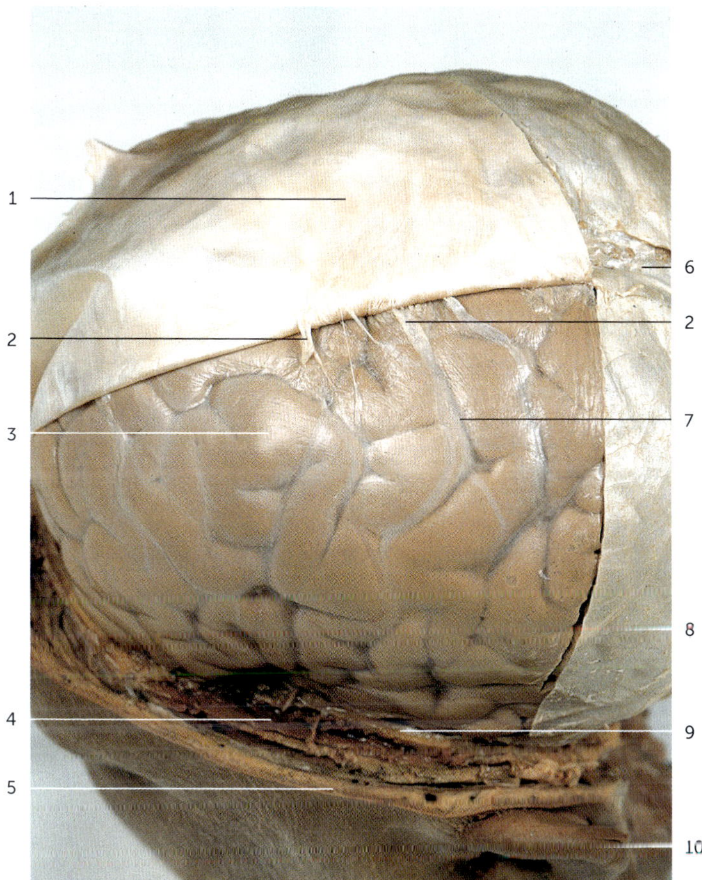

3 Hirnhäute und Sinus der Schädelhöhlen

3.3 Dura und Arachnoidea mater encephali

Weichteile und Schädeldecke oberhalb der Schädelbasis entfernt • Dura links mediansagittal und parietal durchtrennt und nach rechts gelegt • Dura nach Untergang des Neurothel von der Arachnoidea gelöst • von links

1 Dura mater encephali der linken Seite, nach rechts hinübergelegt
2 Brückenvene, die von der Gehirnoberfläche durch die Arachnoidea und die Dura mater encephali hindurch in den Sinus sagittalis superior eintritt
3 Arachnoidea mater encephali, nach dem postmortalen Untergang des Neurothel und dem Auslaufen des externen Liquor cerebrospinalis von der Dura gelöst und nun der Pia mater encephali auf den Endhirngyri aufliegend
4 Musculus temporalis, Anschnitt
5 Cutis und Subcutis, Anschnitt
6 Dura mater encephali über dem Sinus sagittalis superior
7 Venen auf der Pia mater encephali, durch die Arachnoidea hindurch sichtbar
8 Dura mater encephali, Schnittkante
9 Os temporale, Schnittkante
10 Ohrmuschel

3 Hirnhäute und Sinus der Schädelhöhlen

3.3 Brückenvenen

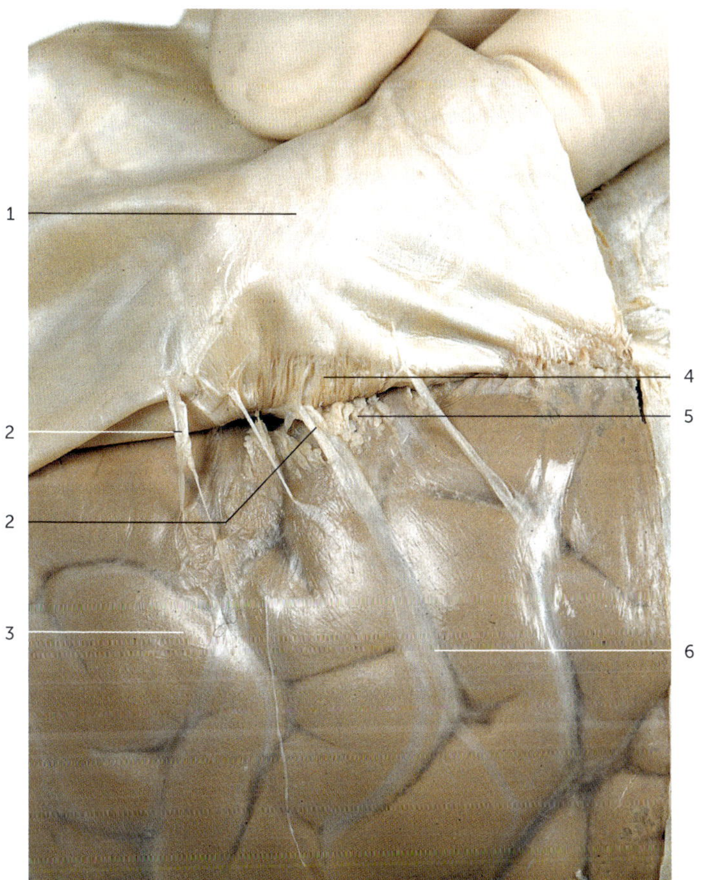

3 Hirnhäute und Sinus der Schädelhöhlen

3.3 Brückenvenen

Weichteile und Schädeldecke oberhalb der Schädelbasis entfernt • Dura mater encephali links mediansagittal und parietal durchtrennt und nach rechts gelegt • Arachnoidea mater encephali nach Untergang des Neurothel auf der Pia • von oben

1 Dura mater encephali der linken Seite, nach rechts hinübergelegt
2 Brückenvene im Verlauf zwischen Dura und Arachnoidea mater encephali
3 Arachnoidea mater encephali, nach dem postmortalen Untergang des Neurothel und dem Auslaufen des externen Liquor cerebrospinalis von der Dura gelöst und nun der Pia mater encephali aufliegend
4 Dura mater encephali, auf einzelne Stränge kollagenen Bindegewebes reduziert, durch die die Granulationes arachnoideae hindurchtreten
5 Granulationes arachnoideae
6 Blutgefäße in der Pia mater encephali, durch die Arachnoidea hindurch sichtbar

3 Hirnhäute und Sinus der Schädelhöhlen

3.4 Telencephalon mit Pia und Arachnoidea mater encephali

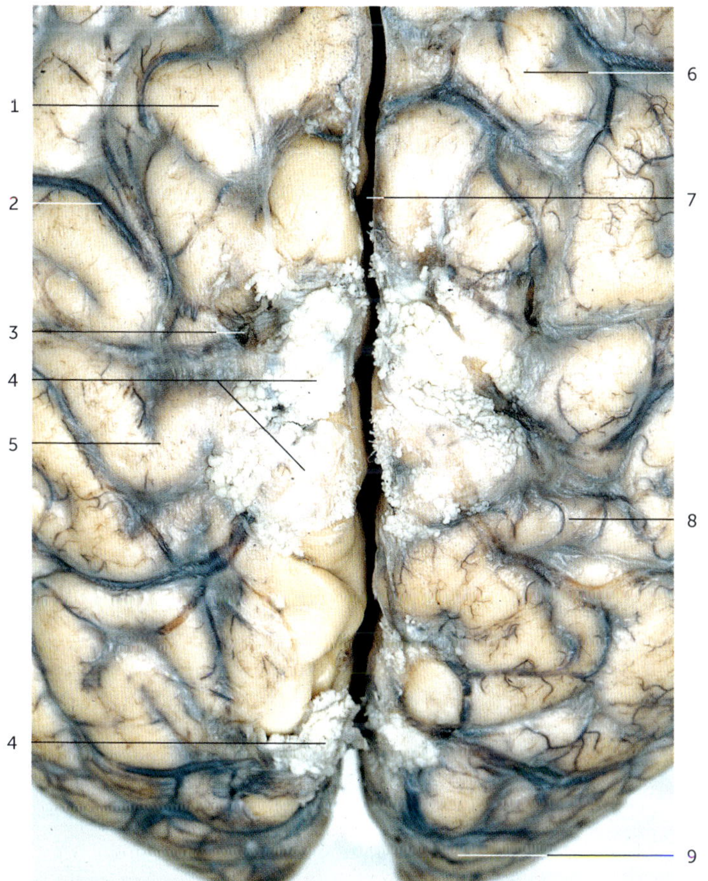

3 Hirnhäute und Sinus der Schädelhöhlen

3.4 Telencephalon mit Pia und Arachnoidea mater encephali

Dura mater encephali entfernt • Arachnoidea mater encephali, postmortal nach Untergang des Neurothel und durch Auslaufen des äußeren Liquor cerebrospinalis von der Dura gelöst, der Pia dicht aufliegend • von oben

1 Arachnoidea mater encephali, postmortal nach dem Untergang des Neurothel und dem Auslaufen des externen Liquor cerebrospinalis von der Dura mater encephali gelöst und nun der Pia mater encephali über den Gyri direkt aufliegend
2 Eine Vena superior cerebri in der Pia mater encephali, durch die Arachnoidea mater encephali durchscheinend
3 Brückenvene beim Durchtritt durch die Arachnoidea mater encephali
4 Granulationes arachnoideae
5 Gyrus, durch Pia und Arachnoidea mater encephali durchscheinend (Telencephalon)
6 Lobus frontalis (Telencephalon)
7 Fissura longitudinalis cerebri (Telencephalon)
8 Lobus parietalis (Telencephalon)
9 Lobus occipitalis (Telencephalon)

3 Hirnhäute und Sinus der Schädelhöhlen

3.5 Gehirn und oberes Halsrückenmark mit Dura mater

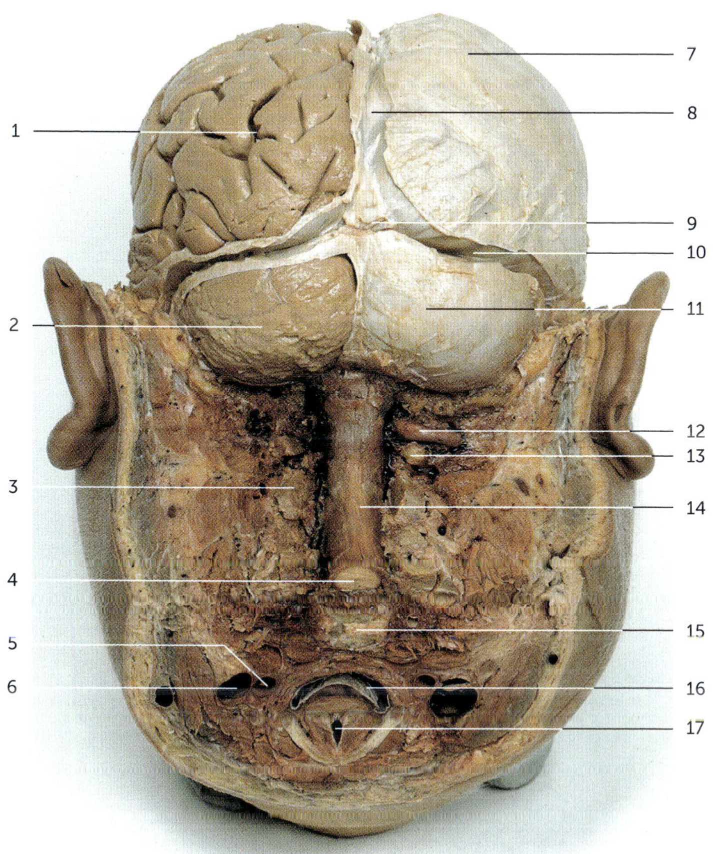

3 Hirnhäute und Sinus der Schädelhöhlen

3.5 Gehirn und oberes Halsrückenmark mit Dura mater

Dorsale Weichteile des Kopfes und Halses sowie Schädeldecke oberhalb der Schädelbasis entfernt • Wirbelkanal eröffnet • Dura mater encephali über dem linken Telencephalon und über dem linken Cerebellum entfernt • Sinus eröffnet • von dorsal

1 Lobus occipitalis (Telencephalon)
2 Cerebellum (Metencephalon)
3 Axis, Arcus, Anschnitt
4 Medulla spinalis, Anschnitt
5 Arteria carotis communis, Anschnitt
6 Vena jugularis interna, Anschnitt
7 Dura mater encephali über dem Lobus parietalis des Telencephalon
8 Sinus sagittalis superior, eröffnet
9 Confluens sinuum, eröffnet
10 Sinus transversus, eröffnet
11 Dura mater encephali über dem Cerebellum
12 Rechte Arteria vertebralis
13 Atlas, Arcus posterior, Anschnitt
14 Dura mater spinalis über der Medulla spinalis
15 Columna vertebralis, Anschnitt des Discus intervertebralis zwischen viertem und fünftem zervikalen Corpus vertebrae
16 Oesophagus, Anschnitt
17 Larynx, Rima glottidis

3 Hirnhäute und Sinus der Schädelhöhlen

3.5 Hirnhäute im Bereich des Lobus occipitalis

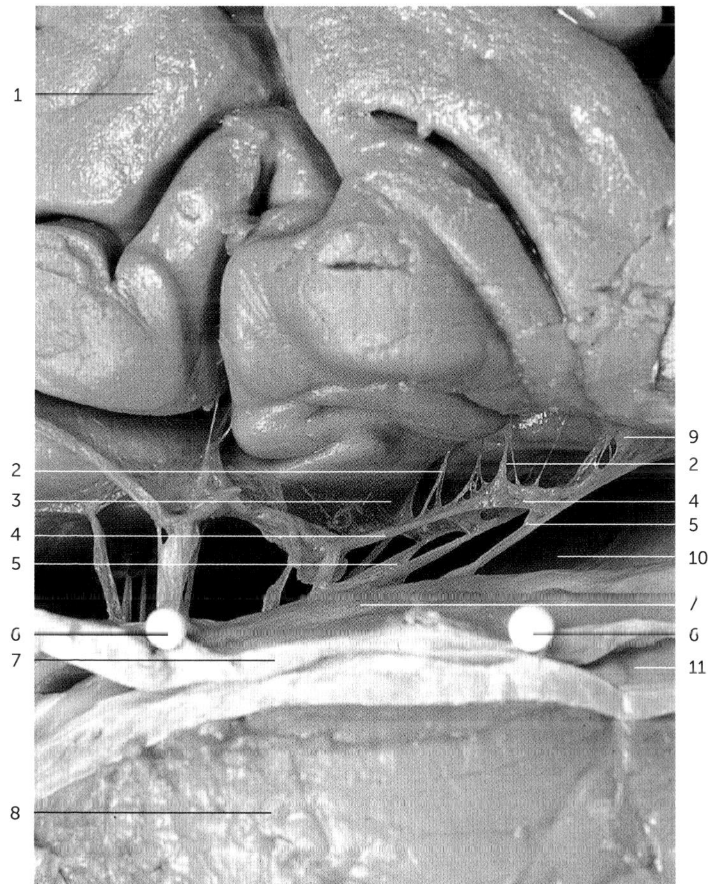

3 Hirnhäute und Sinus der Schädelhöhlen

3.5 Hirnhäute im Bereich des Lobus occipitalis

Lobus occipitalis über dem Tentorium cerebelli angehoben • Dura und Arachnoidea mater über dem Gehirn entfernt • über dem Tentorium Arachnoidea postmortal von der Dura gelöst • Subduralraum aufgespreizt • von dorsal

1 Gyrus des Lobus occipitalis (Telencephalon)
2 Kleines Blutgefäß, durch den Subarachnoidalraum zum Gehirn ziehend
3 Subarachnoidalraum
4 Arachnoidea mater encephali
5 Brückenvene im Subduralraum zum Sinus transversus ziehend
6 Stecknadelkopf
7 Dura mater encephali, Ursprung des Tentorium cerebelli
8 Cerebellum (Metencephalon)
9 Pia mater encephali
10 Subduralraum, postmortal entstanden, aufgespreizt
11 Sinus transversus, aufgeschnitten

3 Hirnhäute und Sinus der Schädelhöhlen

3.6 Stammhirn mit Thalamus in situ

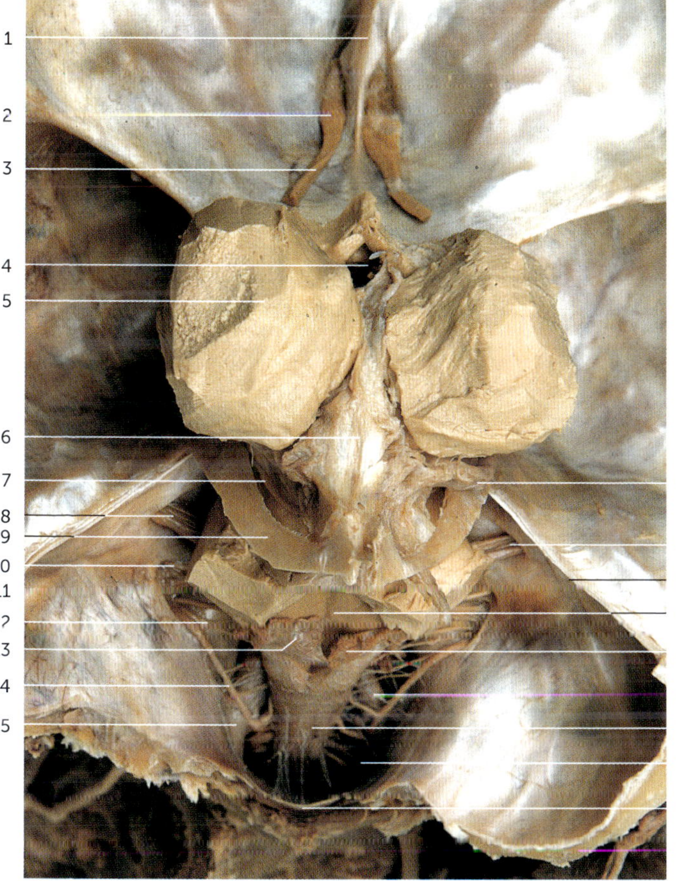

3 Hirnhäute und Sinus der Schädelhöhlen

3.6 Stammhirn mit Thalamus in situ

Große Teile des Telencephalon und das Cerebellum entfernt • vierter Ventrikel durch Einschnitt in die Tela choroidea teilweise eröffnet • von oben

1 Dura mater encephali, Falx cerebri, verheftet an der Crista galli
2 Bulbus olfactorius (Telencephalon)
3 Tractus olfactorius (Telencephalon)
4 Einblick in den dritten Ventrikel an einer Stelle, an der die Tela choroidea sich gelöst und verlagert hat (Diencephalon)
5 Thalamus (Diencephalon)
6 Bindegewebe unterhalb des Corpus callosum und oberhalb der Tela choroidea des dritten Ventikels (wird auch als Velum interpositum bezeichnet), enthält die Vena interna cerebri
7 Nervus trochlearis [IV], durch den Tentoriomschlitz sichtbar
8 Nervus facialis [VII] und Nervus vestibulocochlearis [VIII]
9 Dura mater encephali, Tentorium cerebelli, vorderster Teil mit der freien Kante, um die Incisura tentorii zu zeigen
10 Nervus glossopharyngeus [IX]
11 Nervus vagus [X]
12 Nervus accessorius [XI], Radix cranialis
13 Tela choroidea = Velum medullare inferius in der Mitte gespalten (Myelencephalon)
14 Nervus accessorius [XI], Radix spinalis
15 Arteria vertebralis
16 Bindegewebe, das sich aus dem unter (6) beschriebenen Bindegewebe kommend nach lateral fortsetzt
17 Dura mater encephali, Tentorium cerebelli, Schnittkante
18 Fossa rhomboidea des vierten Ventrikels (Metencephalon)
19 Tela choroidea des vierten Ventrikels, Plexus choroideus (Myelencephalon)
20 Pia mater encephali auf dem hinteren Myelencephalon in der Cisterna cerebellomedularis
21 Subarachnoidalraum, Cisterna cerebellomedullaris
22 Dura mater und Pia mater encephali, Schnittkante
23 Os occipitale, Pars basilaris, Schnittkante

3 Hirnhäute und Sinus der Schädelhöhlen

3.6 Stammhirn und Medulla spinalis in situ

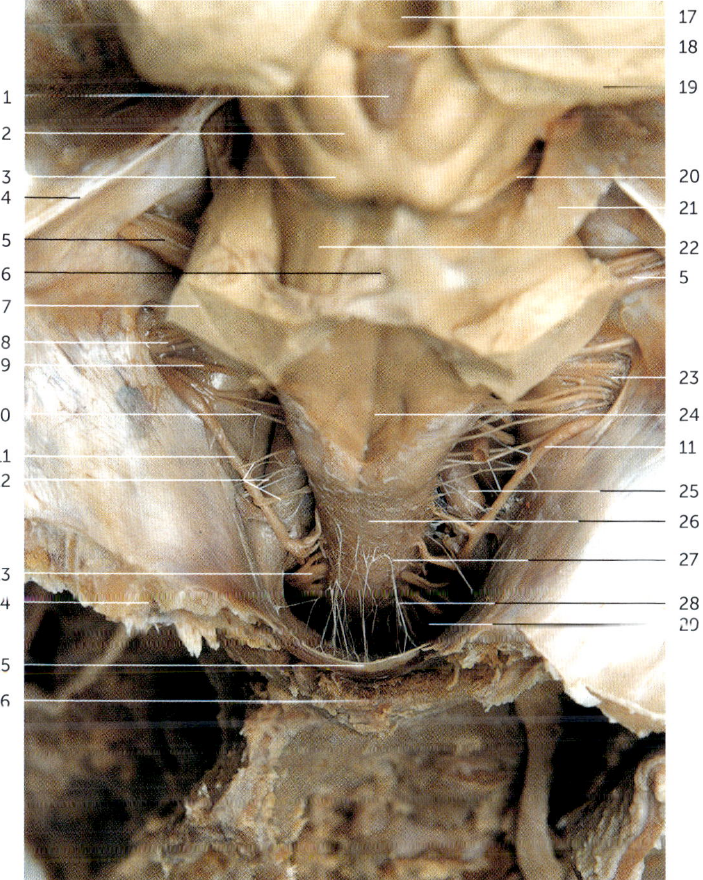

3 Hirnhäute und Sinus der Schädelhöhlen

3.6 Stammhirn und Medulla spinalis in situ

Die drei Hirnhäute im Bereich des Myencephalon und der Medulla spinalis intakt

1 Glandula pinealis (Diencephalon)
2 Colliculus superior (Mesencephalon)
3 Colliculus inferior (Mesencephalon)
4 Tentorium cerebelli, Schnittkante
5 Nervus facialis [VII] und Nervus vestibulocochlearis [VIII]
6 Lingula cerebelli (Metencephalon)
7 Pedunculus cerebellaris medius (Metencephalon)
8 Nervus glossopharyngeus [IX]
9 Nervus vagus [X]
10 Nervus accessorius [XI], Radix cranialis
11 Nervus accessorius [XI], Radix spinalis
12 Nervus hypoglossus [XII]
13 Nervus spinalis C 1, Fila radicularia
14 Os occipitale, Pars basilaris, Schnittkante
15 Dura zusammen mit Arachnoidea mater encephali
16 Atlas, Arcus posterior
17 Dritter Ventrikel, eröffnet (Diencephalon)
18 Commissura habenularum (Diencephalon)
19 Thalamus, Pulvinar thalami (Diencephalon)
20 Nervus trochlearis [IV]
21 Dura mater encephali, Tentorium cerebelli, schmaler Streifen
22 Pedunculus cerebellaris superior (Metencephalon)
23 Nerven im Foramen jugulare
24 Boden der Fossa rhomboidea (Myelencephalon)
25 Rechte Arteria vertebralis
26 Pia mater encephali auf dem hinteren Myelencephalon
27 Trabeculae arachnoideae, an der Pia mater encephali verheftet
28 Trabeculae arachnoideae im Subarachnoidalraum
29 Subarachnoidalraum, erweitert zur Cisterna cerebellomedullaris

3 Hirnhäute und Sinus der Schädelhöhlen

3.7 Dura mater encephali und spinalis

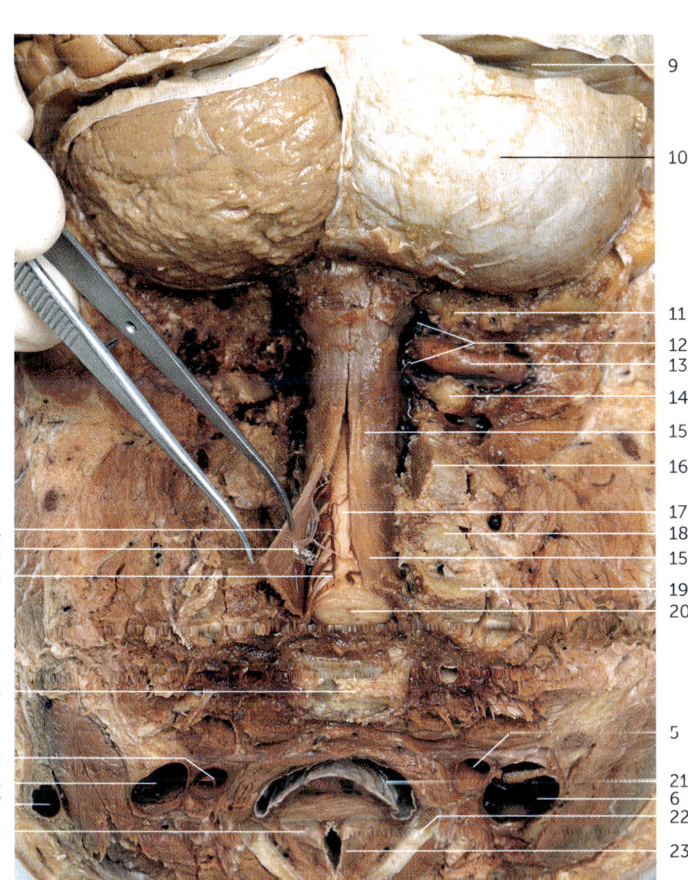

3 Hirnhäute und Sinus der Schädelhöhlen

3.7 Dura mater encephali und spinalis

Weichteile und Schädeldecke oberhalb der Schädelbasis entfernt • Wirbelkanal eröffnet • Dura über dem linken Cerebellum entfernt, über dem Hals rückenmark eingeschnitten und angehoben • Sinus eröffnet • von hinten

1 Dura mater spinalis, Schnittkante
2 Arachnoidea mater spinalis
3 Vena spinalis posterior
4 Corpus vertebrae, Schnittkante
5 Arteria carotis communis, Anschnitt
6 Vena jugularis interna, Anschnitt
7 Vena jugularis externa
8 Larynx, Cartilago arytenoidea
9 Sinus transversus, eröffnet
10 Dura mater encephali über dem Cerebellum
11 Os occipitale, Schnittkante
12 Plexus venosus vertebralis internus posterior
13 Rechte Arteria vertebralis
14 Arcus vertebrae C I, Schnittkante
15 Dura mater spinalis
16 Arcus vertebrae C II, Schnittkante
17 Medulla spinalis, bedeckt von der Pia mater spinalis
18 Arcus vertebrae C III, Schnittkante
19 Arcus vertebrae C IV, Schnittkante
20 Medulla spinalis, Querschnitt
21 Oesophagus, Anschnitt
22 Larynx, Cartilago thyroidea, Anschnitt
23 Larynx, Plica vocalis

3 Hirnhäute und Sinus der Schädelhöhlen

3.7 Dura mater encephali

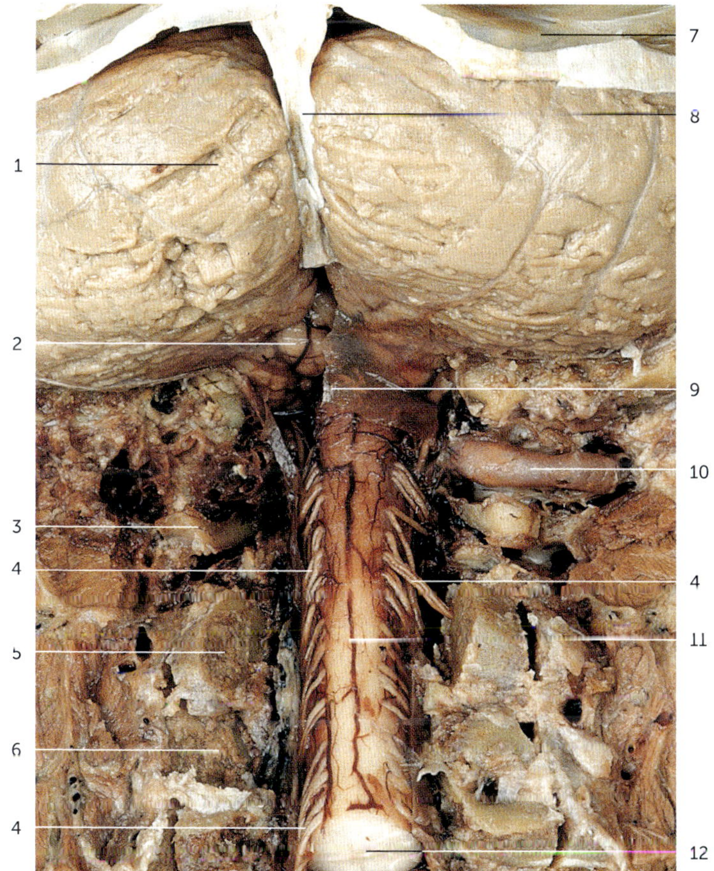

3 Hirnhäute und Sinus der Schädelhöhlen

3.7 Dura mater encephali

Weichteile des Hinterhaupts und des oberen dorsalen Halses entfernt • Schädeldecke oberhalb der Schädelbasis sowie Wirbelkanal eröffnet • Cerebellum und oberes Halsrückenmark von dorsal freigelegt • von hinten

1 Cerebellum (Metencephalon)
2 Cerebellum, Tonsilla cerebelli (Metencephalon)
3 Atlas, Arcus posterior, Anschnitt
4 Nervi spinales, Fila radicularia posteriora
5 Axis, Arcus, Anschnitt
6 Vertebra C III, Arcus, Anschnitt
7 Sinus transversus, eröffnet
8 Dura mater encephali, Falx cerebelli
9 Arachnoidea mater encephali über der Cisterna cerebellomedullaris
10 Rechte Arteria vertebralis
11 Vena spinalis posterior in der Pia mater spinalis auf dem Rückenmark
12 Medulla spinalis, Anschnitt

3 Hirnhäute und Sinus der Schädelhöhlen

3.8 Gehirn in situ

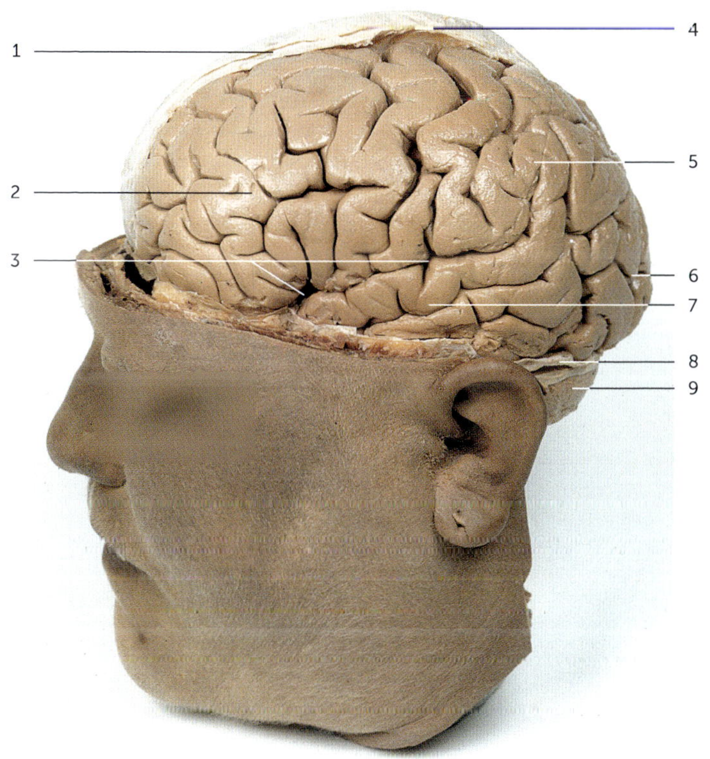

3 Hirnhäute und Sinus der Schädelhöhlen

3.8 Gehirn in situ

Weichteile und Schädeldecke oberhalb der Schädelbasis entfernt • Dura und Arachnoidea mater encephali links entfernt • beachte die Lage des Cerebellum und der Lobi des Telencephalon im Verhältnis zu Auge und Ohr • von links

1 Sinus sagittalis superior, eröffnet
2 Lobus frontalis (Telencephalon)
3 Sulcus lateralis cerebri (Telencephalon)
4 Dura mater encephali, Schnittkante
5 Lobus parietalis (Telencephalon)
6 Lobus occipitalis (Telencephalon)
7 Lobus temporalis (Telencephalon)
8 Tentorium cerebelli, von der Dura mater encephali oberhalb und unterhalb des Sinus transversus abgetrennt
9 Cerebellum (Metencephalon)

3 Hirnhäute und Sinus der Schädelhöhlen

3.8 Falx cerebri in der Fissura longitudinalis cerebri

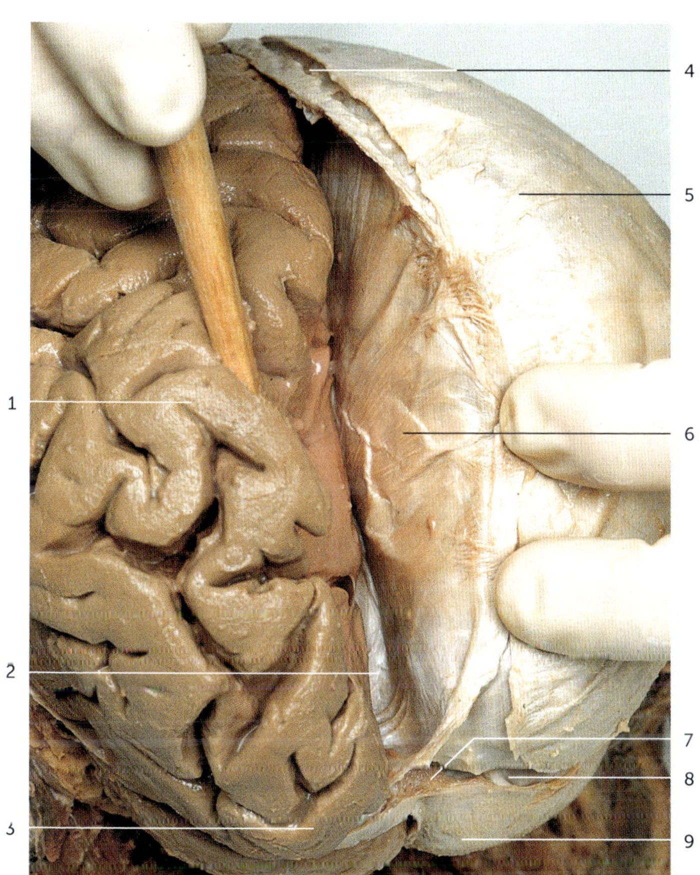

3 Hirnhäute und Sinus der Schädelhöhlen

3.8 Falx cerebri in der Fissura longitudinalis cerebri

Weichteile und Schädeldecke oberhalb der Schädelbasis entfernt • Dura und Arachnoidea mater encephali links entfernt • linke Hemisphäre des Telencephalon nach links abgedrängt • von oben und hinten

1 Lobus parietalis (Telencephalon)
2 Tentorium cerebelli
3 Lobus occipitalis (Telencephalon)
4 Sinus sagittalis superior, eröffnet
5 Dura mater encephali über dem Telencephalon
6 Falx cerebri in der Fissura longitudinalis cerebri
7 Confluens sinuum, eröffnet
8 Sinus transversus, eröffnet
9 Dura mater encephali über dem Cerebellum

3 Hirnhäute und Sinus der Schädelhöhlen

3.9 Falx cerebri und Tentorium cerebelli

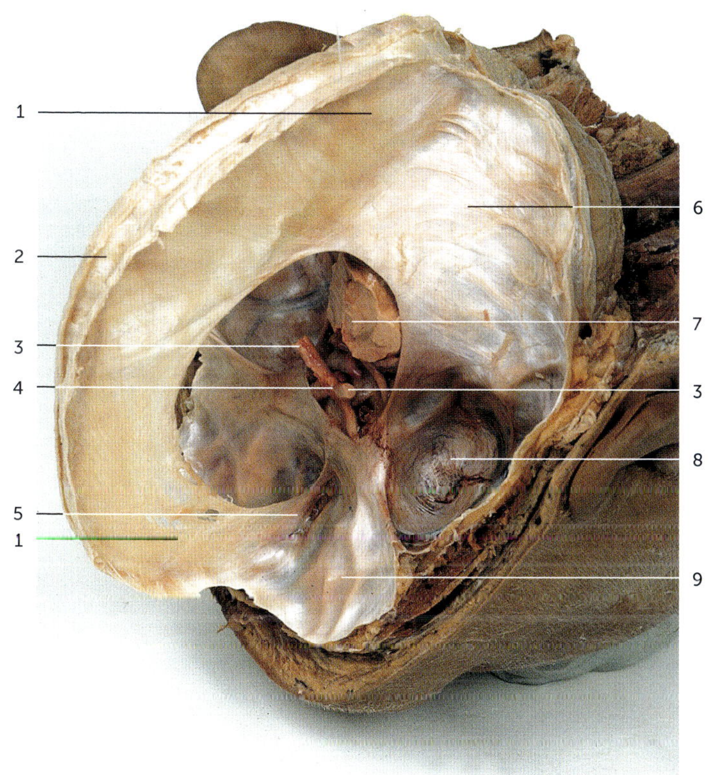

3 Hirnhäute und Sinus der Schädelhöhlen

3.9 Falx cerebri und Tentorium cerebelli

Oberflächliche Hirnhäute sowie Tel- und Diencephalon entfernt • Dura mater encephali auf der Schädelbasis erhalten • Sinus sagittalis superior, transversi und sigmoideus eröffnet • von oben, links und vorne

1 Falx cerebri
2 Sinus sagittalis superior, eröffnet
3 Tractus opticus (Diencephalon)
4 Chiasma opticum (Diencephalon)
5 Falx cerebri, Verheftung an der Crista galli
6 Tentorium cerebelli
7 Mesencephalon, Anschnitt
8 Dura mater encephali auf dem Boden der mittleren Schädelgrube
9 Dura mater encephali auf dem Boden der vorderen Schädelgrube

3 Hirnhäute und Sinus der Schädelhöhlen

3.9 Falx cerebri

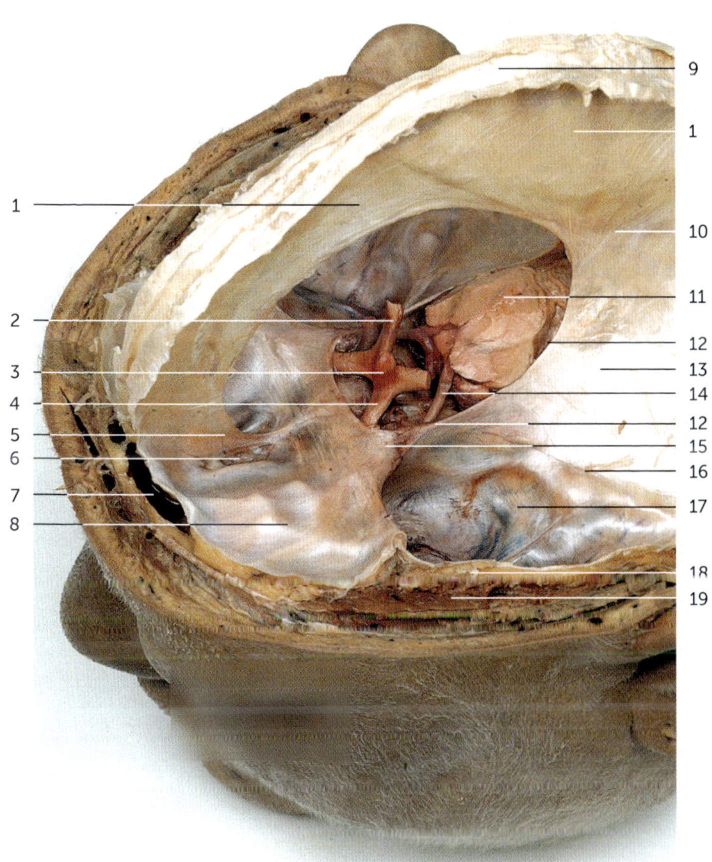

3 Hirnhäute und Sinus der Schädelhöhlen

3.9 Falx cerebri

Oberflächliche Hirnhäute sowie Tel- und Diencephalon entfernt • Falx cerebri und Tentorium cerebelli sowie die Dura mater encephali auf der Schädelbasis erhalten • Sinus sagittalis superior eröffnet • von oben und links

1 Falx cerebri
2 Tractus opticus (Diencephalon)
3 Chiasma opticum (Diencephalon)
4 Nervus opticus [II]
5 Falx cerebri, Verheftung an der Crista galli
6 Lamina cribrosa ossis ethmoidalis
7 Sinus frontalis, Anschnitt
8 Dura mater encephali auf dem Boden der vorderen Schädelgrube
9 Sinus sagittalis superior, eröffnet
10 Übergang von der Falx cerebri in das Tentorium cerebelli
11 Mesencephalon, Anschnitt
12 Freie mediale Kante des Tentorium cerebelli, den sogenannten „Tentoriumschlitz“ begrenzend
13 Tentorium cerebelli
14 Nervus oculomotorius [III]
15 Dura mater encephali über dem Processus clinoideus anterior ossis sphenoidalis, Kante von der vorderen zur mittleren Schädelgrube
16 Anheftung des Tentorium cerebelli an der Kante der Pars petrosa ossis temporalis
17 Dura mater encephali auf dem Boden der mittleren Schädelgrube
18 Os temporale, Schnittkante
19 Musculus temporalis, Anschnitt

3 Hirnhäute und Sinus der Schädelhöhlen

3.9 Falx cerebri und Tentorium cerebelli

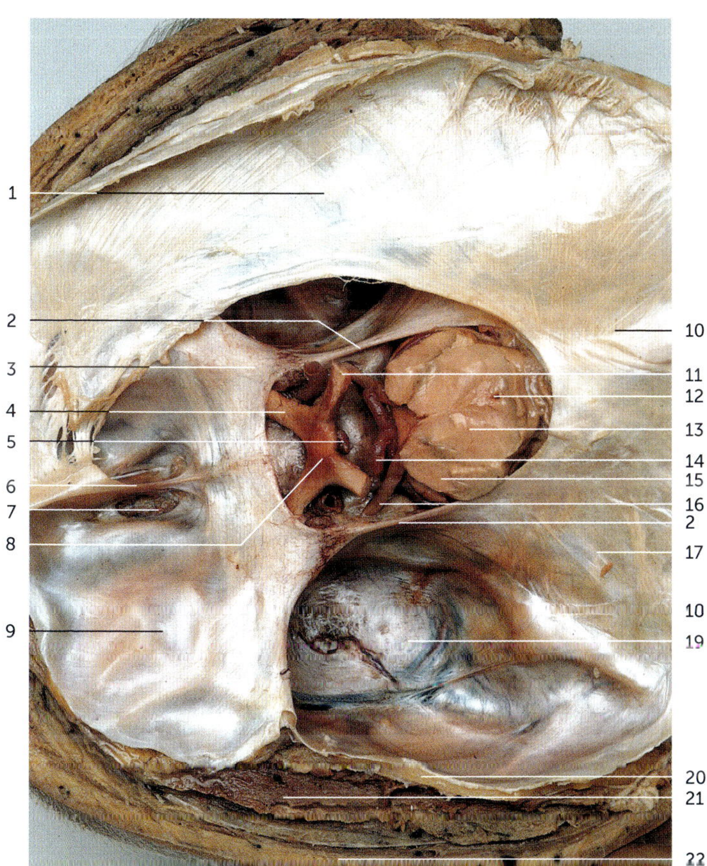

3 Hirnhäute und Sinus der Schädelhöhlen

3.9 Falx cerebri und Tentorium cerebelli

Oberflächliche Hirnhäute sowie Tel- und Diencephalon entfernt • Falx cerebri und Tentorium cerebelli sowie Dura mater encephali auf der Schädelbasis erhalten • Falx cerebri nach rechts gelegt • von oben

1 Falx cerebri
2 Freie mediale Kante des Tentorium cerebelli, den sogenannten „Tentoriumschlitz“ begrenzend
3 Dura mater encephali über dem Processus clinoideus anterior ossis sphenoidalis
4 Nervus opticus [II]
5 Hypophysis unter dem Diaphragma sellae
6 Falx cerebri, Verheftung an der Crista galli
7 Lamina cribrosa ossis ethmoidalis
8 Chiasma opticum (Diencephalon)
9 Dura mater encephali auf dem Boden der vorderen Schädelgrube
10 Übergang von der Falx cerebri in das Tentorium cerebelli
11 Tractus opticus (Diencephalon)
12 Aqueductus mesencephali, durchtrennt (Mesencephalon)
13 Mesencephalon, Anschnitt
14 Arteria cerebri posterior
15 Crus cerebri (Mesencephalon)
16 Nervus oculomotorius [III]
17 Tentorium cerebelli
18 Anheftung des Tentorium cerebelli an der Kante der Pars petrosa ossis temporalis
19 Dura mater encephali auf dem Boden der mittleren Schädelgrube
20 Os temporale, Schnittkante
21 Musculus temporalis, Anschnitt
22 Cutis und Subcutis, Anschnitt

3 Hirnhäute und Sinus der Schädelhöhlen

3.9 Schädelbasis mit Tentoriumschlitz

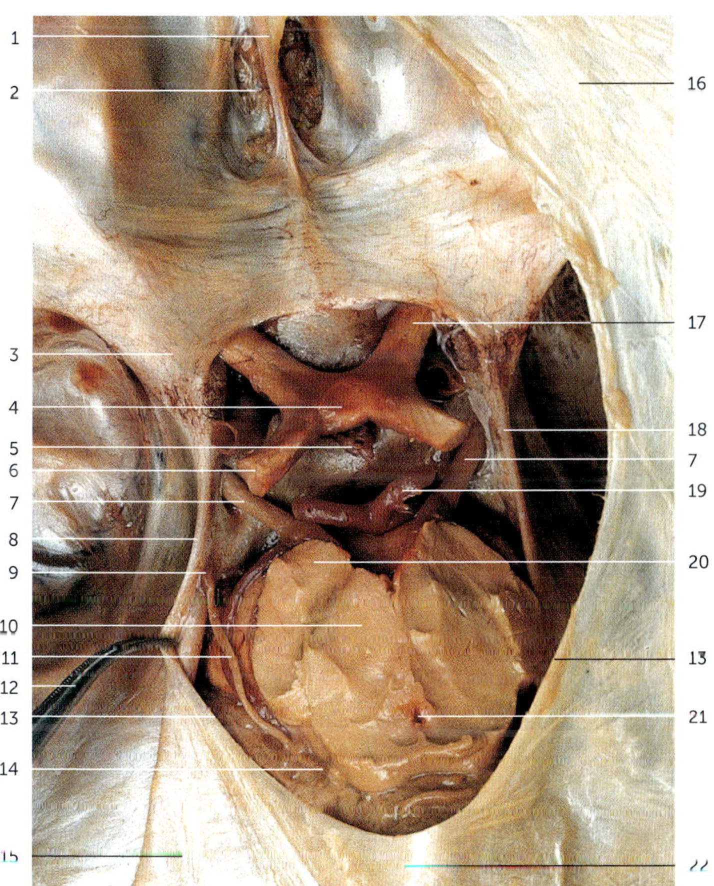

3 Hirnhäute und Sinus der Schädelhöhlen

3.9 Schädelbasis mit Tentoriumschlitz

Zentrale Teile der vorderen und mittleren Schädelgrube • Gehirn im Bereich des Mesencephalon abgetrennt • Tel- und Diencephalon entnommen • Falx cerebri nach rechts gelegt • von oben

1 Crista galli ossis ethmoidalis
2 Lamina cribrosa ossis ethmoidalis
3 Dura mater encephali über dem Processus clinoideus anterior ossis sphenoidalis mit vorderer Anheftung des Tentorium cerebelli
4 Chiasma opticum (Diencephalon)
5 Hypophysenstiel (Diencephalon)
6 Tractus opticus (Diencephalon)
7 Nervus oculomotorius [III]
8 Tentoriumkante nach links gezogen
9 Eintritt des Nervus trochlearis [IV] in die freie Vorderkante des Tentorium cerebelli
10 Mesencephalon, Schnittfläche
11 Nervus trochlearis [IV] im Subarachnoidalraum
12 Pinzette, die die Tentoriumkante nach links verlagert
13 Tentoriumkante
14 Nervus trochlearis [IV], dem dorsalen Mesencephalon anliegend
15 Tentorium cerebelli
16 Falx cerebri, nach rechts gelegt
17 Nervus opticus [II]
18 Rechte Tentoriumkante
19 Arteria cerebri posterior
20 Crus cerebri (Mesencephalon)
21 Aqueductus mesencephali (Mesencephalon)
22 Übergang von der Falx cerebri in das Tentorium cerebelli

3 Hirnhäute und Sinus der Schädelhöhlen

3.9 Region der Sella turcica

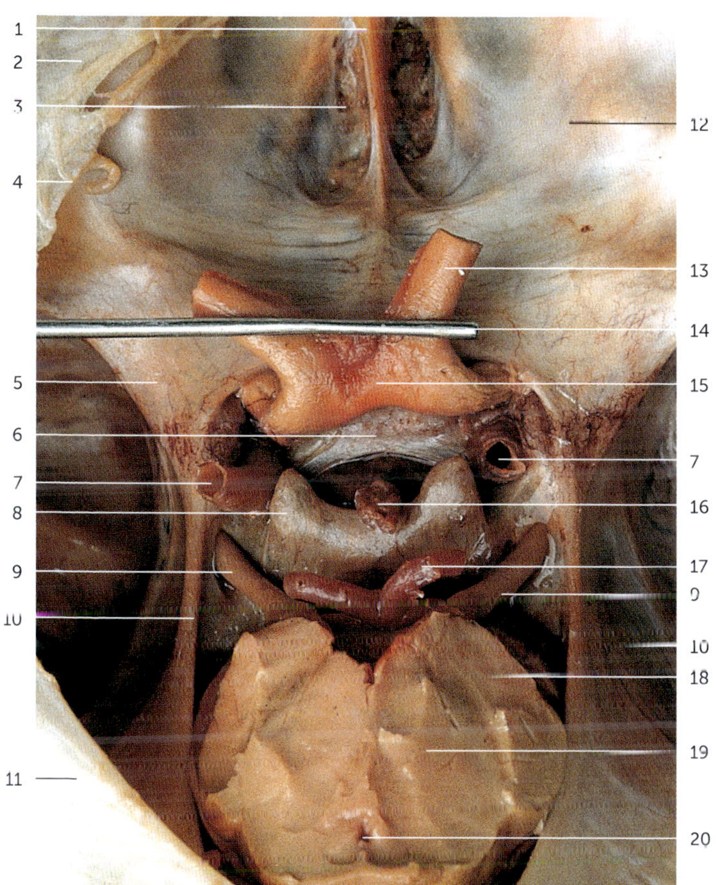

3 Hirnhäute und Sinus der Schädelhöhlen

3.9 Region der Sella turcica

Zentrale Teile der vorderen und mittleren Schädelgrube • Gehirn im Bereich des Mesencephalon durchtrennt • Tel- und Diencephalon entnommen • Falx cerebri nach links gelegt • Chiasma opticum nach vorne gehalten • von oben

1 Crista galli ossis ethmoidalis
2 Falx cerebri, nach links gelegt, oberer Anteil (Dura mater encephali)
3 Lamina cribrosa ossis ethmoidalis
4 Falx cerebri, Unterkante
5 Processus clinoideus anterior ossis sphenoidalis
6 Dura mater encephali über der Fossa hypophysealis
7 Arteria carotis interna, Anschnitt
8 Processus clinoideus posterior ossis sphenoidalis
9 Nervus oculomotorius [III]
10 Tentoriumkante
11 Falx cerebri, nach links gelegt
12 Dura mater encephali auf dem Boden der vorderen Schädelgrube
13 Tractus opticus (Diencephalon)
14 Sonde, die das Chiasma opticum nach vorne umgelegt hält
15 Chiasma opticum (Diencephalon)
16 Hypophysenstiel (Diencephalon)
17 Arteria cerebri posterior
18 Crus cerebri (Mesencephalon)
19 Mesencephalon, Schnittfläche
20 Aqueductus mesencephali (Mesencephalon)

3 Hirnhäute und Sinus der Schädelhöhlen

3.10 Vordere und mittlere Schädelgrube sowie Tentorium cerebelli

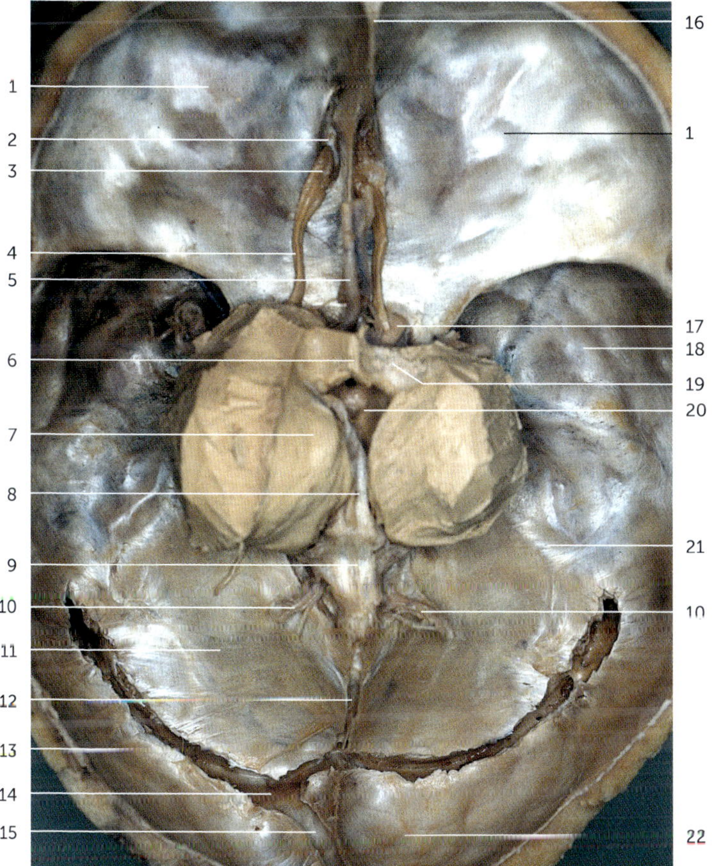

3 Hirnhäute und Sinus der Schädelhöhlen

3.10 Vordere und mittlere Schädelgrube sowie Tentorium cerebelli

Telencephalon unter Erhalt des ganzen Diencephalon sowie Falx cerebri entfernt • Sinus transversi, sigmoidei, rectus und sagittalis superior eröffnet • von oben

1 Dura mater encephali der vorderen Schädelgrube
2 Lamina cribrosa ossis ethmoidalis
3 Bulbus olfactorius (Telencephalon)
4 Tractus olfactorius (Telencephalon)
5 Linke Arteria cerebri anterior
6 Septum pellucidum (Telencephalon)
7 Thalamus (Diencephalon)
8 Bindegewebe unterhalb des Corpus callosum und oberhalb der Tela choroidea des dritten Ventikels = Velum interpositum, enthält die Vena interna cerebri
9 Bindegewebe oberhalb der Glandula pinealis, Fortsetzung aus dem unter (8) beschriebenen Bindegewebe, enthält die Vena magna cerebri
10 Arteria cerebri posterior
11 Tentorium cerebelli
12 Sinus rectus, nach Abtrennen der Falx cerebri sichtbar
13 Sinus transversus, eröffnet
14 Confluens sinuum, eröffnet
15 Sinus sagittalis superior, eröffnet
16 Falx cerebri, Anschnitt
17 Nervus opticus [II]
18 Dura mater encephali der mittleren Schädelgrube
19 Corpus callosum, Genu (Telencephalon)
20 Diencephalon, Einblick in den dritten Ventrikel, weil hier die Tela choroidea abgelöst wurde
21 Anheftung des Tentorium cerebelli an der Pars petrosa ossis temporalis
22 Dura mater encephali im Bereich des Lobus occipitalis

3 Hirnhäute und Sinus der Schädelhöhlen

3.10 Vordere und mittlere Schädelgrube sowie Cerebellum

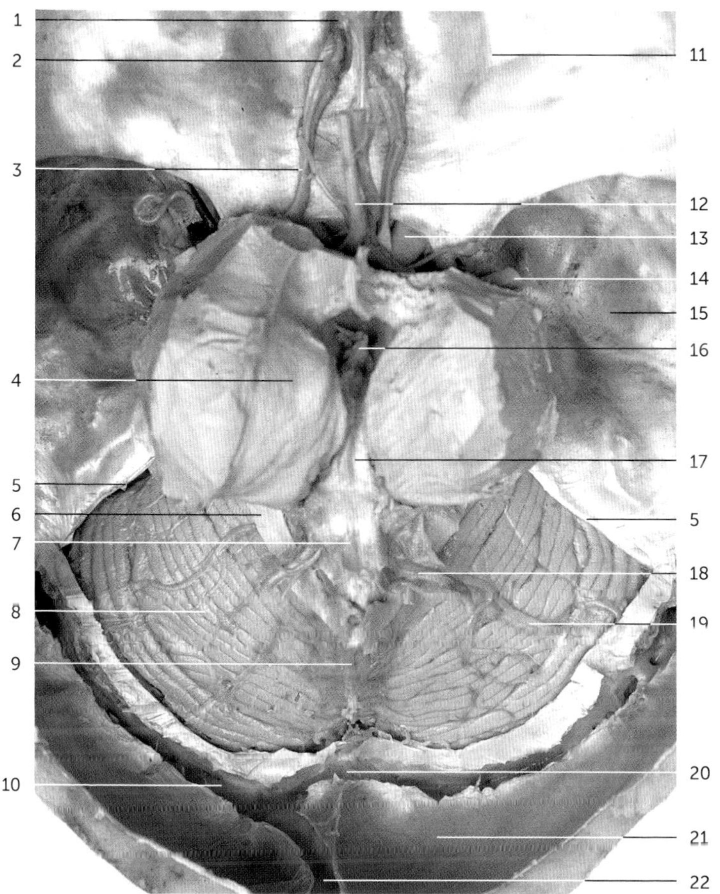

3 Hirnhäute und Sinus der Schädelhöhlen

3.10 Vordere und mittlere Schädelgrube sowie Cerebellum

Telencephalon bis auf Tractus und Bulbus olfactorius sowie Falx cerebri und Tentorium cerebelli entfernt • Sinus eröffnet • von oben

1 Lamina cribrosa ossis ethmoidalis
2 Bulbus olfactorius (Telenephalon)
3 Tractus olfactorius (Telenephalon)
4 Thalamus (Diencephalon)
5 Tentorium cerebelli, Schnittkante
6 Tentorium cerebelli, schmaler Steifen mit der Vorderkante
7 Bindegewebe oberhalb der Glandula pinealis, Fortsetzung aus dem bei (17) beschriebenen Bindegewebe, enthält die Vena magna cerebri
8 Cerebellum, Hemisphäre (Metencephalon)
9 Cerebellum, Vermis (Metencephalon)
10 Sinus transversus, am Ursprung des Tentorium cerebelli an der Dura mater encephali eröffnet
11 Dura mater encephali der vorderen Schädelgrube
12 Linke Arteria cerebri anterior
13 Nervus opticus [II]
14 Arteria cerebri media
15 Dura mater encephali der mittleren Schädelgrube
16 Diencephalon, Rest der Tela choroidea über dem vorderen dritten Ventrikel
17 Bindegewebe unterhalb des Corpus callosum und oberhalb der Tela choroidea des dritten Ventikels = Velum interpositum, enthält die Vena interna cerebri
18 Arteria cerebri posterior über dem stehengebliebenen medialen Tentorium cerebelli
19 Arteria superior cerebelli
20 Confluens sinuum, eröffnet
21 Dura mater encephali im Bereich des Lobus occipitalis
22 Sinus sagittalis superior, eröffnet

3 Hirnhäute und Sinus der Schädelhöhlen

3.11 Kopf mit Gehirn, mediansagittal geschnitten

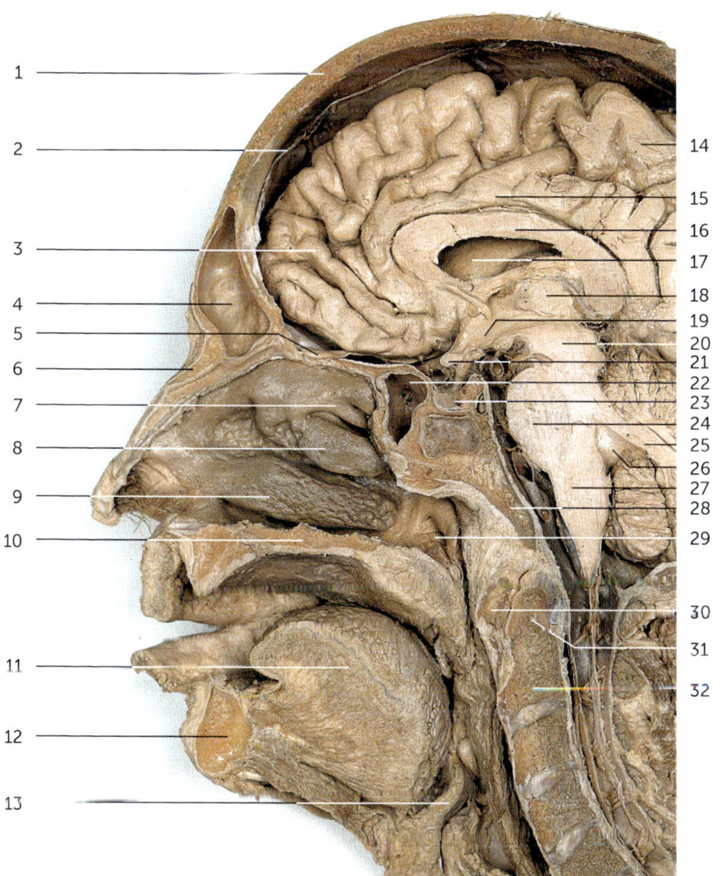

3 Hirnhäute und Sinus der Schädelhöhlen

3.11 Kopf mit Gehirn, mediansagittal geschnitten

Gehirn in situ • Falx cerebri und Nasenscheidewand entfernt • von medial

1 Os frontale, Schnittkante
2 Dura mater encephali, Schnittkante
3 Lobus frontalis (Telencephalon)
4 Sinus frontalis, Anschnitt
5 Bulbus olfactorius (Telencephalon)
6 Os nasale, Anschnitt
7 Concha nasalis superior
8 Concha nasalis media
9 Concha nasalis inferior
10 Palatum durum, Anschnitt
11 Lingua, Anschnitt
12 Mandibula, Anschnitt
13 Epiglottis, Anschnitt
14 Lobus parietalis (Telencephalon)
15 Gyrus cinguli (Telencephalon)
16 Corpus callosum, Anschnitt (Telencephalon)
17 Seitenventrikel, eröffnet durch Entfernung des Septum pellucidum (Telencephalon)
18 Thalamus (Diencephalon)
19 Hypothalamus, Anschnitt (Diencephalon)
20 Mesencephalon, Anschnitt
21 Chiasma opticum, Anschnitt (Diencephalon)
22 Sinus sphenoidalis, Anschnitt
23 Hypophysis, Anschnitt
24 Pons, Anschnitt (Metencephalon)
25 Pedunculus cerebellaris superior, Anschnitt (Metencephalon)
26 Vierter Ventrikel, Anschnitt (Metencephalon)
27 Myelencephalon, Anschnitt
28 Os occipitale, Clivus, Anschnitt
29 Tuba auditiva, Eingang
30 Atlas, Arcus anterior, Anschnitt
31 Dens axis, Anschnitt
32 Axis, Corpus, Anschnitt

3 Hirnhäute und Sinus der Schädelhöhlen

3.11 Kopf ohne Gehirn, mediansagittal geschnitten

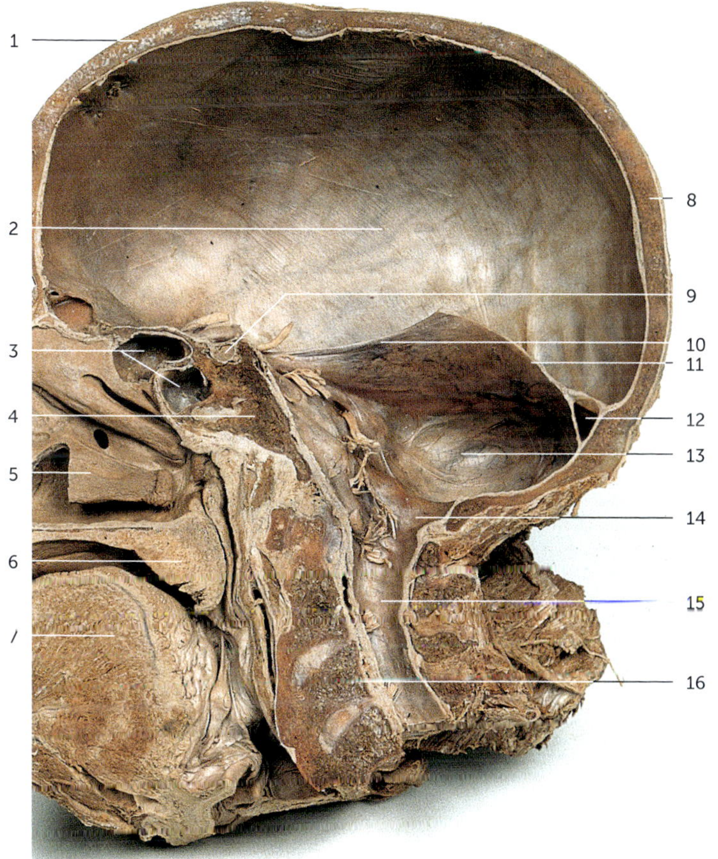

3 Hirnhäute und Sinus der Schädelhöhlen

3.11 Kopf ohne Gehirn, mediansagittal geschnitten

Gehirn und Rückenmark entnommen • Dura mater encephali vollständig erhalten • von medial

1 Os frontale, Schnittkante
2 Dura mater encephali der seitlichen Schädelwand
3 Sinus sphenoidalis, Anschnitt
4 Os occipitale, Clivus, Anschnitt
5 Concha nasalis inferior
6 Palatum molle, Anschnitt
7 Lingua, Anschnitt
8 Os parietale, Schnittkante
9 Hypophysis, Anschnitt
10 Tentorium cerebelli, freie Kante
11 Tentorium cerebelli, Schnittkante
12 Sinus transversus, Anschnitt
13 Dura mater encephali der hinteren Schädelgrube
14 Dura mater spinalis im Bereich des Foramen magnum
15 Dura mater spinalis im Bereich des Wirbelkanals
16 Corpora vertebrae cervicalis, ventral synostosiert, Anschnitt

3 Hirnhäute und Sinus der Schädelhöhlen

3.11 Kopf, ohne Gehirn, mediansagittal geschnitten, mittlere und hintere Schädelgrube

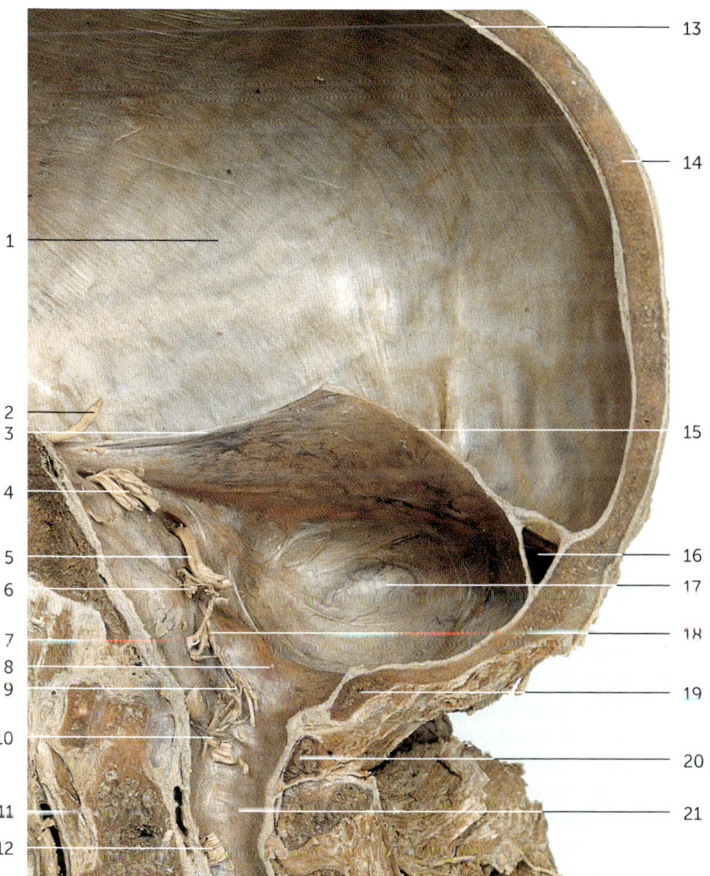

3 Hirnhäute und Sinus der Schädelhöhlen

3.11 Kopf, ohne Gehirn, mediansagittal geschnitten, mittlere und hintere Schädelgrube

Gehirn und Rückenmark entnommen • Dura mater encephali vollständig erhalten • von medial

1 Dura mater encephali der seitlichen Schädelwand
2 Nervus oculomotorius [III]
3 Tentorium cerebelli, freie Kante
4 Nervus trigeminus [V]
5 Nervus facialis [VII] und Nervus vestibulocochlearis [VIII]
6 Foramen jugulare mit den Nervi glossopharyngeus [IX], vagus [X], accessorius [XI]
7 Nervus hypoglossus [XII]
8 Dura mater im Bereich des Foramen magnum
9 Nervus spinalis C 1, Fila radicularia
10 Nervus spinalis C 2, Fila radicularia
11 Axis, Corpus, Anschnitt
12 Nervus spinalis C 3, Fila radicularia
13 Dura mater encephali, Schnittkante
14 Os parietale, Schnittkante
15 Tentorium cerebelli, Schnittkante
16 Sinus transversus, Anschnitt
17 Dura mater encephali der hinteren Schädelgrube
18 Nervus accessorius [XI], Radix spinalis
19 Os occipitale, Pars basilaris, Anschnitt
20 Atlas, Arcus posterior, Anschnitt
21 Dura mater spinalis im Bereich des Wirbelkanals

4 Stammhirn und Hirnnerven

4.1 Gehirn von unten

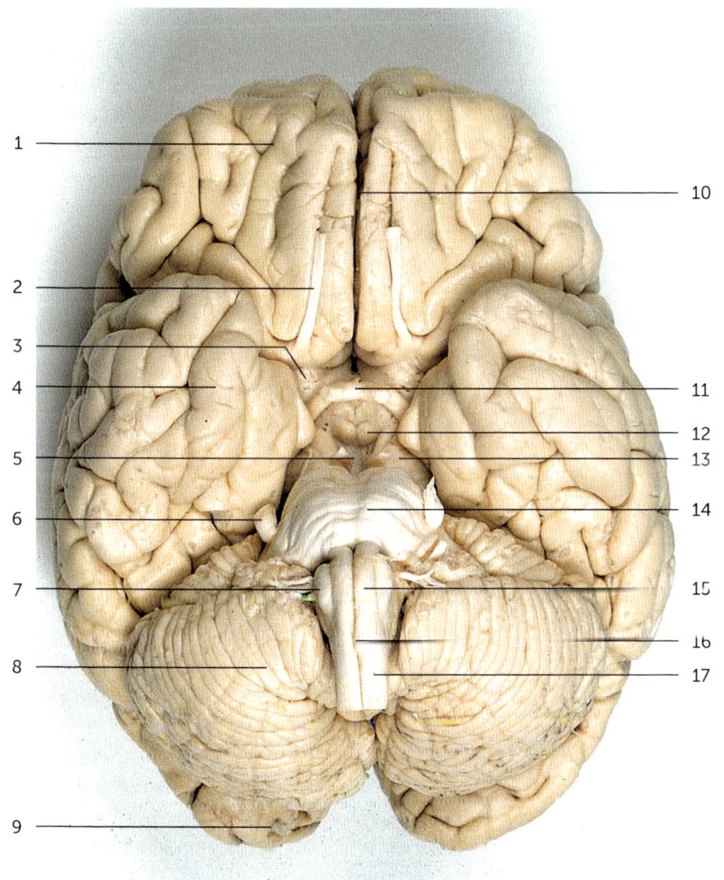

4 Stammhirn und Hirnnerven

4.1 Gehirn von unten

Hirnhäute vollständig entfernt • Hirnnerven nur teilweise erhalten

1 Lobus frontalis (Telencephalon)
2 Tractus olfactorius (Telencephalon)
3 Substantia perforata anterior (Telencephalon)
4 Lobus temporalis (Telencephalon)
5 Substantia perforata posterior (Mesencephalon)
6 Nervus trigeminus [V]
7 Oliva (Myelencephalon)
8 Cerebellum (Metencephalon)
9 Lobus occipitalis (Telencephalon)
10 Fissura longitudinalis cerebri (Telencephalon)
11 Chiasma opticum (Diencephalon)
12 Corpus mammillare (Diencephalon)
13 Crus cerebri (Mesencephalon)
14 Pons (Metencephalon)
15 Pyramis (Myelencephalon)
16 Decussatio pyramidum (Myelencephalon)
17 Myelencephalon

4 Stammhirn und Hirnnerven

4.1 Gehirn von unten

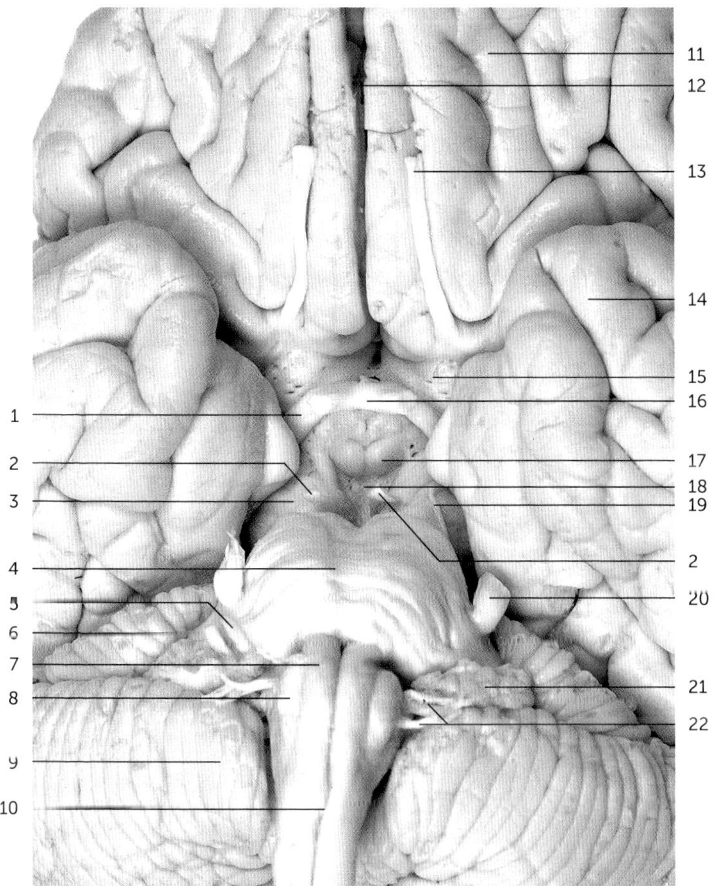

4 Stammhirn und Hirnnerven

4.1 Gehirn von unten

Alle Hirnhäute entfernt • Hirnnerven nur teilweise erhalten

1 Tractus opticus (Diencephalon)
2 Nervus oculomotorius [III]
3 Crus cerebri (Mesencephalon)
4 Pons (Metencephalon)
5 Nervus facialis [VII]
6 Nervus vestibulocochlearis [VIII]
7 Pyramis (Myelencephalon)
8 Oliva (Myelencephalon)
9 Cerebellum (Metencephalon)
10 Decussatio pyramidum (Myelencephalon)
11 Lobus frontalis (Telencephalon)
12 Fissura longitudinalis cerebri (Telencephalon)
13 Tractus olfactorius (Telencephalon),
Bulbus olfactorius hier abgetrennt
14 Lobus temporalis (Telencephalon)
15 Substantia perforata anterior (Diencephalon)
16 Chiasma opticum (Diencephalon)
17 Corpus mammillare (Diencephalon)
18 Substantia perforata posterior (Mesencephalon)
19 Nervus trochlearis [IV]
20 Nervus trigeminus [V]
21 Cerebellum, Lobus flocculonodularis, Flocculus (Metencephalon)
22 Nervus glossopharyngeus (IX), Nervus vagus (X),
Nervus accessorius, Radix cranialis (XI)

4 Stammhirn und Hirnnerven

4.1 Halbiertes Gehirn

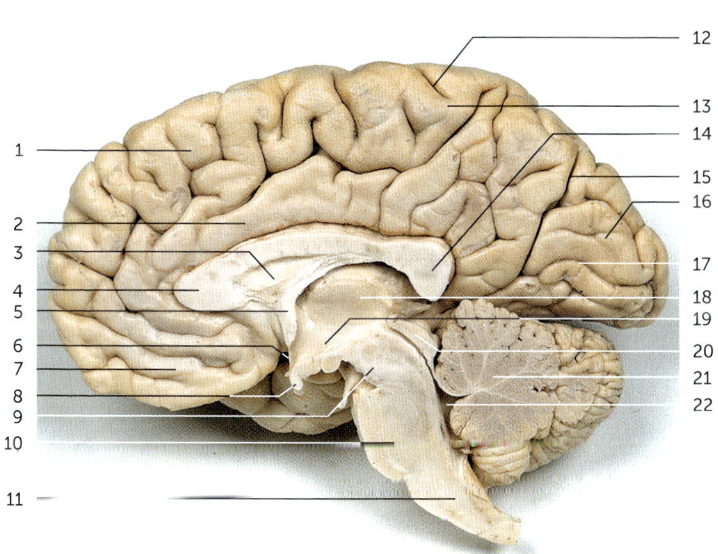

4 Stammhirn und Hirnnerven

4.1 Halbiertes Gehirn

Alle Hirnhäute entfernt • Hirnnerven nur teilweise erhalten • von medial

1 Lobus frontalis (Telencephalon)
2 Gyrus cinguli (Telencephalon)
3 Septum pellucidum (Telencephalon)
4 Corpus callosum, Genu, Anschnitt (Telencephalon)
5 Columna fornicis, Anschnitt
6 Lamina terminalis, Anschnitt (Diencephalon)
7 Supraorbitaler Lobus frontalis (Telencephalon)
8 Chiasma opticum, Anschnitt (Diencephalon)
9 Tegmentum mesencephali, Anschnitt (Mesencephalon)
10 Pons, Anschnitt (Metencephalon)
11 Myelencephalon, Anschnitt
12 Sulcus centralis (Telencephalon)
13 Lobus parietalis (Telencephalon)
14 Corpus callosum, Splenium, Anschnitt (Telencephalon)
15 Sulcus parietooccipitalis (Telencephalon)
16 Lobus occipitalis (Telencephalon)
17 Sulcus calcarinus (Telencephalon)
18 Thalamus (Diencephalon)
19 Hypothalamus (Diencephalon)
20 Tectum mesencephali, Lamina quadrigemina, Anschnitt (Mesencephalon)
21 Cerebellum, Anschnitt (Metencephalon)
22 Vierter Ventrikel, Anschnitt (Metencephalon und Myelencephalon)

4 Stammhirn und Hirnnerven

4.1 Halbiertes Gehirn

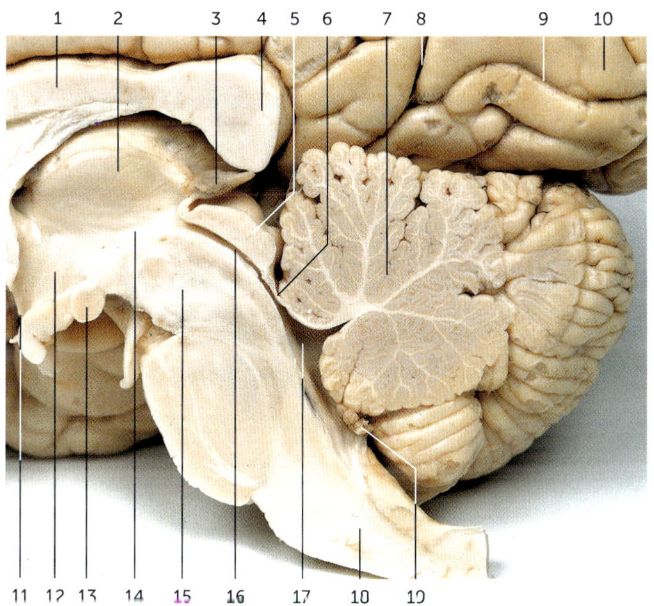

4 Stammhirn und Hirnnerven

4.1 Halbiertes Gehirn

Alle Hirnhäute entfernt • Hirnnerven nur teilweise erhalten • okzipitaler Teil des Gehirns mit Cerebellum • von medial

1 Corpus callosum, Truncus, Anschnitt (Telencephalon)
2 Thalamus (Diencephalon)
3 Glandula pinealis (Diencephalon)
4 Corpus callosum, Splenium, Anschnitt (Telencephalon)
5 Tectum mesencephali, Lamina quadrigemina, Anschnitt (Mesencephalon)
6 Velum medullare superius, Anschnitt (Metencephalon)
7 Vermis cerebelli, Anschnitt (Metencephalon)
8 Sulcus parietooccipitalis (Telencephalon)
9 Sulcus calcarinus (Telencephalon)
10 Lobus occipitalis (Telencephalon)
11 Lamina terminalis, Anschnitt (Diencephalon)
12 Hypothalamus (Diencephalon)
13 Corpus mammillare, Anschnitt (Diencephalon)
14 Sulcus hypothalamicus (Diencephalon)
15 Tegmentum mesencephali, Anschnitt (Mesencephalon)
16 Aqueductus mesencephali, Anschnitt (Mesencephalon)
17 Vierter Ventrikel, Anschnitt (Metencephalon und Myelencephalon)
18 Myelencephalon, Anschnitt
19 Plexus choroideus des vierten Ventrikels (Myelencephalon)

4 Stammhirn und Hirnnerven

4.2 Dach des vierten Ventrikels mit Tela choroidea in situ

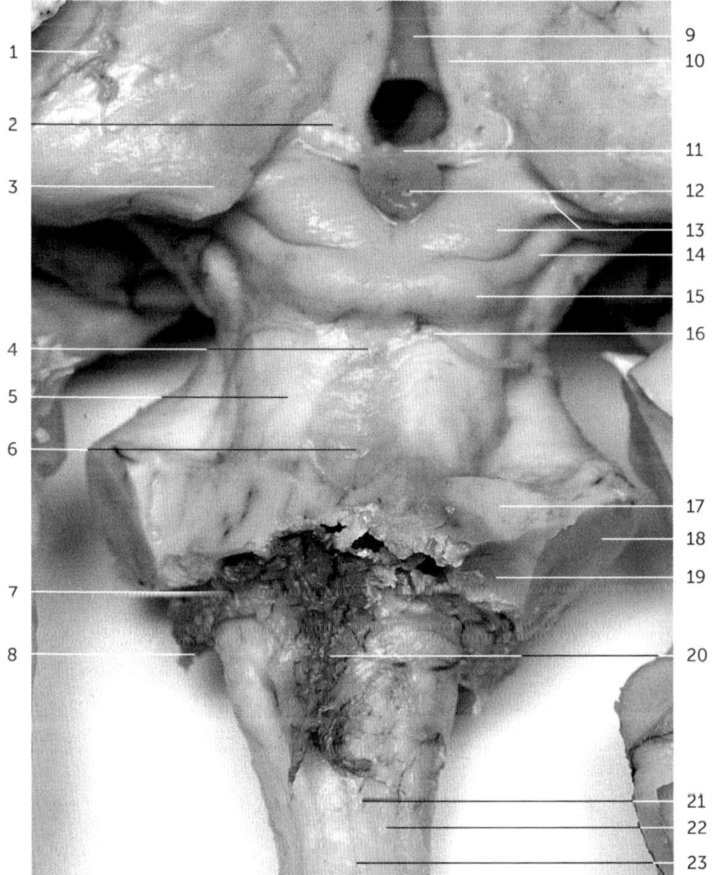

4 Stammhirn und Hirnnerven

4.2 Dach des vierten Ventrikels mit Tela choroidea in situ

Cerebellum an den Pedunculi abgetrennt • von hinten

1 Taenia choroidea (Telencephalon)
2 Trigonum habenulare (Diencephalon)
3 Pulvinar thalami (Diencephalon)
4 Velum medullare superius (Metencephalon)
5 Pedunculus cerebellaris superior (Metencephalon)
6 Cerebellum, Lingula (Metencephalon)
7 Plexus choroideus über dem Recessus lateralis des vierten Ventrikels (Myelencephalon)
8 Plexus choroideus des vierten Ventrikels, „Bochdalek'sches Blumenkörbchen" (Myelencephalon)
9 Adhesio interthalamica (Diencephalon)
10 Stria medullaris thalami (Diencephalon)
11 Commissura habenularum (Diencephalon)
12 Glandula pinealis (Diencephalon)
13 Colliculus superior mit Brachium colliculi superioris (Mesencephalon)
14 Brachium colliculi inferioris (Mesencephalon)
15 Colliculus inferior (Mesencephalon)
16 Mesencephalon, Austritt des Nervus trochlearis [IV]
17 Pedunculus cerebellaris superior, Anschnitt (Metencephalon)
18 Pedunculus cerebellaris medius, Anschnitt (Metencephalon)
19 Pedunculus cerebellaris inferior, Anschnitt (Metencephalon)
20 Tela choroidea des vierten Ventrikels über der hinteren Rautengrube (Myelencephalon)
21 Fasciculus gracilis (Myelencephalon)
22 Fasciculus cuneatus (Myelencephalon)
23 Medulla spinalis, Sulcus medianus posterior

4 Stammhirn und Hirnnerven

4.2 Plexus choroideus des vierten Ventrikels in situ

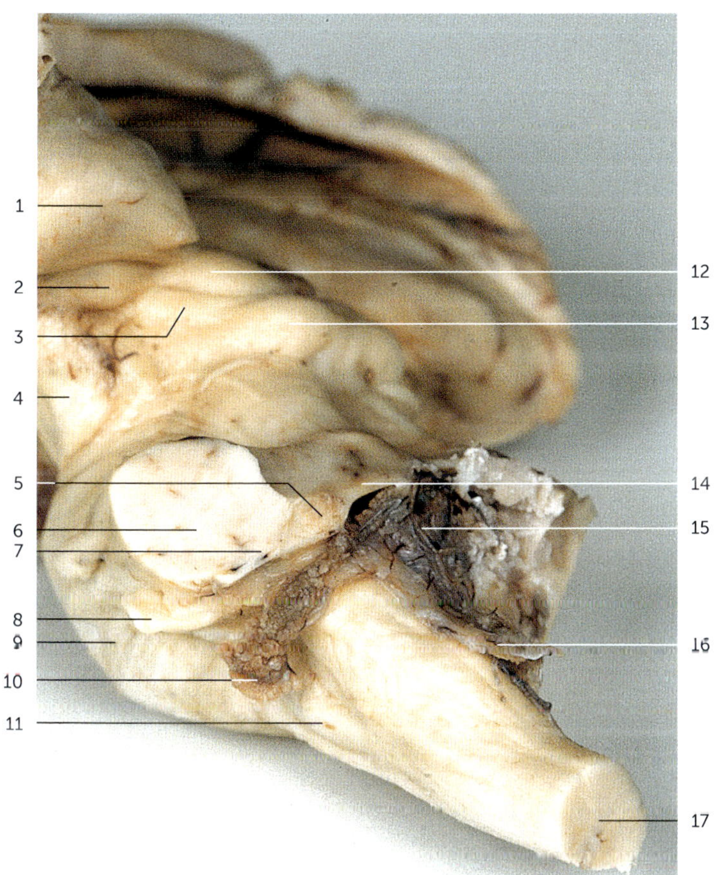

4 Stammhirn und Hirnnerven

4.2 Plexus choroideus des vierten Ventrikels in situ

Identisch mit dem Präparat auf Karte 53 • Cerebellum und alle Hirnhäute entfernt • von links unten

1 Thalamus (Diencephalon)
2 Corpus geniculatum mediale (Diencephalon)
3 Brachium colliculi inferioris (Mesencephalon)
4 Crus cerebri (Mesencephalon)
5 Pedunculus cerebellaris superior (Metencephalon)
6 Pedunculus cerebellaris inferior, Anschnitt (Metencephalon)
7 Pedunculus cerebellaris medius, Anschnitt (Metencephalon)
8 Nervus facialis [VII] und Nervus vestibulocochlearis [VIII], Anschnitt
9 Pons (Metencephalon)
10 Tela choroidea des vierten Ventrikels, von der Spitze des Recessus lateralis über diesen hinaus nach unten ziehend, „Bochdalek'sches Blumenkörbchen" (Myelencephalon)
11 Oliva (Myelencephalon)
12 Colliculus superior (Mesencephalon)
13 Colliculus inferior (Mesencephalon)
14 Velum medullare superius (Metencephalon)
15 Tela choroidea des vierten Ventrikels (Myelencephalon)
16 Tela choroidea des vierten Ventrikels im Bereich des Obex (Myelencephalon)
17 Medulla spinalis, Anschnitt

4 Stammhirn und Hirnnerven

4.2 Hinteres Stammhirn

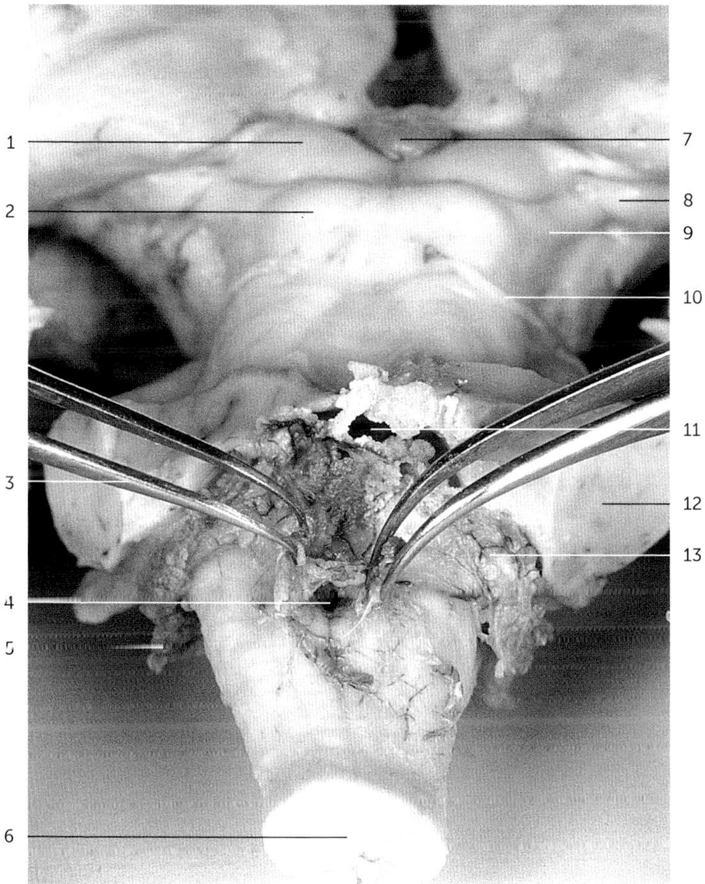

4 Stammhirn und Hirnnerven

4.2 Hinteres Stammhirn

Identisch mit dem Präparat auf Karte 53 • Cerebellum und alle Hirnhäute entfernt • hinterer Anteil der Tela choroidea und des Plexus choroideus des vierten Ventrikels angehoben • Apertura mediana • von hinten und oben

1 Colliculus superior (Mesencephalon)
2 Colliculus inferior (Mesencephalon)
3 Pinzette, Tela choroidea mit Plexus choroidei des vierten Ventrikels anhebend
4 Apertura mediana, vierter Ventrikel (Myelencephalon)
5 Tela choroidea des vierten Ventrikels, „Bochdalek'sches Blumenkörbchen" (Myelencephalon)
6 Medulla spinalis, Anschnitt
7 Glandula pinealis (Diencephalon)
8 Corpus geniculatum mediale (Diencephalon)
9 Brachium colliculi inferioris (Mesencephalon)
10 Nervus trochlearis [IV]
11 Einriss der Tela choroidea, dadurch Einblick in den vorderen vierten Ventrikel
12 Pedunculus cerebellaris medius, Anschnitt (Metencephalon)
13 Tela choroidea über dem Recessus lateralis des vierten Ventrikels (Myelencephalon)

4 Stammhirn und Hirnnerven

4.3 Freipräpariertes Stammhirn

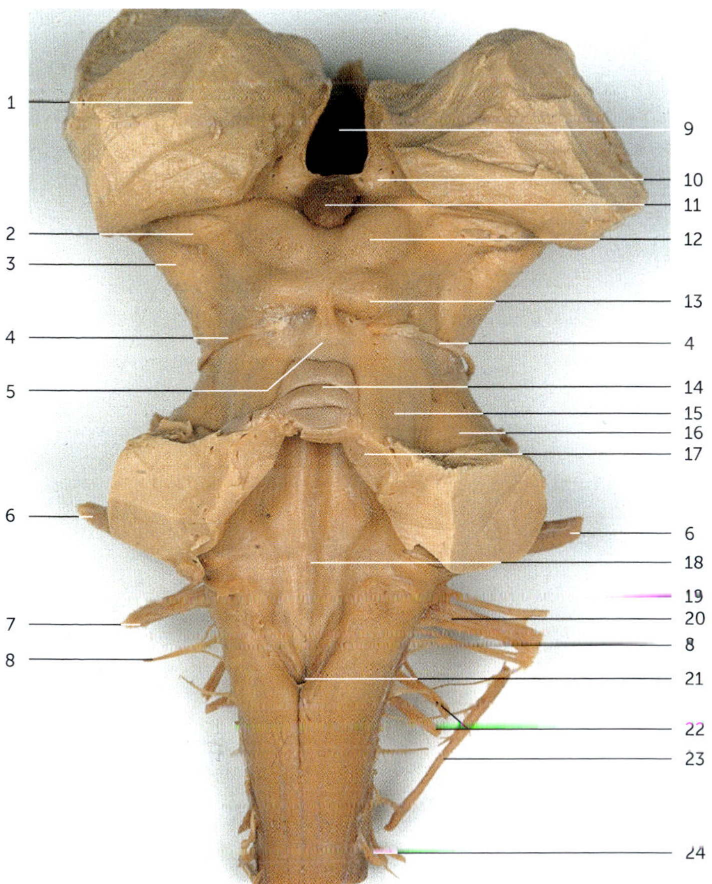

4 Stammhirn und Hirnnerven

4.3 Freipräpariertes Stammhirn

Hirnhäute, Telencephalon und Cerebellum entfernt • dritter und vierter Ventrikel durch Entfernung der Tela choroidea eröffnet • Hirnnerven erhalten • von hinten

1 Thalamus (Diencephalon)
2 Corpus geniculatum mediale (Diencephalon)
3 Corpus geniculatum laterale (Diencephalon)
4 Nervus trochlearis [IV]
5 Velum medullare superius (Metencephalon)
6 Nervus trigeminus [V]
7 Linker Nervus vagus [X]
8 Nervus accessorius [XI], Radix cranialis
9 Dritter Ventrikel, durch Entfernen der Tela choroidea eröffnet (Diencephalon)
10 Trigonum habenulare (Diencephalon)
11 Glandula pinealis (Diencephalon)
12 Colliculus superior (Mesencephalon)
13 Colliculus inferior (Mesencephalon)
14 Lingula cerebelli (Metencephalon)
15 Pedunculus cerebellaris superior (Metencephalon)
16 Pedunculus cerebellaris medius (Metencephalon)
17 Pedunculus cerebellaris superior, Anschnitt (Metencephalon)
18 Fossa rhomboidea (Met- und Myelencephalon)
19 Nervus glossopharyngeus [IX]
20 Rechter Nervus vagus [X]
21 Obex (Myelencephalon)
22 Nervus hypoglossus [XII]
23 Nervus accessorius [XI], Radix spinalis
24 Nervus spinalis C 1, Fila radicularia

4 Stammhirn und Hirnnerven

4.3 Fossa rhomboidea

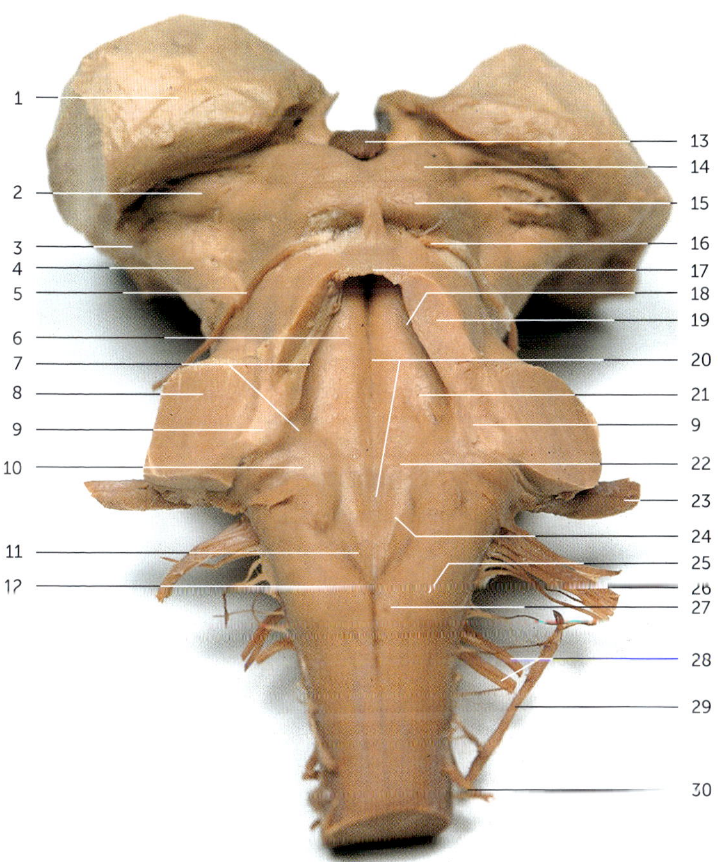

4 Stammhirn und Hirnnerven

4.3 Fossa rhomboidea

Hirnhäute, Telencephalon und Cerebellum entfernt • vierter Ventrikel durch Entfernung der Tela choroidea eröffnet • Hirnnerven erhalten • von hinten und unten

1 Thalamus (Diencephalon)
2 Corpus geniculatum mediale (Diencephalon)
3 Corpus geniculatum laterale, teilweise erhalten (Diencephalon)
4 Crus cerebri (Mesencephalon)
5 Nervus trochlearis [IV]
6 Fossa rhomboidea, Eminentia medialis (Metencephalon)
7 Sulcus limitans (Met- und Myelencephalon)
8 Pedunculus cerebellaris medius, Anschnitt (Metencephalon)
9 Pedunculus cerebellaris inferior, Anschnitt (Metencephalon)
10 Fossa rhomboidea, Area vestibularis (Myelencephalon)
11 Fossa rhomboidea, Trigonum nervi vagi (Myelencephalon)
12 Obex (Myelencephalon)
13 Glandula pinealis (Diencephalon)
14 Colliculus superior (Mesencephalon)
15 Colliculus inferior (Mesencephalon)
16 Mesencephalon, Austrittsstelle des Nervus trochlearis [IV]
17 Velum medullare superius (Metencephalon)
18 Fossa rhomboidea, Locus caeruleus (Metencephalon)
19 Pedunculus cerebellaris superior, Anschnitt (Metencephalon)
20 Fossa rhomboidea, Sulcus medianus (Met- und Myelencephalon)
21 Fossa rhomboidea, Colliculus facialis (Metencephalon)
22 Fossa rhomboidea, Striae medullares ventriculi quarti andeutungsweise erkennbar (Myelencephalon)
23 Nervus trigeminus [V]
24 Fossa rhomboidea, Trigonum nervi hypoglossi (Myelencephalon)
25 Tuberculum cuneatum (Myelencephalon)
26 Nervus glossopharyngeus [IX], Nervus vagus [X], Nervus accessorius [XI], Radix cranialis
27 Tuberculum gracile (Myelencephalon)
28 Nervus hypoglossus [XII]
29 Nervus accessorius [XI], Radix spinalis
30 Nervus spinalis C 1

4 Stammhirn und Hirnnerven

4.4 Freipräpariertes Stammhirn

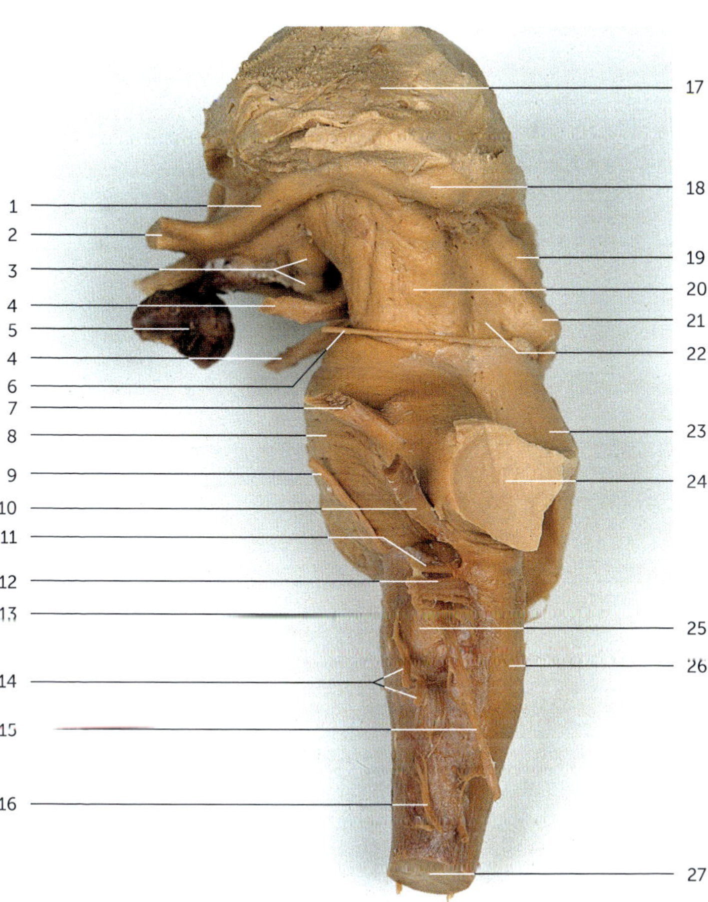

4 Stammhirn und Hirnnerven

4.4 Freipräpariertes Stammhirn

Hirnhäute, Telencephalon und Cerebellum entfernt • Hirnnerven erhalten • Hypophyse freipräpariert • von links

1 Tractus opticus (Diencephalon)
2 Nervus opticus [II]
3 Corpora mammillaria (Diencephalon)
4 Nervus oculomotorius [III]
5 Hypophysis
6 Nervus trochlearis [IV]
7 Nervus trigeminus [V]
8 Pons (Metencephalon)
9 Nervus abducens [VI]
10 Nervus facialis [VII] und Nervus vestibulocochlearis [VIII]
11 Nervus glossopharyngeus [IX]
12 Nervus vagus [X]
13 Nervus accessorius [XI], Radix cranialis
14 Nervus hypoglossus [XII]
15 Nervus accessorius [XI], Radix spinalis
16 Nervus spinalis C 1
17 Thalamus (Diencephalon)
18 Corpus geniculatum laterale (Diencephalon)
19 Colliculus superior (Mesencephalon)
20 Crus cerebri (Mesencephalon)
21 Colliculus inferior (Mesencephalon)
22 Trigonum lemnisci lateralis (Mesencephalon)
23 Pedunculus cerebellaris superior (Metencephalon)
24 Pedunculus cerebellaris medius, Anschnitt (Metencephalon)
25 Oliva (Myelencephalon)
26 Myelencephalon
27 Medulla spinalis, Anschnitt

4 Stammhirn und Hirnnerven

4.5 Dach des vierten Ventrikels mit Tela choroidea in situ

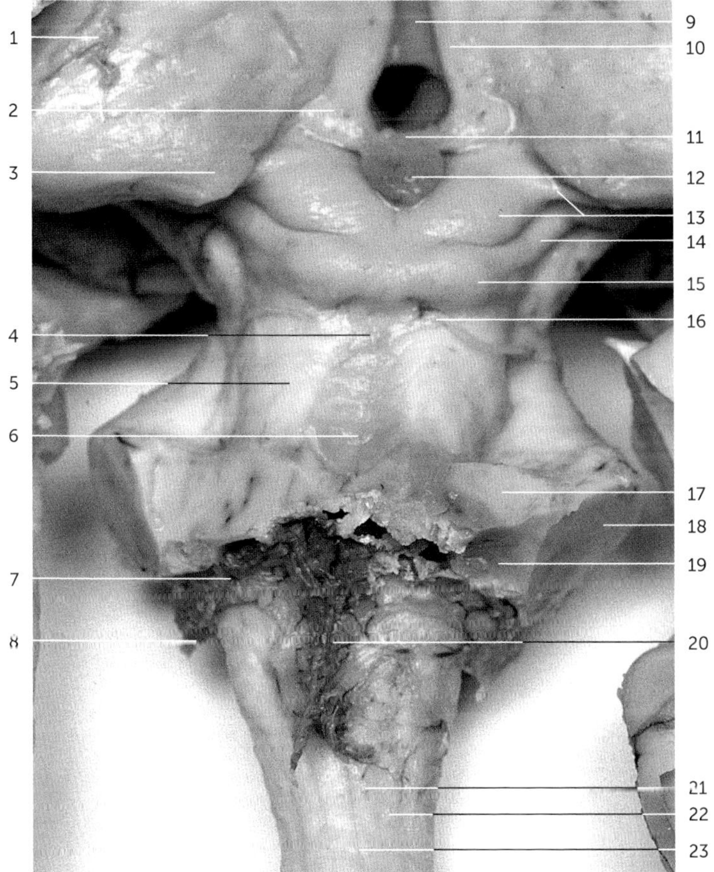

4 Stammhirn und Hirnnerven

4.5 Dach des vierten Ventrikels mit Tela choroidea in situ

Cerebellum an den Pedunculi abgetrennt • von hinten

1 Taenia choroidea (Telencephalon)
2 Trigonum habenulare (Diencephalon)
3 Pulvinar thalami (Diencephalon)
4 Velum medullare superius (Metencephalon)
5 Pedunculus cerebellaris superior (Metencephalon)
6 Cerebellum, Lingula (Metencephalon)
7 Plexus choroideus über dem Recessus lateralis des vierten Ventrikels (Myelencephalon)
8 Plexus choroideus des vierten Ventrikels, „Bochdalek'sches Blumenkörbchen" (Myelencephalon)
9 Adhesio interthalamica (Diencephalon)
10 Stria medullaris thalami (Diencephalon)
11 Commissura habenularum (Diencephalon)
12 Glandula pinealis (Diencephalon)
13 Colliculus superior mit Brachium colliculi superioris (Mesencephalon)
14 Brachium colliculi inferioris (Mesencephalon)
15 Colliculus inferior (Mesencephalon)
16 Mesencephalon, Austritt des Nervus trochlearis [IV]
17 Pedunculus cerebellaris superior, Anschnitt (Metencephalon)
18 Pedunculus cerebellaris medius, Anschnitt (Metencephalon)
19 Pedunculus cerebellaris inferior, Anschnitt (Metencephalon)
20 Tela choroidea des vierten Ventrikels über der hinteren Rautengrube (Myelencephalon)
21 Fasciculus gracilis (Myelencephalon)
22 Fasciculus cuneatus (Myelencephalon)
23 Medulla spinalis, Sulcus medianus posterior

4 Stammhirn und Hirnnerven

4.5 Aqueductus mesencephali, sondiert

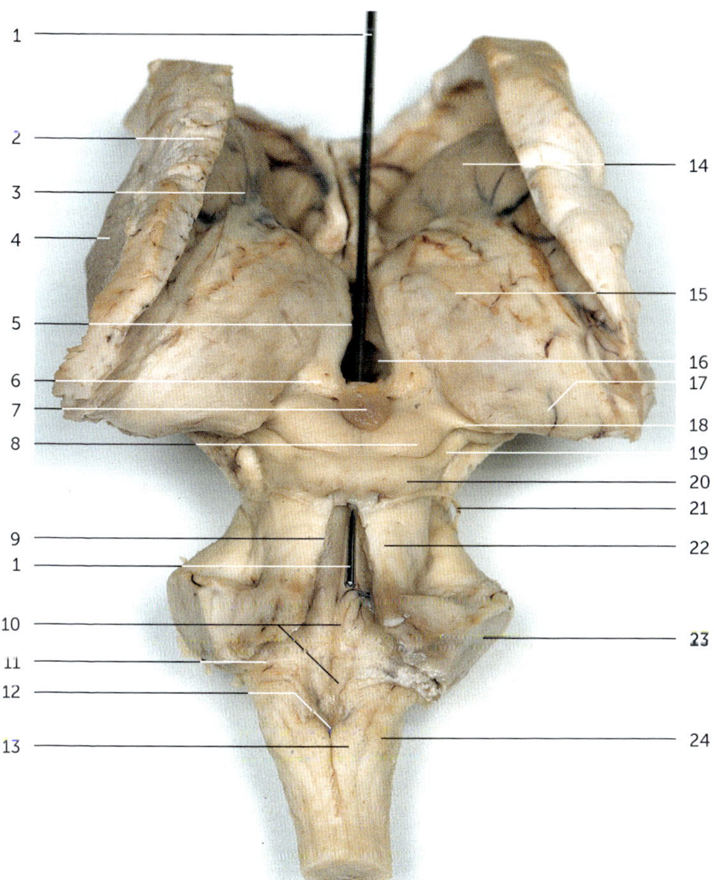

4 Stammhirn und Hirnnerven

4.5 Aqueductus mesencephali, sondiert

Hirnhäute, große Teile des Telencephalon und des Cerebellum entfernt • dritter und vierter Ventrikel durch Entfernung der Tela choroidea eröffnet • Hirnnerven nur teilweise erhalten • Sonde im Aqueductus mesencephali • von hinten

1 Sonde, vom dritten Ventrikel über den Aqueductus mesencephali in den vierten Ventrikel eingeführt
2 Fasern der Corona radiata, Schnittkante (Telencephalon)
3 Vena thalamostriata superior
4 Putamen, laterale Oberfläche freigelegt (Telencephalon)
5 Taenia thalami, Abrisskante der Tela choroidea des dritten Ventrikels (Diencephalon)
6 Trigonum habenulare (Diencephalon)
7 Glandula pinealis (Diencephalon)
8 Colliculus superior (Mesencephalon)
9 Metencephalon, Schnittkante, an der das Velum medullare superius und die Lingula cerebelli abgetrennt wurden, um den vorderen Teil der Fossa rhomboidea freizulegen
10 Boden der Fossa rhomboidea des vierten Ventrikels (Metencephalon und Myelencephalon)
11 Recessus lateralis des vierten Ventrikels (Metencephalon und Myelencephalon)
12 Obex (Myelencephalon)
13 Tuberculum gracile (Myelencephalon)
14 Nucleus caudatus (Telencephalon)
15 Taenia choroidea, Abrisskante der Tela choroidea des rechten Seitenventrikels (Telencephalon)
16 Einblick in den eröffneten dritten Ventrikel (Diencephalon)
17 Thalamus, Pulvinar (Diencephalon)
18 Brachium colliculi superioris (Mesencephalon)
19 Brachium colliculi inferioris (Mesencephalon)
20 Colliculus inferior (Mesencephalon)
21 Nervus trochlearis [IV]
22 Pedunculus cerebellaris superior (Metencephalon)
23 Pedunculus cerebellaris medius, Anschnitt (Metencephalon)
24 Tuberculum cuneatum (Myelencephalon)

4 Stammhirn und Hirnnerven

4.5 Aqueductus mesencephali, eröffnet

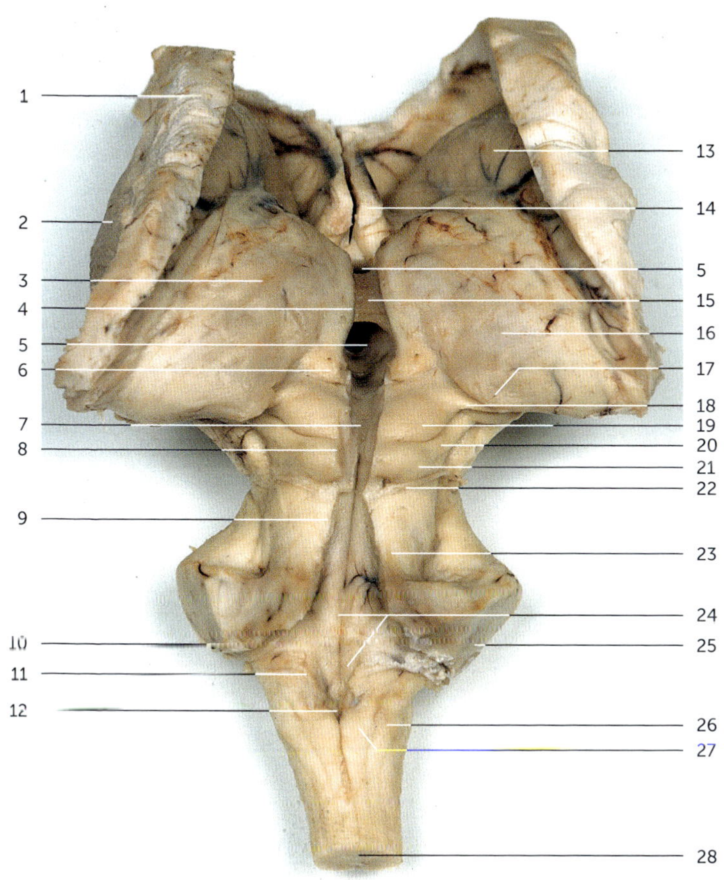

4 Stammhirn und Hirnnerven

4.5 Aqueductus mesencephali, eröffnet

Große Teile des Telencephalon und des Cerebellum entfernt • dritter und vierter Ventrikel eröffnet • Aqueductus mesencephali von oben durch streifenförmigen Ausschnitt aus der Lamina tecti eröffnet • von hinten

1 Fasern der Corona radiata, Schnittkante (Telencephalon)
2 Putamen, laterale Oberfläche freigelegt (Telencephalon)
3 Taenia choroidea, Abrisskante der Tela choroidea des Seitenventrikels (Telencephalon)
4 Taenia thalami, Abrisskante der Tela choroidea (Diencephalon)
5 Einblick in den eröffneten dritten Ventrikel (Diencephalon)
6 Trigonum habenulare (Diencephalon)
7 Aqueductus mesencephali, eröffnet (Mesencephalon)
8 Tectum mesencephali, Schnittkante (Mesencephalon)
9 Schnittkante, an der das Velum medullare superius und die Lingula cerebelli abgetrennt wurden, um den vorderen Teil der Fossa rhomboidea freizulegen (Metencephalon)
10 Recessus lateralis der Fossa rhomboidea des vierten Ventrikels (Metencephalon und Myelencephalon)
11 Abrisskante der Tela choroidea (Myelencephalon)
12 Obex (Myelencephalon)
13 Nucleus caudatus (Telencephalon)
14 Fornix, Schnittkante (Diencephalon)
15 Thalamus, Adhesio interthalamica (Diencephalon)
16 Thalamus (Diencephalon)
17 Thalamus, Pulvinar (Diencephalon)
18 Brachium colliculi superioris (Mesencephalon)
19 Colliculus superior (Mesencephalon)
20 Brachium colliculi inferioris (Mesencephalon)
21 Colliculus inferior (Mesencephalon)
22 Nervus trochlearis [IV]
23 Pedunculus cerebellaris superior (Metencephalon)
24 Boden der Fossa rhomboidea (Metencephalon und Myelencephalon)
25 Pedunculus cerebellaris medius, Anschnitt (Metencephalon)
26 Tuberculum cuneatum (Myelencephalon)
27 Tuberculum gracile (Myelencephalon)
28 Myelencephalon, Anschnitt

4 Stammhirn und Hirnnerven

4.6 Wände des dritten Ventrikels

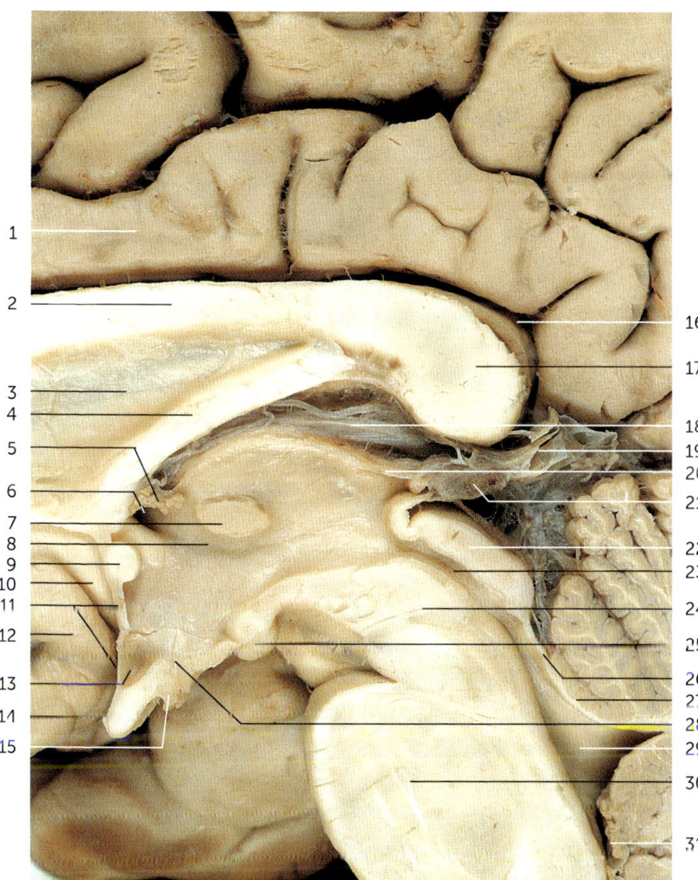

4 Stammhirn und Hirnnerven

4.6 Wände des dritten Ventrikels

Median halbiertes Gehirn • Stammhirn mit erhaltenen Plexus choroidei und Velum interpositum • von medial

1 Gyrus cinguli (Telencephalon)
2 Corpus callosum, Truncus, Anschnitt (Telencephalon)
3 Septum pellucidum (Telencephalon)
4 Columna fornicis, Anschnitt
5 Plexus choroideus des dritten Ventrikels
6 Foramen interventriculare
7 Adhesio interthalamica, Anschnitt (Diencephalon)
8 Sulcus hypothalamicus (Diencephalon), darüber der Thalamus, darunter der Hypothalamus
9 Commissura anterior, Anschnitt (Diencephalon)
10 Gyrus paraterminalis (Telencephalon)
11 Lamina terminalis, Anschnitt (Diencephalon)
12 Area subcallosa (Telencephalon)
13 Recessus opticus (Diencephalon)
14 Chiasma opticum, Anschnitt (Diencephalon)
15 Hypophysenstiel, Anschnitt (Diencephalon)
16 Sulcus cinguli (Telencephalon)
17 Corpus callosum, Splenium (Telencephalon)
18 Vena interna cerebri
19 Vena magna cerebri
20 Tela choroidea des dritten Ventrikels
21 Glandula pinealis, Anschnitt (Diencephalon)
22 Tectum mesencephali, Anschnitt (Mesencephalon)
23 Aquaductus mesencephali, Anschnitt (Mesencephalon)
24 Tegmentum mesencephali, Anschnitt (Mesencephalon)
25 Corpus mammillare (Diencephalon)
26 Velum medullare superius, Anschnitt (Metencephalon)
27 Lingula cerebelli, Anschnitt (Metencephalon)
28 Recessus infundibuli (Diencephalon)
29 Vierter Ventrikel (Met- und Myelencephalon)
30 Pons (Metencephalon)
31 Plexus choroideus des vierten Ventrikels (Myelencephalon)

4 Stammhirn und Hirnnerven

4.7 Stammhirn, herauspräpariert

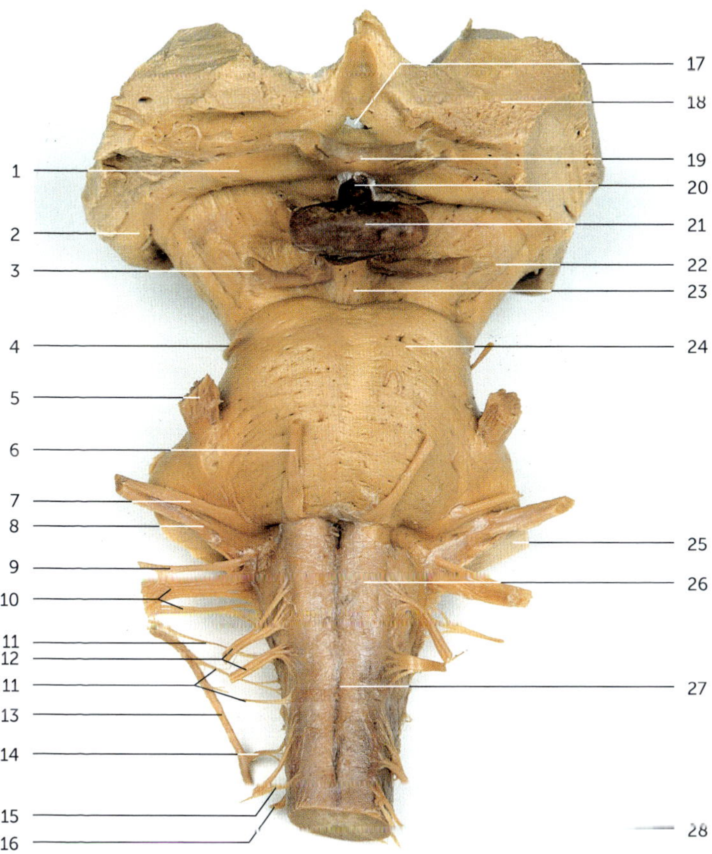

4 Stammhirn und Hirnnerven

4.7 Stammhirn, herauspräpariert

Hirnhäute, Telencephalon und Cerebellum entfernt • Hirnnerven erhalten • Hypophyse herauspräpariert • von unten

1 Tractus opticus (Diencephalon)
2 Corpus geniculatum laterale (Diencephalon)
3 Nervus oculomotorius [III]
4 Nervus trochlearis [IV]
5 Nervus trigeminus [V]
6 Nervus abducens [VI]
7 Nervus facialis [VII]
8 Nervus vestibulocochlearis [VIII]
9 Nervus glossopharyngeus [IX]
10 Nervus vagus [X]
11 Nervus accessorius [XI], Radix cranialis
12 Nervus hypoglossus [XII]
13 Nervus accessorius [XI], Radix spinalis
14 Nervus accessorius [XI], Ursprungsfasern der Radix spinalis
15 Nervus spinalis C 1, Radix dorsalis
16 Nervus spinalis C 2, Radix ventralis
17 Perforation in der Lamina terminalis (Diencephalon)
18 Thalamus (Diencephalon)
19 Chiasma opticum (Diencephalon)
20 Hypophysenstiel (Diencephalon)
21 Hypophysis
22 Crus cerebri (Mesencephalon)
23 Substantia perforata posterior (Mesencephalon)
24 Pons (Metencephalon)
25 Pedunculus cerebellaris medius, Anschnitt (Metencephalon)
26 Pyramis (Myelencephalon)
27 Medulla spinalis, Fissura mediana anterior
28 Medulla spinalis, Anschnitt

4 Stammhirn und Hirnnerven

4.7 Freipräpariertes Stammhirn von der linken Seite

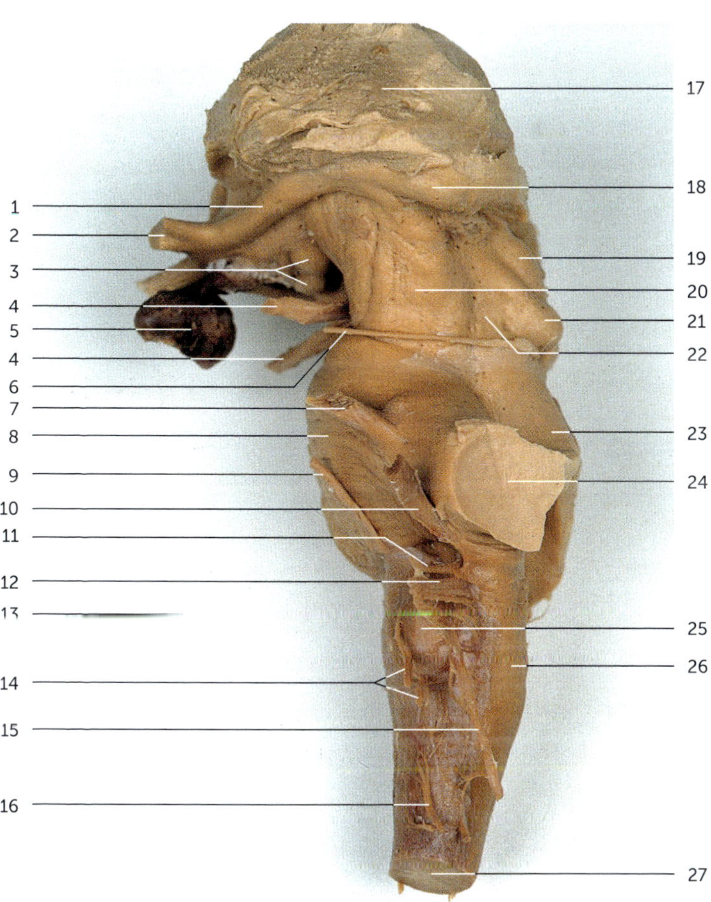

4 Stammhirn und Hirnnerven

4.7 Freipräpariertes Stammhirn von der linken Seite

Hirnhäute, Telencephalon und Cerebellum entfernt • Hirnnerven erhalten • Hypophyse freipräpariert • von links

1 Tractus opticus (Diencephalon)
2 Nervus opticus [II]
3 Corpora mammillaria (Diencephalon)
4 Nervus oculomotorius [III]
5 Hypophysis
6 Nervus trochlearis [IV]
7 Nervus trigeminus [V]
8 Pons (Metencephalon)
9 Nervus abducens [VI]
10 Nervus facialis [VII] und Nervus vestibulocochlearis [VIII]
11 Nervus glossopharyngeus [IX]
12 Nervus vagus [X]
13 Nervus accessorius [XI], Radix cranialis
14 Nervus hypoglossus [XII]
15 Nervus accessorius [XI], Radix spinalis
16 Nervus spinalis C 1
17 Thalamus (Diencephalon)
18 Corpus geniculatum laterale (Diencephalon)
19 Colliculus superior (Mesencephalon)
20 Crus cerebri (Mesencephalon)
21 Colliculus inferior (Mesencephalon)
22 Trigonum lemnisci lateralis (Mesencephalon)
23 Pedunculus cerebellaris superior (Metencephalon)
24 Pedunculus cerebellaris medius, Anschnitt (Metencephalon)
25 Oliva (Myelencephalon)
26 Myelencephalon
27 Medulla spinalis, Anschnitt

4 Stammhirn und Hirnnerven

4.8 Gyri und Sulci der Großhirnunterseite

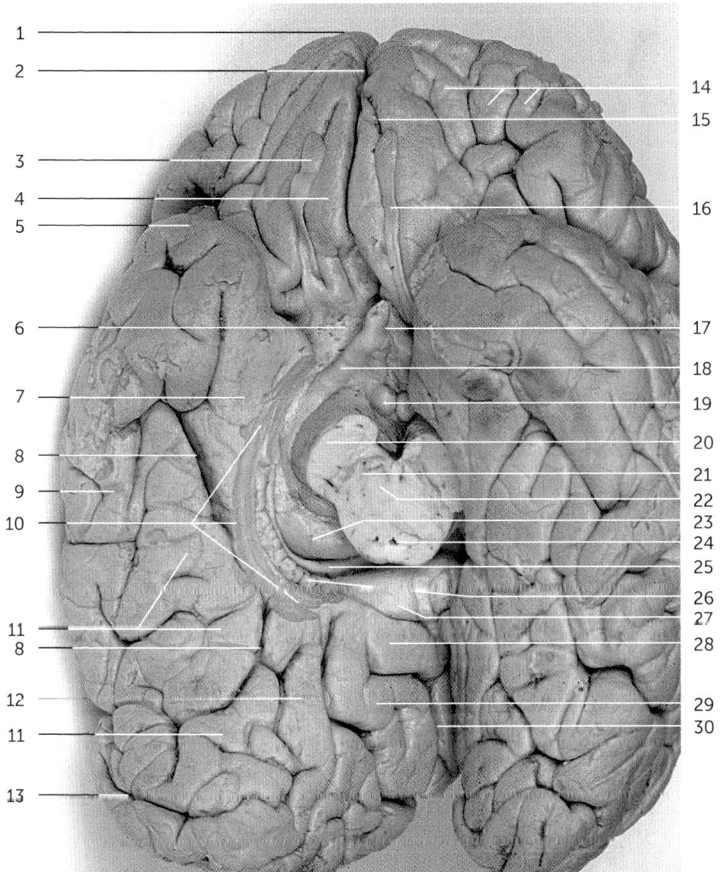

4 Stammhirn und Hirnnerven

4.8 Gyri und Sulci der Großhirnunterseite

Alle Hirnhäute entfernt • an der rechten Gehirnhälfte medialer Teil des Gyrus parahippocampalis und das Mesencephalon abgetrennt • von unten

1 Polus frontalis (Telencephalon)
2 Fissura longitudinalis cerebri (Telencephalon)
3 Bulbus olfactorius (Telencephalon)
4 Gyrus rectus (Telencephalon)
5 Spitze des Lobus temporalis (Telencephalon)
6 Substantia perforata anterior (Telencephalon)
7 Gyrus parahippocampalis (Telencephalon)
8 Sulcus collateralis (Telencephalon)
9 Lobus temporalis (Telencephalon)
10 Gyrus parahippocampalis, Schnittkante (Telencephalon)
11 Gyrus occipitotemporalis lateralis (Telencephalon)
12 Gyrus occipitotemporalis medialis (Telencephalon)
13 Sulcus occipitotemporalis (Telencephalon)
14 Gyri orbitales (Telencephalon)
15 Sulcus olfactorius (Telencephalon)
16 Tractus olfactorius (Telencephalon)
17 Chiasma opticum (Diencephalon)
18 Tractus opticus (Diencephalon)
19 Corpus mammillare (Diencephalon)
20 Crus cerebri, Anschnitt (Mesencephalon)
21 Substantia nigra, Anschnitt (Mesencephalon)
22 Nucleus ruber, Anschnitt (Mesencephalon)
23 Corpus geniculatum laterale (Diencephalon)
24 Aqueductus mesencephali, Anschnitt (Mesencephalon)
25 Crus fornicis (Diencephalon)
26 Gyrus dentatus (Telencephalon)
27 Corpus callosum, Splenium (Telencephalon)
28 Gyrus cinguli (Telencephalon)
29 Gyrus lingualis (Telencephalon)
30 Sulcus calcarinus (Telencephalon)

4 Stammhirn und Hirnnerven

4.8 Gyrus dentatus und Fimbria hippocampi

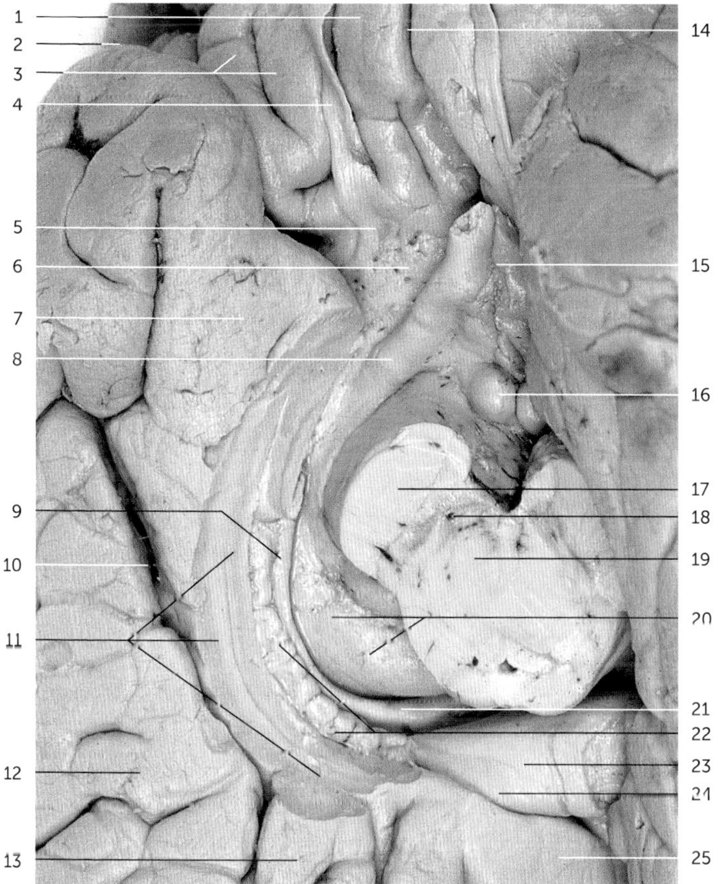

4 Stammhirn und Hirnnerven

4.8 Gyrus dentatus und Fimbria hippocampi

Vergrößerung aus dem Bild auf Karte 65 • medialer Teil des Gyrus parahippocampalis und das Mesencephalon abgetrennt • von unten

1 Gyrus rectus (Telencephalon)
2 Spitze des Lobus temporalis (Telencephalon)
3 Gyri orbitales (Telencephalon)
4 Tractus olfactorius (Telencephalon)
5 Trigonum olfactorium (Telencephalon)
6 Substantia perforata anterior (Telencephalon)
7 Gyrus parahippocampalis (Telencephalon)
8 Tractus opticus (Diencephalon)
9 Fimbria hippocampi (Telencephalon)
10 Sulcus collateralis (Telencephalon)
11 Gyrus parahippocampalis, Schnittkante (Telencephalon)
12 Gyrus occipitotemporalis lateralis (Telencephalon)
13 Gyrus occipitotemporalis medialis (Telencephalon)
14 Fissura longitudinalis cerebri (Telencephalon)
15 Chiasma opticum (Diencephalon)
16 Corpus mammillare (Diencephalon)
17 Crus cerebri, Anschnitt (Mesencephalon)
18 Substantia nigra, Anschnitt (Mesencephalon)
19 Nucleus ruber, Anschnitt (Mesencephalon)
20 Corpus geniculatum laterale (Diencephalon)
21 Crus fornicis (Diencephalon)
22 Gyrus dentatus (Telencephalon)
23 Corpus callosum, Splenium (Telencephalon)
24 Gyrus fasciolaris (Telencephalon)
25 Gyrus cinguli (Telencephalon)

4 Stammhirn und Hirnnerven

4.9 Velum interpositum und eröffneter Seitenventrikel

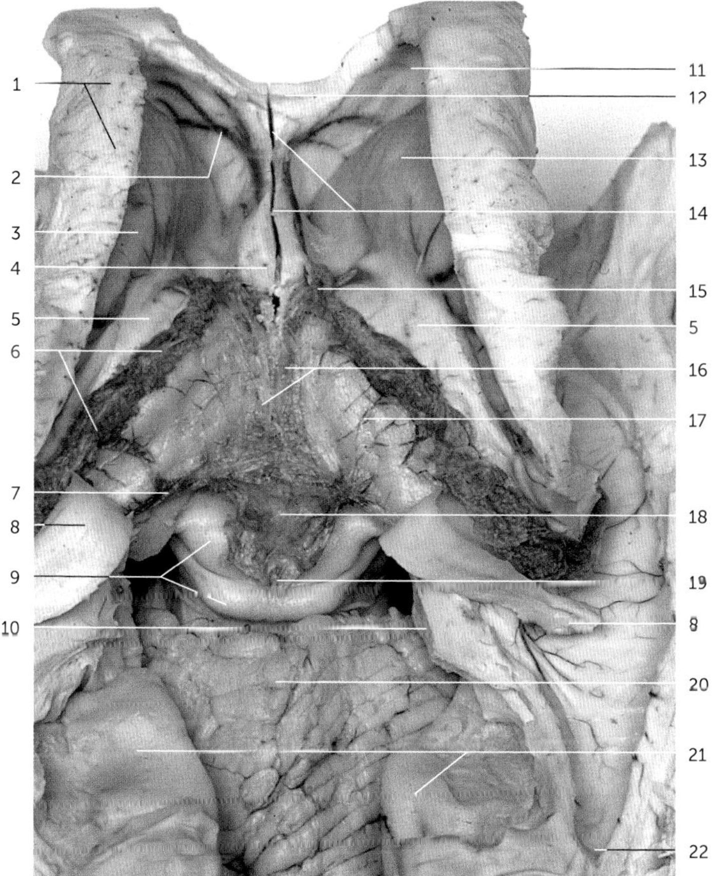

4 Stammhirn und Hirnnerven

4.9 Velum interpositum und eröffneter Seitenventrikel

Ausgehend vom Präparat auf Karte 117 angefertigt • Balken an Genu und Splenium durchtrennt und abgehoben • Columna fornicis durchtrennt, an der Taenia fornicis abgerissen und nach hinten gelegt • von oben

1 Corona radiata, Schnittkante (Telencephalon)
2 Vena anterior septi pellucidi
3 Nucleus caudatus, Corpus (Telencephalon)
4 Columna fornicis
5 Lamina affixa (Telencephalon) auf dem Thalamus aufliegend
6 Ventriculus lateralis, Plexus choroideus (Telencephalon)
7 Vena basalis
8 Fornix, vor dem Foramen interventriculare durchtrennt und zurückgelegt, Unterseite (Telencephalon)
9 Lamina quadrigemina mit den Colliculi (Mesencephalon)
10 Radiatio corporis callosi, Forceps occipitalis, Schnittfläche (Telencephalon)
11 Ventriculus lateralis, Cornu frontale (Telencephalon)
12 Corpus callosum, Rostrum (Telencephalon)
13 Nucleus caudatus, Caput (Telencephalon)
14 Septum pellucidum, Einschnitt in das untere Septum pellucidum und das Rostrum corporis callosi (Telencephalon)
15 Foramen interventriculare, von oben eröffnet
16 Venae internae cerebri dextra und sinistra im Velum interpositum oberhalb der Tela choroidea des dritten Ventrikels
17 Pia mater encephali über dem medialen Thalamus
18 Bindegewebe oberhalb und hinter der Tela choroidea des dritten Ventrikels (Velum interpositum), die Glandula pinealis schimmert hindurch
19 Vena magna cerebri im Velum interpositum
20 Cerebellum (Metencephalon)
21 Telencephalon, Sehrinde oberhalb des Sulcus calcarinus abgetragen sodass die Sehrinde unterhalb des Sulcus calcarinus in der Aufsicht zu sehen ist
22 Ventriculus lateralis, Cornu occipitale (Telencephalon)

4 Stammhirn und Hirnnerven

4.10 Velum interpositum angehoben

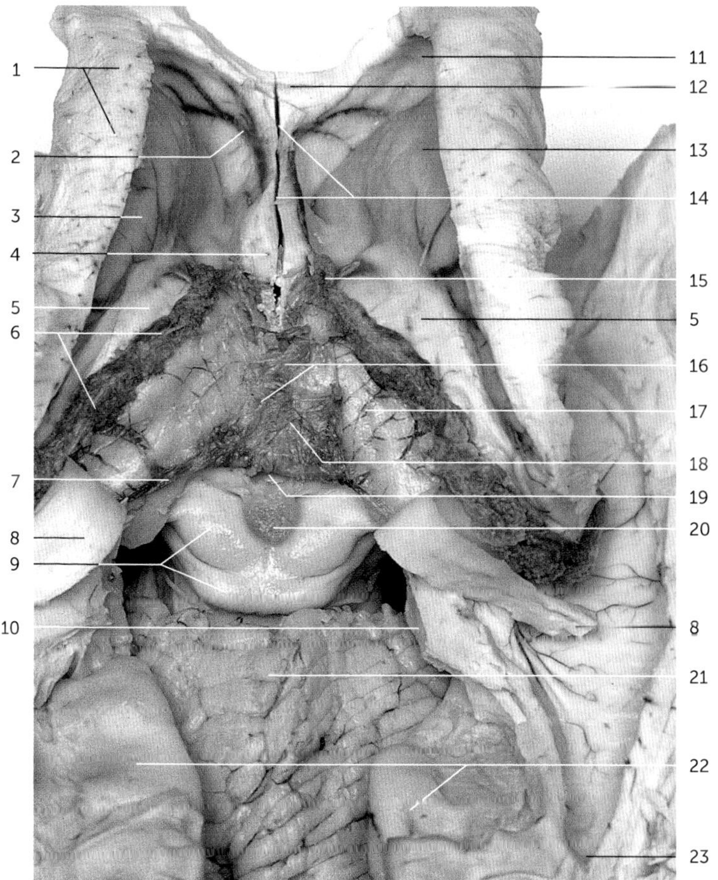

4 Stammhirn und Hirnnerven

4.10 Velum interpositum angehoben

Ausgehend vom Präparat auf Karte 117 angefertigt • Balken an Genu und Splenium durchtrennt und abgehoben • Columna fornicis durchtrennt und nach hinten gelegt • von oben

1 Corona radiata, Schnittkante (Telencephalon)
2 Vena anterior septi pellucidi
3 Nucleus caudatus, Corpus (Telencephalon)
4 Columna fornicis
5 Lamina affixa (Telencephalon) auf dem Thalamus aufliegend
6 Ventriculus lateralis, Plexus choroideus (Telencephalon)
7 Vena basalis
8 Fornix, vor dem Foramen interventriculare durchtrennt und zurückgelegt, Unterseite (Telencephalon)
9 Lamina quadrigemina mit den Colliculi (Mesencephalon)
10 Radiatio corporis callosi, Forceps occipitalis, Schnittfläche (Telencephalon)
11 Ventriculus lateralis, Cornu frontale (Telencephalon)
12 Corpus callosum, Rostrum (Telencephalon)
13 Nucleus caudatus, Caput (Telencephalon)
14 Septum pellucidum, Einschnitt in das untere Septum pellucidum und das Rostrum corporis callosi (Telencephalon)
15 Foramen interventriculare, von oben eröffnet
16 Venae internae cerebri dextra und sinistra im Velum interpositum
17 Pia mater encephali über dem medialen Thalamus
18 Leptomeningeales Bindegewebe, das die Cisterna venae magnae cerebri umgibt (oft als Velum interpositum bezeichnet) und Tela choroidea des dritten Ventrikels gemeinsam angehoben und nach vorne gelegt
19 Dritter Ventrikel, eröffnet durch das Abreißen des hintersten Anteils der Tela choroidea (Diencephalon)
20 Glandula pinealis (Diencephalon)
21 Cerebellum (Metencephalon)
22 Telencephalon, Sehrinde oberhalb des Sulcus calcarinus abgetragen, sodass die Sehrinde unterhalb des Sulcus calcarinus in der Aufsicht zu sehen ist
23 Ventriculus lateralis, Cornu occipitale (Telencephalon)

4 Stammhirn und Hirnnerven

4.11 Beide Seitenventrikel und dritter Ventrikel, eröffnet

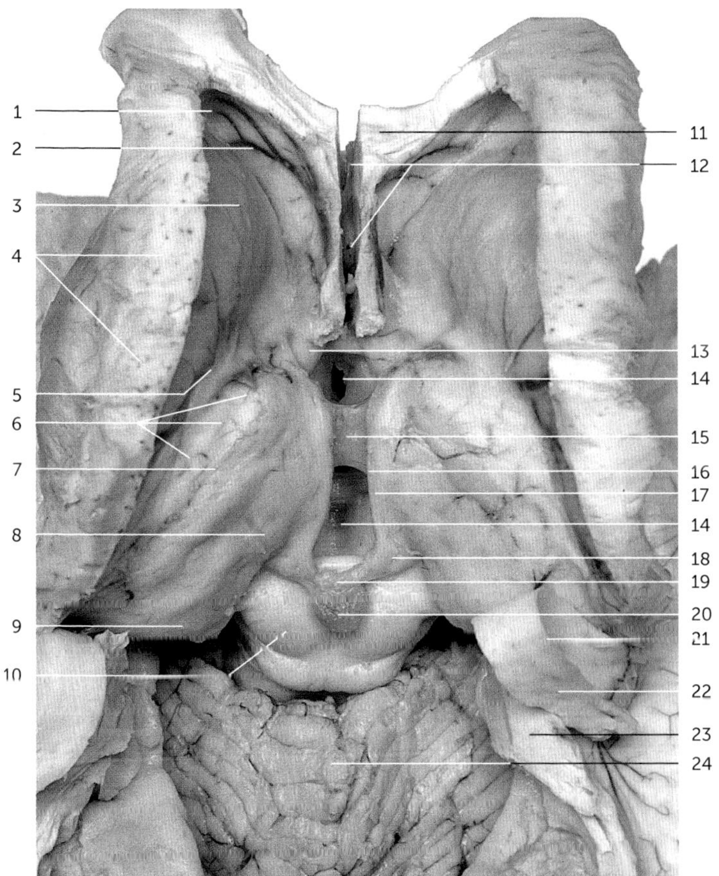

4 Stammhirn und Hirnnerven

4.11 Beide Seitenventrikel und dritter Ventrikel, eröffnet

Ausgehend vom Präparat auf Karte 67 angefertigt • von oben

1 Ventriculus lateralis, Cornu frontale (Telencephalon)
2 Vena anterior septi pellucidi
3 Nucleus caudatus, Caput (Telencephalon)
4 Corona radiata, Schnittkante (Telencephalon)
5 Vena thalamostriata superior
6 Lamina affixa (Telencephalon), auf dem lateralen Thalamus aufliegend
7 Taenia choroidea (Diencephalon)
8 Medialer Thalamus (Diencephalon)
9 Pulvinar thalami (Diencephalon)
10 Lamina quadrigemina mit den Colliculi (Mesencephalon)
11 Corpus callosum, Rostrum (Telencephalon)
12 Einschnitt in das Septum pellucidum und das Rostrum corporis callosi (Telencephalon)
13 Columna fornicis, vordere und untere Umgrenzung des Foramen interventriculare
14 Dritter Ventrikel, von oben eröffnet (Diencephalon)
15 Adhesio interthalamica (Diencephalon)
16 Taenia thalami (Diencephalon)
17 Stria medullaris thalami (Diencephalon)
18 Trigonum habenulare (Diencephalon)
19 Commissura habenularum (Diencephalon)
20 Glandula pinealis (Diencephalon)
21 Taenia fornicis am nach hinten gelegten Fornix (Diencephalon)
22 Fornix, vor dem Foramen interventriculare durchtrennt und zurückgelegt, Unterseite (Diencephalon)
23 Radiatio corporis callosi, Forceps occipitalis, Schnittfläche (Telencephalon)
24 Cerebellum (Metencephalon)

4 Stammhirn und Hirnnerven

4.11 Dritter Ventrikel, eröffnet

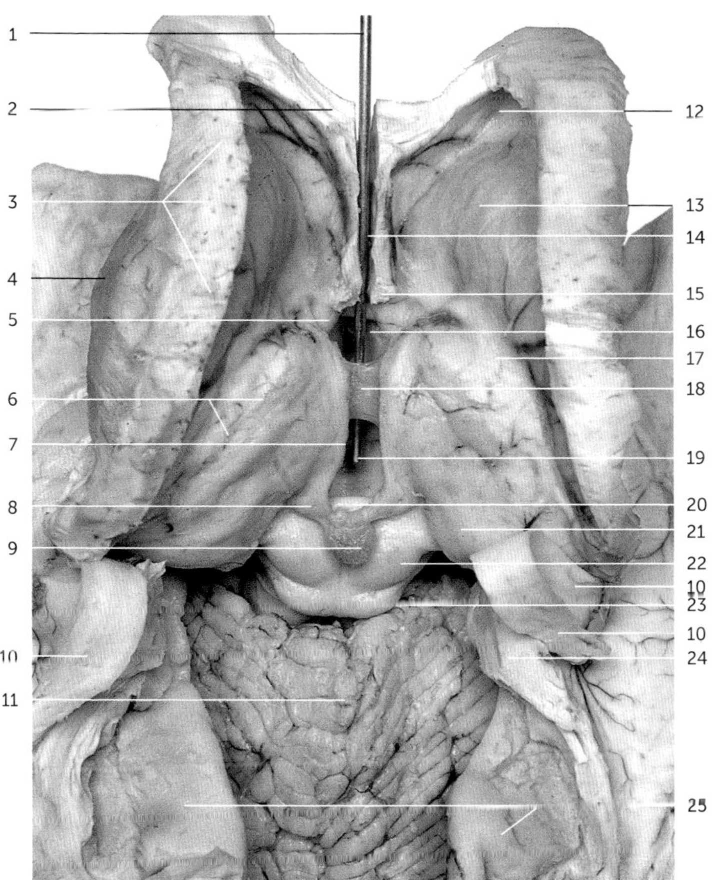

4 Stammhirn und Hirnnerven

4.11 Dritter Ventrikel, eröffnet

Ausgehend vom Präparat auf Karte 67 angefertigt • Balken entfernt • Fornix an der Columna durchtrennt und nach hinten gelegt • Plexus choroidei der Seitenventrikel und des dritten Ventrikels entfernt • von oben

1 Sonde im dritten Ventrikel (Diencephalon)
2 Corpus callosum, Rostrum (Telencephalon)
3 Corona radiata, Schnittkante (Telencephalon)
4 Putamen (Telencephalon)
5 Columna fornicis, vordere und untere Umgrenzung des Foramen interventriculare
6 Taenia choroidea (Telencephalon)
7 Taenia thalami (Diencephalon)
8 Trigonum habenulare (Diencephalon)
9 Glandula pinealis (Diencephalon)
10 Fornix, an der Columna durchtrennt und nach hinten gelegt (Diencephalon)
11 Cerebellum (Metencephalon)
12 Ventriculus lateralis, Cornu frontale (Telencephalon)
13 Nucleus caudatus, Caput (Telencephalon)
14 Einschnitt in das Septum pellucidum und das Rostrum corporis callosi (Telencephalon)
15 Columna fornicis, Schnittfläche
16 Dritter Ventrikel, von oben eröffnet (Diencephalon)
17 Lamina affixa (Telencephalon)
18 Adhesio interthalamica (Diencephalon)
19 Spitze der unterhalb der Adhesio interthalamica geführten Sonde im hinteren dritten Ventrikel (Diencephalon)
20 Commissura posterior (Diencephalon)
21 Thalamus (Diencephalon)
22 Colliculus superior (Mesencephalon)
23 Colliculus inferior (Mesencephalon)
24 Radiatio corporis callosi, Forceps occipitalis, Schnittfläche (Telencephalon)
25 Telencephalon, Sehrinde oberhalb des Sulcus calcarinus abgetragen, sodass die Sehrinde unterhalb des Sulcus calcarinus in der Aufsicht zu sehen ist

4 Stammhirn und Hirnnerven

4.11 Telencephalon, Cerebellum und Tentorium cerebelli entfernt

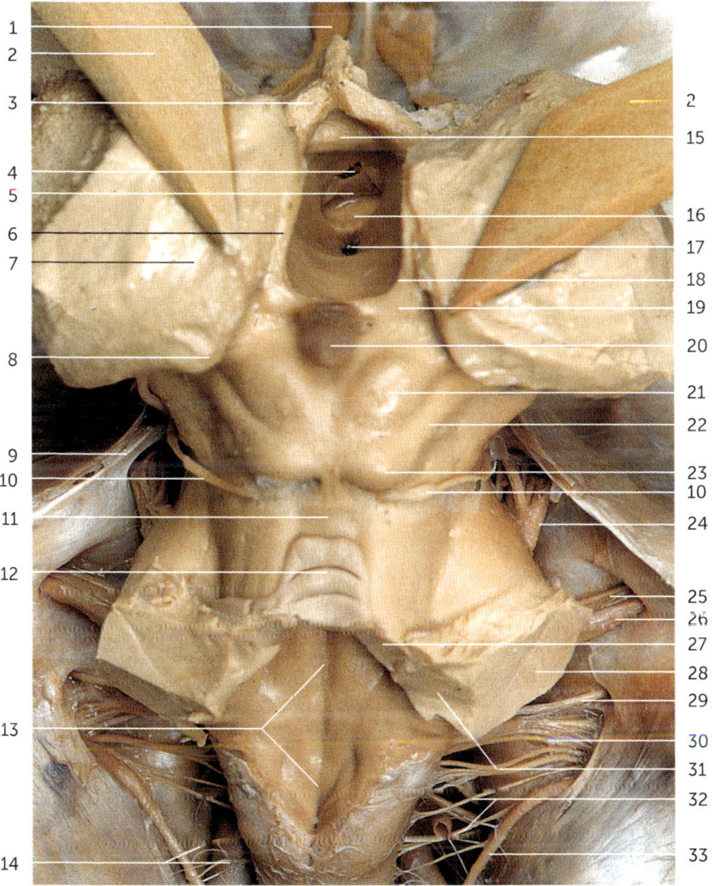

4 Stammhirn und Hirnnerven

4.11 Telencephalon, Cerebellum und Tentorium cerebelli entfernt

Die beiden Thalami auseinander gedrückt • Tela choroidea des dritten Ventrikels entfernt • Adhesio interthalamica nicht ausgebildet • von oben

1 Bulbus olfactorius (Telencephalon)
2 Holzspatel, die Thalmi auseinander drückend, an diesem Präparat fehlt die Adhesio interthalamica
3 Columna fornicis
4 Lamina terminalis, eingerissen (Diencephalon)
5 Recessus opticus (Diencephalon)
6 Stria medullaris thalami (Diencephalon)
7 Thalamus (Diencephalon)
8 Pulvinar thalami (Diencephalon)
9 Tentorium cerebelli, Schnittkante
10 Nervus trochlearis [IV]
11 Velum medullare anterius superius (Metencephalon)
12 Lingula cerebelli (Metencephalon)
13 Fossa rhomboidea, Sulcus medianus (Met- und Myelencephalon)
14 Nervus hypoglossus [XII]
15 Commissura anterior (Diencephalon)
16 Chiasma opticum (Diencephalon)
17 Hypophysenstiel (Diencephalon)
18 Taenia thalami (Diencephalon)
19 Trigonum habenulare (Diencephalon)
20 Glandula pinealis (Diencephalon)
21 Colliculus superior (Mesencephalon)
22 Brachium colliculi inferioris (Mesencephalon)
23 Colliculus inferior (Mesencephalon)
24 Nervus trigeminus [V]
25 Nervus facialis [VII]
26 Nervus vestibulocochlearis [VIII]
27 Pedunculus cerebellaris superior, Anschnitt (Metencephalon)
28 Pedunculus cerebellaris medius, Anschnitt (Metencephalon)
29 Nervus glossopharyngeus [IX]
30 Nervus vagus [X]
31 Pedunculus cerebellaris inferior (Metencephalon)
32 Nervus accessorius [XI], Radix cranialis
33 Nervus accessorius [XI], Radix spinalis

4 Stammhirn und Hirnnerven

4.12 Stammhirn mit austretenden Hirnnerven

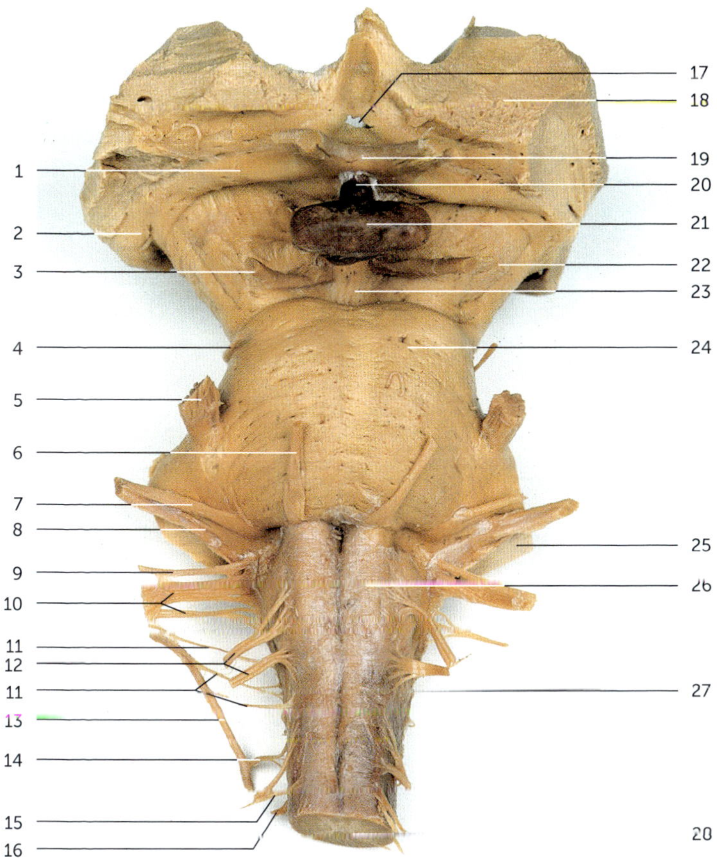

4 Stammhirn und Hirnnerven

4.12 Stammhirn mit austretenden Hirnnerven

Hirnhäute, Telencephalon und Cerebellum entfernt • Hirnnerven erhalten • Hypophyse herauspräpariert • von unten

1 Tractus opticus (Diencephalon)
2 Corpus geniculatum laterale (Diencephalon)
3 Nervus oculomotorius [III]
4 Nervus trochlearis [IV]
5 Nervus trigeminus [V]
6 Nervus abducens [VI]
7 Nervus facialis [VII]
8 Nervus vestibulocochlearis [VIII]
9 Nervus glossopharyngeus [IX]
10 Nervus vagus [X]
11 Nervus accessorius [XI], Radix cranialis
12 Nervus hypoglossus [XII]
13 Nervus accessorius [XI], Radix spinalis
14 Nervus accessorius [XI], Ursprungsfasern der Radix spinalis
15 Nervus spinalis C 1, Radix dorsalis
16 Nervus spinalis C 2, Radix ventralis
17 Perforation in der Lamina terminalis (Diencephalon)
18 Thalamus (Diencephalon)
19 Chiasma opticum (Diencephalon)
20 Hypophysenstiel (Diencephalon)
21 Hypophysis
22 Crus cerebri (Mesencephalon)
23 Substantia perforata posterior (Mesencephalon)
24 Pons (Metencephalon)
25 Pedunculus cerebellaris medius, Anschnitt (Metencephalon)
26 Pyramis (Myelencephalon)
27 Medulla spinalis, Fissura mediana anterior
28 Medulla spinalis, Anschnitt

4 Stammhirn und Hirnnerven

4.12 Freipräpariertes Stammhirn

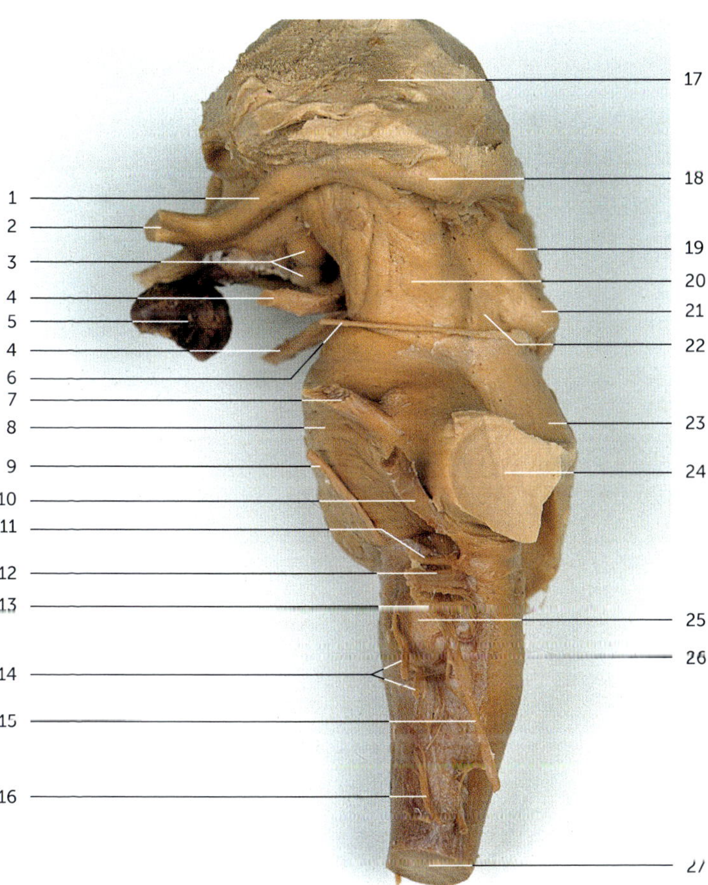

4 Stammhirn und Hirnnerven

4.12 Freipräpariertes Stammhirn

Hirnhäute, Telencephalon und Cerebellum entfernt • Hirnnerven erhalten • Hypophyse freipräpariert • von links

1 Tractus opticus (Diencephalon)
2 Nervus opticus [II]
3 Corpora mammillaria (Diencephalon)
4 Nervus oculomotorius [III]
5 Hypophysis
6 Nervus trochlearis [IV]
7 Nervus trigeminus [V]
8 Pons (Metencephalon)
9 Nervus abducens [VI]
10 Nervus facialis [VII] und Nervus vestibulocochlearis [VIII]
11 Nervus glossopharyngeus [IX]
12 Nervus vagus [X]
13 Nervus accessorius [XI], Radix cranialis
14 Nervus hypoglossus [XII]
15 Nervus accessorius [XI], Radix spinalis
16 Nervus spinalis C 1
17 Thalamus (Diencephalon)
18 Corpus geniculatum laterale (Diencephalon)
19 Colliculus superior (Mesencephalon)
20 Crus cerebri (Mesencephalon)
21 Colliculus inferior (Mesencephalon)
22 Trigonum lemnisci lateralis (Mesencephalon)
23 Pedunculus cerebellaris superior (Metencephalon)
24 Pedunculus cerebellaris medius, Anschnitt (Metencephalon)
25 Oliva (Myelencephalon)
26 Myelencephalon
27 Medulla spinalis, Anschnitt

4 Stammhirn und Hirnnerven

4.13 Stammhirn mit Thalamus in situ

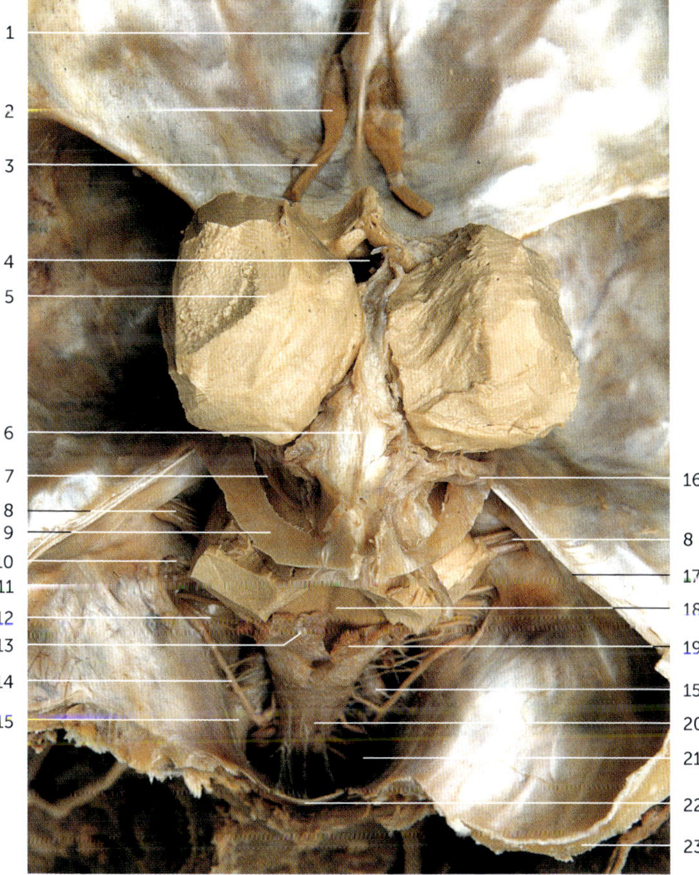

4 Stammhirn und Hirnnerven

4.13 Stammhirn mit Thalamus in situ

Große Teile des Telencephalon und das Cerebellum entfernt • vierter Ventrikel durch Einschnitt in die Tela choroidea teilweise eröffnet • von oben

1 Falx cerebri, verheftet an der Crista galli
2 Bulbus olfactorius (Telencephalon)
3 Tractus olfactorius (Telencephalon)
4 Einblick in den dritten Ventrikel an einer Stelle, an der die Tela choroidea sich gelöst und verlagert hat (Diencephalon)
5 Thalamus (Diencephalon)
6 Bindegewebe unterhalb des Corpus callosum und oberhalb der Tela choroidea des dritten Ventikels (wird auch als Velum interpositum bezeichnet), enthält die Vena interna cerebri
7 Nervus trochlearis [IV], durch den Tentoriumschlitz sichtbar
8 Nervus facialis [VII] und Nervus vestibulocochlearis [VIII]
9 Tentorium cerebelli, vorderster Teil mit der freien Kante, um die Incisura tentorii zu zeigen
10 Nervus glossopharyngeus [IX]
11 Nervus vagus [X]
12 Nervus accessorius [XI], Radix cranialis
13 Tela choroidea = Velum medullare inferius in der Mitte gespalten (Myelencephalon)
14 Nervus accessorius [XI], Radix spinalis
15 Arteria vertebralis
16 Bindegewebe, das sich aus dem unter (6) beschriebenen Bindegewebe kommend nach lateral fortsetzt
17 Tentorium cerebelli, Schnittkante
18 Fossa rhomboidea des vierten Ventrikels (Metencephalon)
19 Tela choroidea des vierten Ventrikels, Plexus choroideus (Myelencephalon)
20 Pia mater encephali auf dem hinteren Myelencephalon in der Cisterna cerebellomedularis
21 Subarachnoidalraum, Cisterna cerebellomedullaris
22 Dura und Pia mater encephali, Schnittkante
23 Os occipitale, Pars basilaris, Schnittkante

4 Stammhirn und Hirnnerven

4.13 Stammhirn mit Thalamus in situ

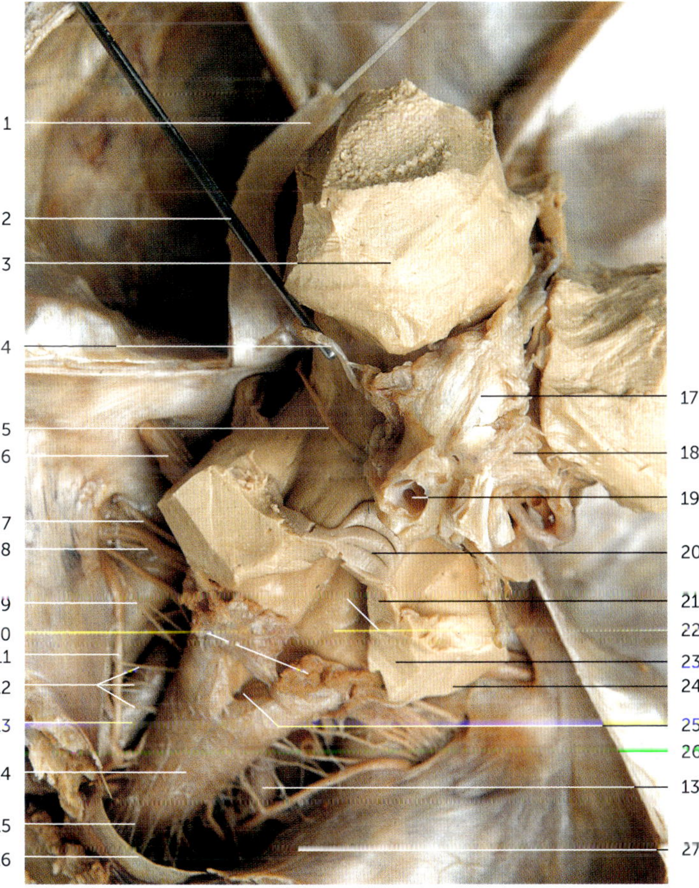

4 Stammhirn und Hirnnerven

4.13 Stammhirn mit Thalamus in situ

Große Teile des Telencephalon und das Cerebellum entfernt • vierter Ventrikel partiell durch einen Schnitt durch die Tela choroidea eröffnet • von oben und links

1 Tentorium cerebelli, zugeschnittener Begrenzungsstreifen der Incisura tentorii nach vorne gelegt
2 Sonde, um die Gefäße anzuheben
3 Thalamus (Diencephalon)
4 Arteria cerebri posterior, Ramus choroideus posterior
5 Nervus trochlearis [IV]
6 Nervus facialis [VII] und Nervus vestibulocochlearis [VIII]
7 Nervus glossopharyngeus [IX]
8 Nervus vagus [X]
9 Nervus accessorius [XI], Radix cranialis
10 Tela choroidea = Velum medullare inferius, in der Mitte gespalten, mit Plexus choroideus (Myelencephalon)
11 Nervus accessorius [XI], Radix spinalis
12 Nervus hypoglossus [XII]
13 Arteria vertebralis
14 Pia mater encephali auf dem hinteren Myelencephalon
15 Trabeculae arachnoideae im Subarachnoidalraum der Cisterna cerebellomedullaris
16 Dura und Arachnoidea mater encephali, Schnittkante
17 Bindegewebe unterhalb des Corpus callosum und oberhalb der Tela choroidea des dritten Ventikels, enthält die Vena interna cerebri
18 Bindegewebe, das sich aus dem unter (17) beschriebenen Bindegewebe kommend nach lateral fortsetzt
19 Vena magna cerebri, an ihrer Einmündung in den Sinus rectus abgetrennt
20 Cerebellum, Lingula (Metencephalon)
21 Pedunculus cerebellaris superior, Anschnitt (Metencephalon)
22 Vierter Ventrikel, Fossa rhomboidea (Metencephalon)
23 Pedunculus cerebellaris inferior, Anschnitt (Metencephalon)
24 Pedunculus cerebellaris medius, Anschnitt (Metencephalon)
25 Tela choroidea, Apertura mediana ventriculi quarti (Myelencephalon)
26 Tentorium cerebelli, Schnittkante
27 Dura mater encephali in Höhe des Foramen magnum

4 Stammhirn und Hirnnerven

4.14 Hinteres Myelencephalon, Querschnitt

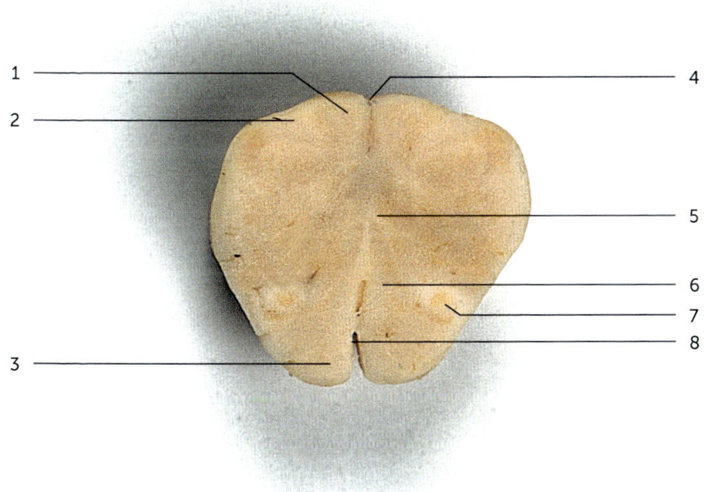

4 Stammhirn und Hirnnerven

4.14 Hinteres Myelencephalon, Querschnitt

Schnitt am Unterrand der Olive im Bereich des Austritts des Nervus hypoglossus • Blickrichtung (→) von oben

1 Fasciculus gracilis
2 Fasciculus cuneatus
3 Pyramis
4 Sulcus medianus posterior
5 Fasciculus longitudinalis medialis
6 Lemniscus medialis
7 Nucleus olivaris, hinterster Anteil
8 Fissura mediana anterior

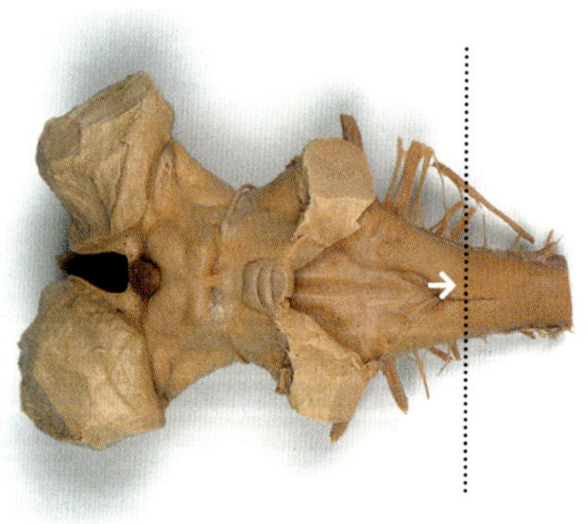

4 Stammhirn und Hirnnerven

4.14 Myelencephalon, Querschnitt

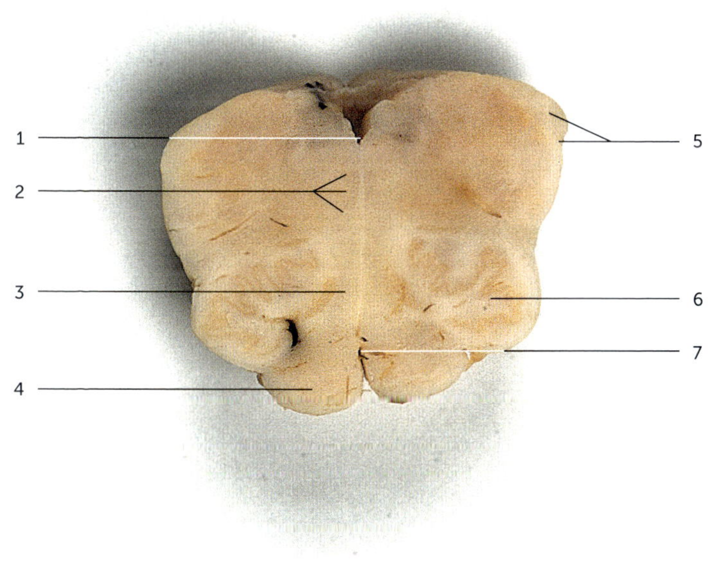

4 Stammhirn und Hirnnerven

4.14 Myelencephalon, Querschnitt

Schnitt knapp oberhalb des Obex • Blickrichtung (→) von oben

1 Sulcus medianus posterior
2 Fasciculus longitudinalis medialis
3 Lemniscus medialis
4 Pyramis
5 Pedunculus cerebellaris inferior
6 Nucleus olivaris
7 Fissura mediana anterior

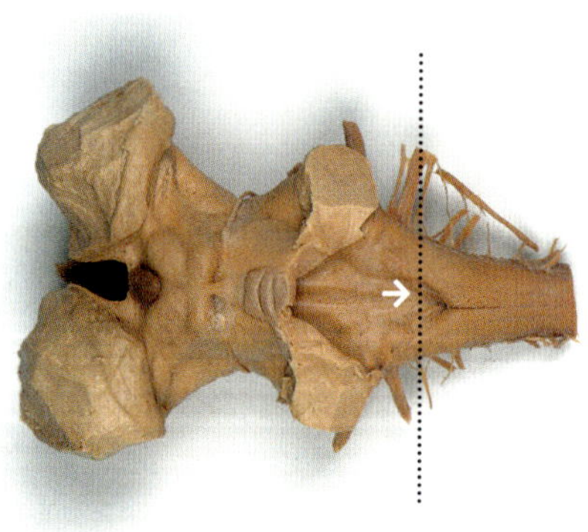

4 Stammhirn und Hirnnerven

4.14 Myelencephalon, Querschnitt

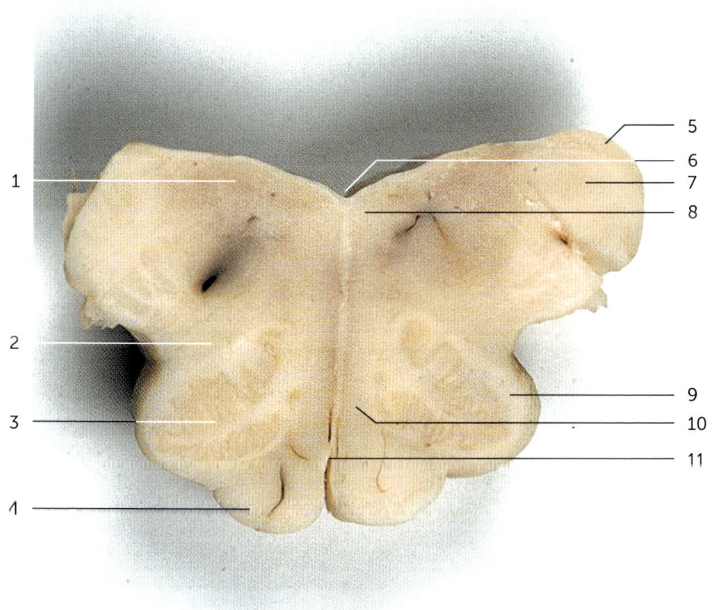

4 Stammhirn und Hirnnerven

4.14 Myelencephalon, Querschnitt

Schnitt durch die Olive unmittelbar unterhalb des Pons •
Blickrichtung (→) von oben

1 Bereich der Nuclei vestibulares
2 Tractus tegmentalis centralis
3 Nucleus olivaris
4 Pyramis
5 Nucleus cochlearis posterior
6 Sulcus medianus
7 Pedunculus cerebellaris inferior
8 Fasciculus longitudinalis medialis
9 Tractus spinocerebellaris anterior
10 Lemniscus medialis
11 Fissura mediana anterior

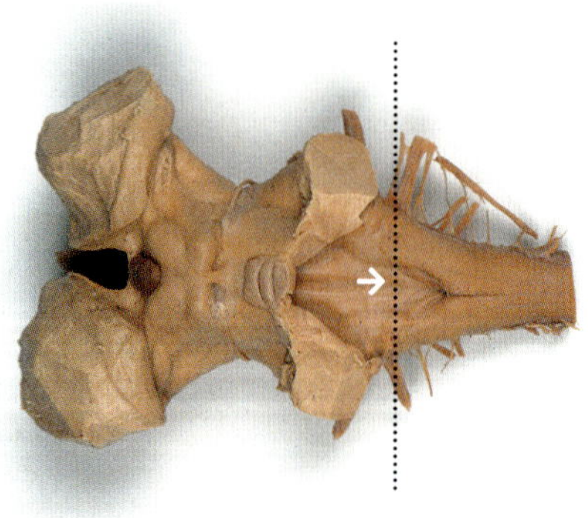

4 Stammhirn und Hirnnerven

4.14 Metencephalon, Querschnitt

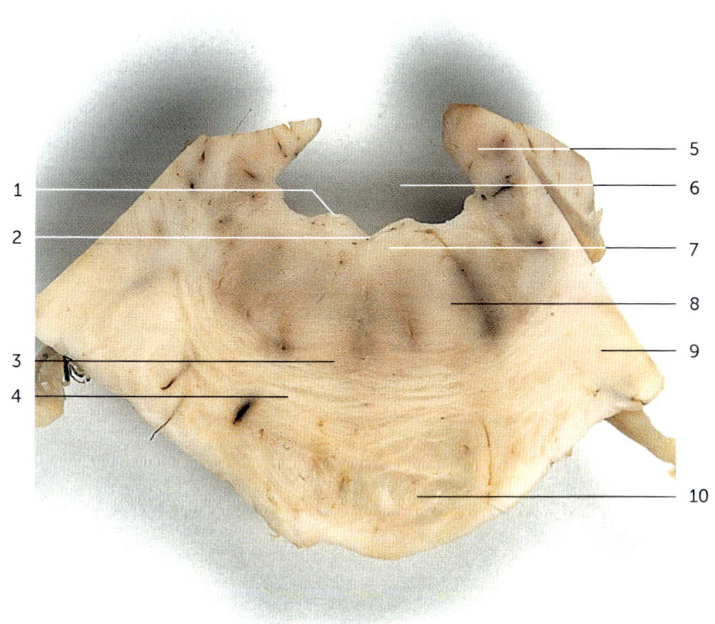

4 Stammhirn und Hirnnerven

4.14 Metencephalon, Querschnitt

Schnitt durch den hinteren Pons im Bereich der vorderen Rautengrube • Blickrichtung (→) von oben

1 Eminentia medialis
2 Sulcus medianus
3 Lemniscus medialis und Corpus trapezoideum
4 Fibrae pontocerebellares
5 Pedunculus cerebellaris superior
6 Vierter Ventrikel, Lumen des vorderen Abschnitts
7 Fasciculus longitudinalis medialis
8 Tractus tegmentalis centralis
9 Pedunculus cerebellaris medius
10 Tractus pyramidalis

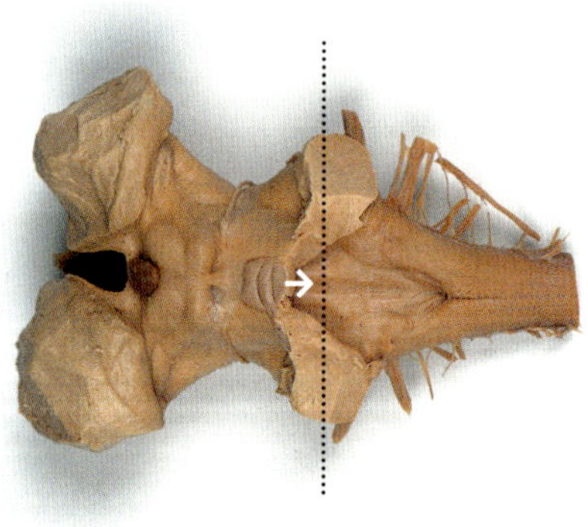

4 Stammhirn und Hirnnerven

4.14 Metencephalon, Querschnitt

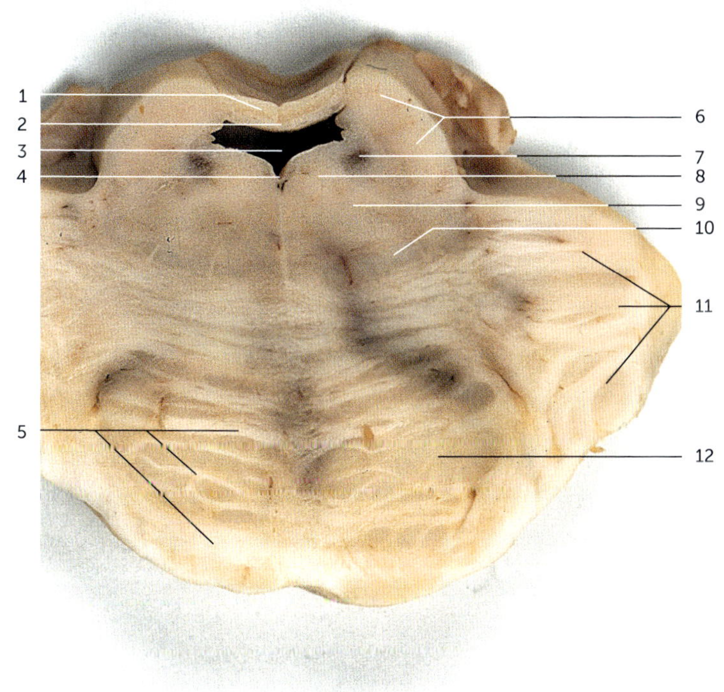

4 Stammhirn und Hirnnerven

4.14 Metencephalon, Querschnitt

Schnitt durch den hinteren Pons im Bereich der vorderen Rautengrube • Blickrichtung (→) von oben

1 Lingula cerebelli
2 Velum medullare superius
3 Vierter Ventrikel, Lumen
4 Sulcus medianus
5 Fibrae pontocerebellares
6 Pedunculus cerebellaris superior
7 Locus caeruleus
8 Fasciculus longitudinalis medialis
9 Tractus tegmentalis centralis
10 Lemniscus medialis
11 Pedunculus cerebellaris medius
12 Tractus pyramidalis

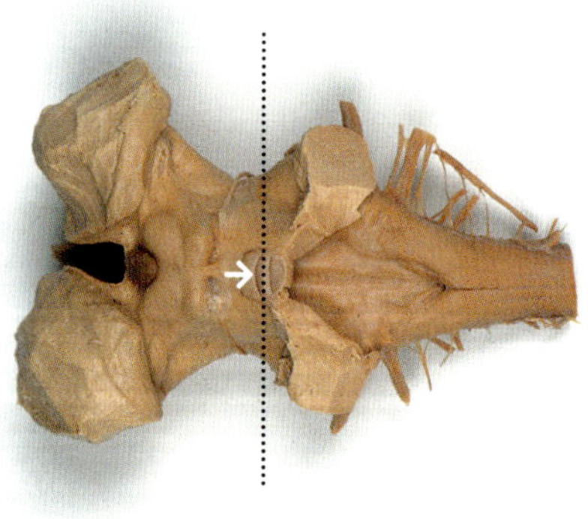

4 Stammhirn und Hirnnerven

4.14 Metencephalon, Querschnitt

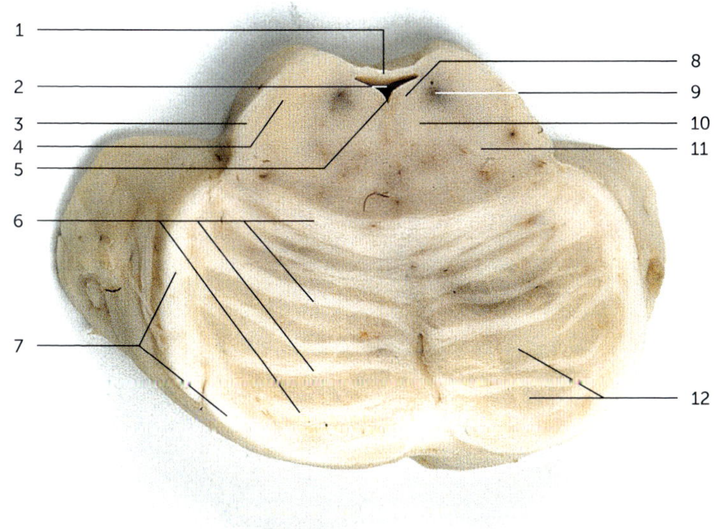

4 Stammhirn und Hirnnerven

4.14 Metencephalon, Querschnitt

Schnitt durch den mittleren Pons im Bereich der vordersten Rautengrube • Blickrichtung (→) von oben

1 Velum medullare superius
2 Vierter Ventrikel, Lumen
3 Lemniscus lateralis
4 Pedunculus cerebellaris superior
5 Sulcus medianus
6 Fibrae pontocerebellares
7 Pedunculus cerebellaris medius
8 Fasciculus longitudinalis medialis
9 Locus caeruleus
10 Tractus tegmentalis centralis
11 Lemniscus medialis
12 Tractus pyramidalis

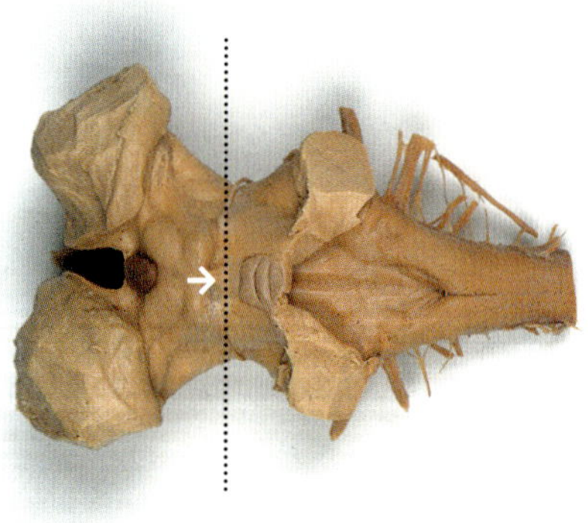

4 Stammhirn und Hirnnerven

4.14 Mesencephalon, Querschnitt

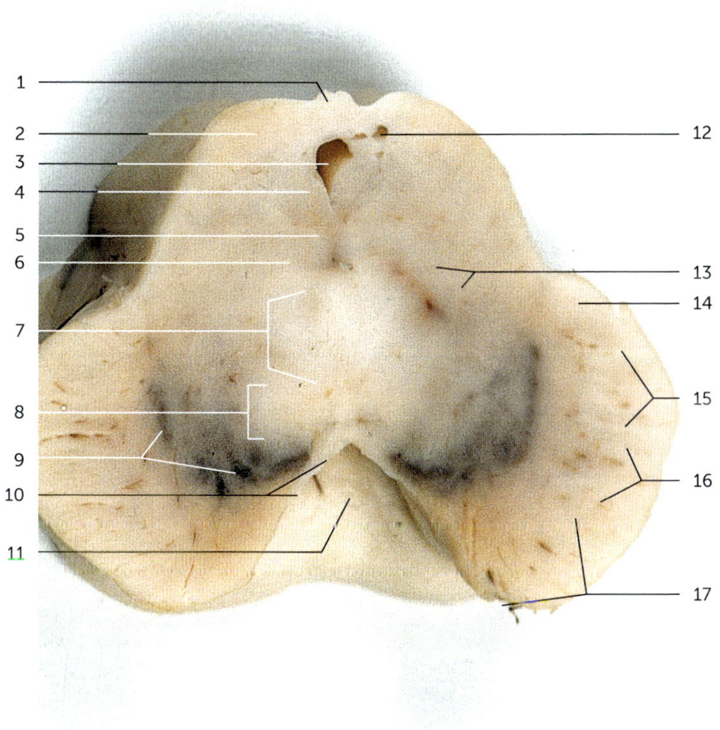

4 Stammhirn und Hirnnerven

4.14 Mesencephalon, Querschnitt

Schnitt durch die hinteren Colliculi inferiores • Blickrichtung (→) von oben

1. Frenulum veli medullaris superioris
2. Lamina quadrigemina, Colliculus inferior
3. Aqueductus mesencephali
4. Substantia grisea centralis
5. Fasciculus longitudinalis medialis
6. Tractus tegmentalis centralis
7. Pedunculi cerebellares superiores, Decussatio
8. Nucleus ruber, unterer Teil
9. Substantia nigra
10. Nervus oculomotorius [III], hinterster Anteil
11. Fossa interpeduncularis, im Hintergrund der Vorderrand des Pons
12. Degenerative Veränderung
13. Lemniscus medialis
14. Brachium colliculi inferioris
15. Fibrae parietopontinae, Fibrae temporopontinae
16. Tractus pyramidalis
17. Fibrae frontopontinae

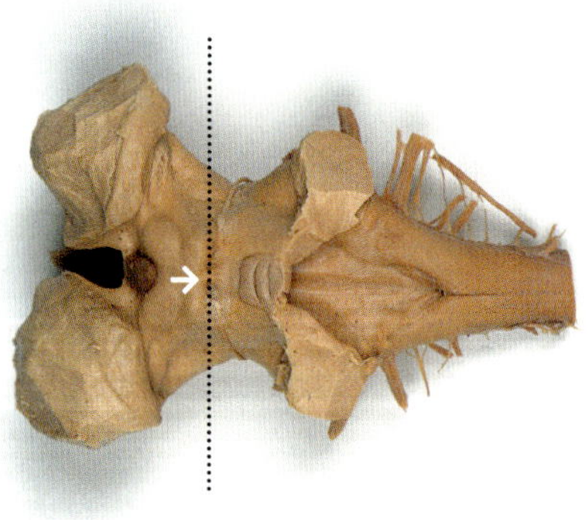

5 Innere Schädelbasis

5.1 Innenansicht der Schädelbasis mit Arterien

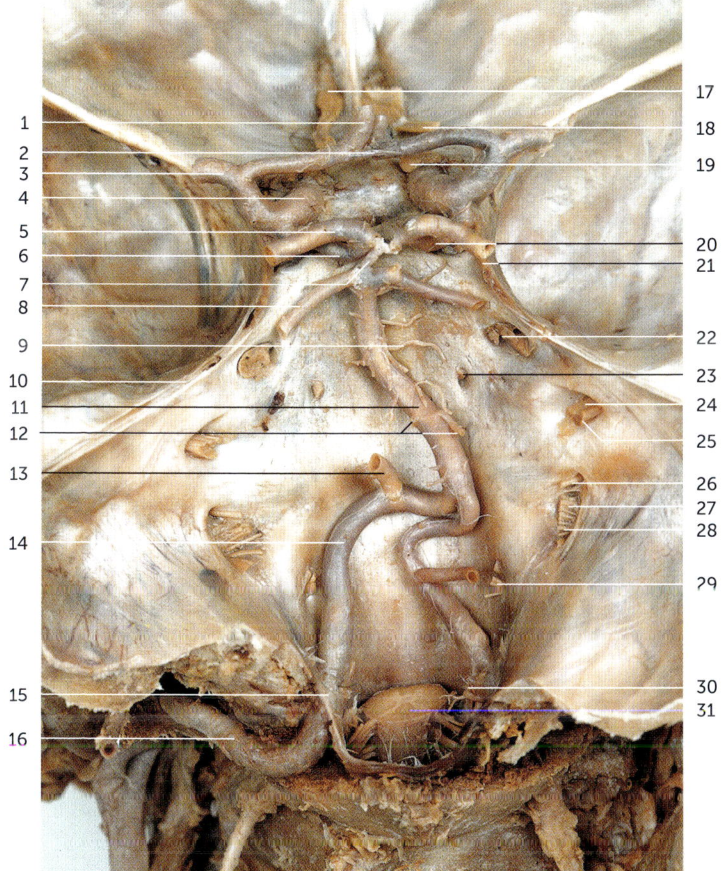

5 Innere Schädelbasis

5.1 Innenansicht der Schädelbasis mit Arterien

Gehirn vollständig entfernt • Hirnnerven an den Duradurchtrittsstellen abgetrennt • Arteriae vertebrales, Arteria basilaris und Circulus arteriosus cerebri erhalten • von oben und hinten

1 Arteria cerebri anterior
2 Arteria communicans anterior
3 Arteria cerebri media
4 Arteria carotis interna
5 Arteria cerebri posterior
6 Arteria communicans posterior, ungewöhnlich stark ausgebildet
7 Arteria basilaris, Endast hier sehr dünn ausgebildet
8 Arteria superior cerebelli
9 Arteria pontis
10 Tentorium cerebelli, Schnittkante an der Pars petrosa ossis temporalis
11 Arteria basilaris auf dem Clivus
12 Arteriae inferiores anteriores cerebelli, Abgänge aus der Arteria basilaris
13 Arteria inferior posterior cerebelli
14 Arteria vertebralis
15 Arteria vertebralis, Duradurchtritt
16 Arteria vertebralis auf dem Arcus posterior atlantis
17 Bulbus olfactorius (Telencephalon)
18 Tractus olfactorius, abgetrennt (Telencephalon)
19 Nervus opticus [II], am Eintritt in die Cavitas cranii abgetrennt
20 Nervus oculomotorius [III], am Duradurchtritt abgetrennt
21 Nervus trochlearis [IV], am Eintritt in das Tentorium cerebelli abgetrennt
22 Nervus trigeminus [V], am Duradurchtritt abgetrennt
23 Nervus abducens [VI], am Duradurchtritt abgetrennt
24 Nervus facialis [VII], am Porus acusticus internus abgetrennt
25 Nervus vestibulocochlearis [VIII], am Porus acusticus internus abgetrennt
26 Nervus glossopharyngeus [IX], am Duradurchtritt abgetrennt
27 Nervus vagus [X], am Duradurchtritt abgetrennt
28 Nervus accessorius [XI], am Duradurchtritt abgetrennt
29 Nervus hypoglossus [XII], am Duradurchtritt abgetrennt
30 Nervus spinalis C1, Fila radicularia
31 Medulla spinalis, Anschnitt

5 Innere Schädelbasis

5.1 Hirnnerven und Arteria basilaris auf der Schädelbasis

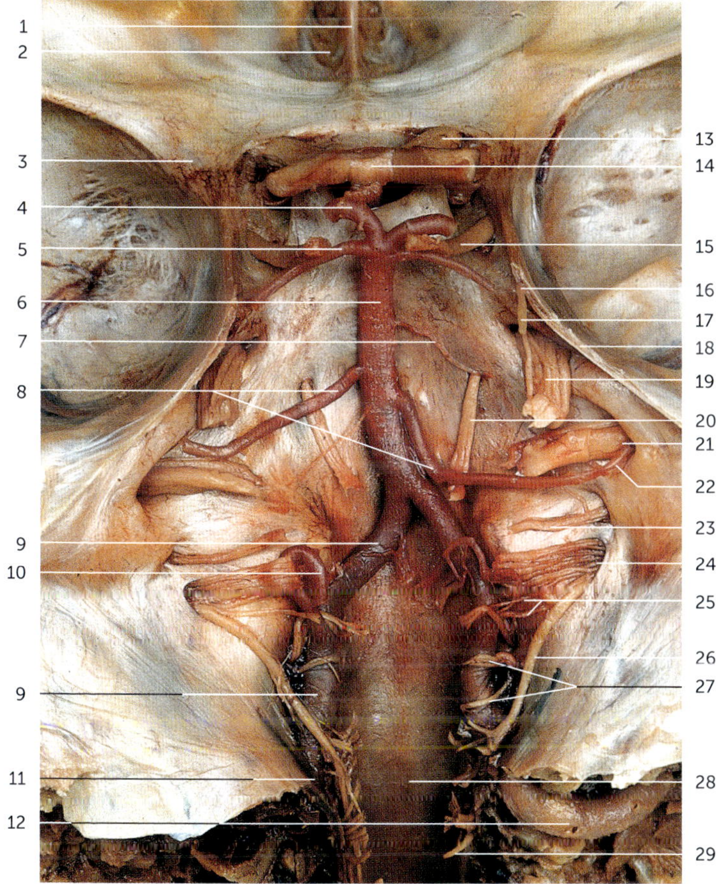

5 Innere Schädelbasis

5.1 Hirnnerven und Arteria basilaris auf der Schädelbasis

Gehirn vollständig entfernt • Äste der Arteria carotis interna am Eintritt in die Cavitas cranii entfernt • von oben

1 Crista galli ossis ethmoidalis
2 Lamina cribrosa ossis ethmoidalis, bedeckt von Dura mater
3 Processus clinoideus posterior ossis sphenoidalis
4 Arteria cerebri posterior
5 Arteria superior cerebelli
6 Arteria basilaris
7 Arteria pontis
8 Arteria inferior anterior cerebelli
9 Arteria vertebralis
10 Arteria inferior posterior cerebelli
11 Arteria vertebralis, Duradurchtritt
12 Arteria vertebralis auf dem Arcus posterior atlantis
13 Nervus opticus [II]
14 Chiasma opticum (Diencephalon)
15 Nervus oculomotorius [III] mit Austritt aus der Dura in den Sinus cavernosus
16 Nervus trochlearis [IV], Eintritt in das Tentorium cerebelli
17 Nervus trochlearis [IV]
18 Tentorium cerebelli, Schnittkante
19 Nervus trigeminus [V]
20 Nervus abducens [VI] mit Austritt aus der Dura
21 Nervus facialis [VII] und Nervus vestibulocochlearis [VIII]
22 Arteria labyrinthi, hier aus der Arteria inferior anterior cerebelli abgehend
23 Nervus glossopharyngeus [IX]
24 Nervus vagus [X]
25 Nervus accessorius [XI], Radix cranialis
26 Nervus accessorius [XI], Radix spinalis
27 Nervus hypoglossus [XII]
28 Dura mater encephali in Höhe des Foramen magnum
29 Nervus spinalis C 1, Fila radicularia

5 Innere Schädelbasis

5.1 Circulus arteriosus cerebri auf der Schädelbasis

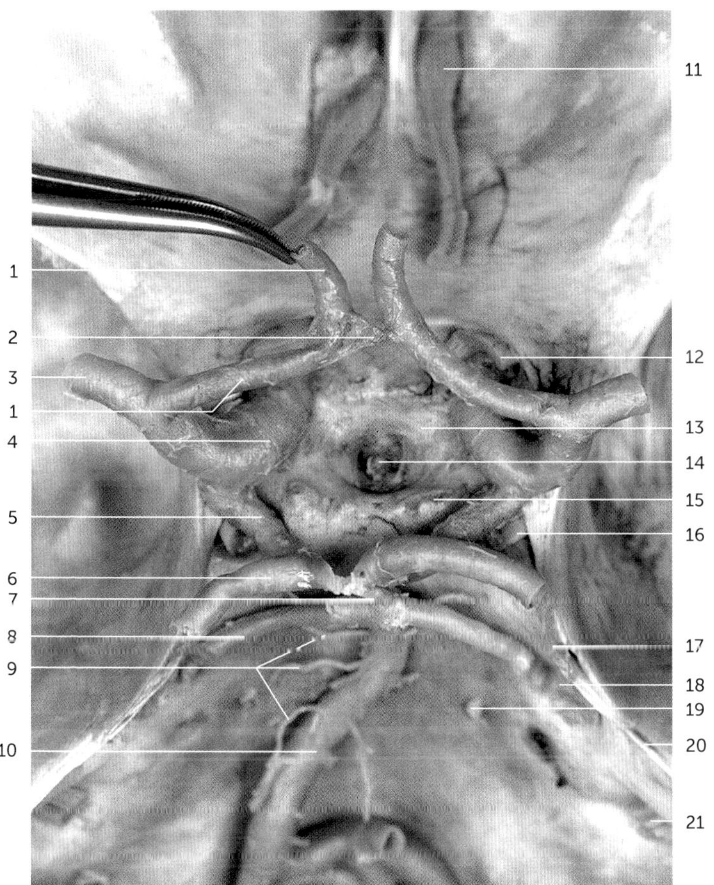

5 Innere Schädelbasis

5.1 Circulus arteriosus cerebri auf der Schädelbasis

Gehirn vollständig entfernt • Hirnnerven an den Duradurchtritts-stellen abgetrennt • von oben

1 Arteria cerebri anterior
2 Arteria communicans anterior
3 Arteria cerebri media
4 Arteria carotis interna
5 Arteria communicans posterior, ungewöhnlich stark ausgebildet
6 Arteria cerebri posterior
7 Arteria basilaris, an diesem Präparat sehr dünn
8 Arteria superior cerebelli
9 Arteriae pontis
10 Arteria basilaris
11 Bulbus olfactorius (Telencephalon)
12 Nervus opticus [II], am Eintritt in die Cavitas cranii abgetrennt
13 Diaphragma sellae, Dura mater über der Sella turcica
14 Hypophysenstiel, durchtrennt (Diencephalon)
15 Processus clinoideus posterior ossis sphenoidalis
16 Nervus oculomotorius [III], am Duradurchtritt abgetrennt
17 Nervus trochlearis [IV], am Eintritt in das Tentorium cerebelli durchtrennt
18 Nervus trigeminus [V] am Eintritt in das Cavum trigeminale
19 Nervus abducens [VI], am Duradurchtritt abgetrennt
20 Tentorium cerebelli, Schnittkante an der Pars petrosa ossis temporalis
21 Nervus facialis [VII] und Nervus vestibulocochlearis [VIII] am Eintritt in den Porus acusticus internus

5 Innere Schädelbasis

5.2 Hirnnerven und Hypophyse auf der Schädelbasis

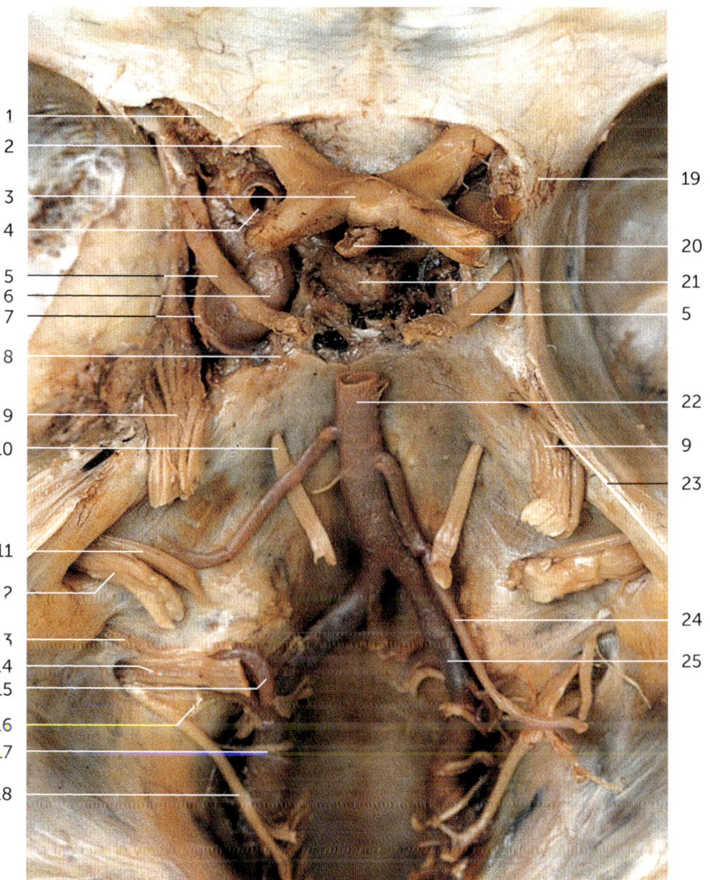

5 Innere Schädelbasis

5.2 Hirnnerven und Hypophyse auf der Schädelbasis

Gehirn vollständig entfernt • Arteria carotis interna am Eintritt in die Cavitas cranii abgetrennt • Processus clinoideus posterior und Diaphragma sellae entfernt • Sinus cavernosus links entfernt • von oben

1 Processus clinoideus anterior ossis sphenoidalis abgetrennt
2 Nervus opticus [II]
3 Chiasma opticum (Diencephalon)
4 Arteria carotis interna, am Duradurchtritt abgetrennt
5 Nervus oculomotorius [III], aus dem Sinus cavernosus freipräpariert
6 Siphon der Arteria carotis interna, aus dem Sinus cavernosus freipräpariert
7 Nervus abducens [VI], aus der Wand des Sinus cavernosus freipräpariert
8 Nervus trochlearis [IV]
9 Nervus trigeminus [V] am Eintritt in das Cavum trigeminale
10 Nervus abducens [VI], Duradurchtritt
11 Nervus facialis [VII]
12 Nervus vestibulocochlearis [VIII]
13 Nervus glossopharyngeus [IX]
14 Nervus vagus [X]
15 Arteria inferior posterior cerebelli
16 Nervus accessorius [XI], Radix cranialis
17 Nervus hypoglossus [XII]
18 Nervus accessorius [XI], Radix spinalis
19 Processus clinoideus anterior ossis sphenoidalis
20 Hypophysenstiel, durchtrennt (Diencephalon)
21 Hypophysis, Lobus posterior in der eröffneten Sella turcica (Diencephalon)
22 Arteria basilaris
23 Tentorium cerebelli, Schnittkante an der Pars petrosa ossis temporalis
24 Arteria inferior anterior cerebelli
25 Arteria vertebralis

5 Innere Schädelbasis

5.2 Hirnnerven und Hypophyse auf der Schädelbasis

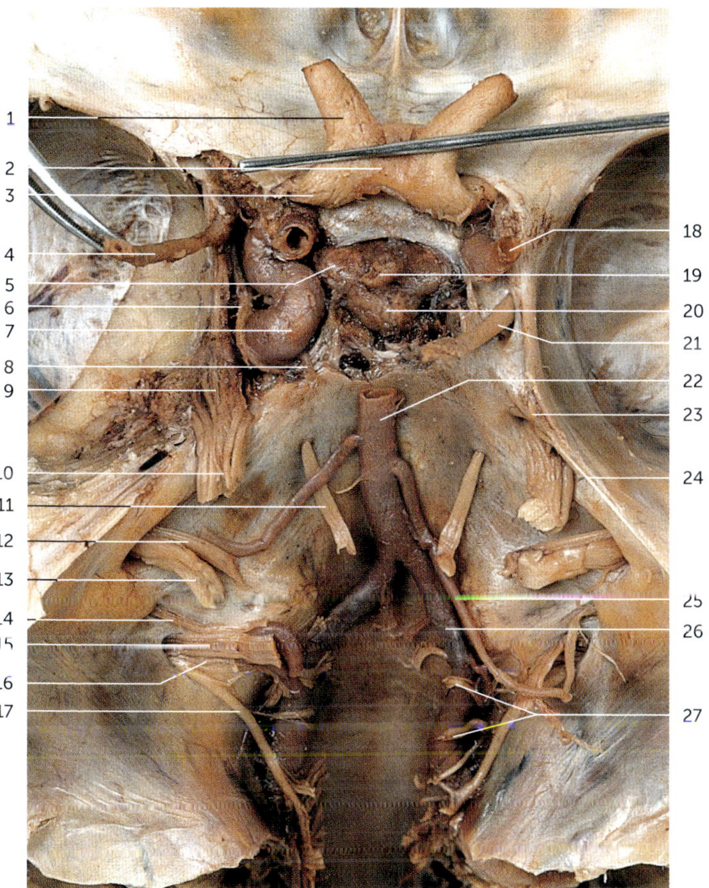

5 Innere Schädelbasis

5.2 Hirnnerven und Hypophyse auf der Schädelbasis

Gehirn vollständig entfernt • Äste der Arteria carotis interna entfernt • Processus clinoideus posterior und Sinus cavernosus entfernt • Chiasma opticum nach vorne verlagert • Hypophyse freigelegt • Carotissiphon und Augenmuskelnerven • von oben

1 Tractus opticus (Diencephalon)
2 Chiasma opticum, nach vorne umgelegt (Diencephalon)
3 Nervus opticus [II]
4 Nervus oculomotorius [III], aus der Wand des Sinus cavernosus freipräpariert und nach vorne gehalten
5 Hypophysis, Lobus anterior
6 Nervus abducens [VI] in der Wand des Sinus cavernosus
7 Siphon der Arteria carotis interna, aus dem Sinus cavernosus freipräpariert
8 Nervus trochlearis [IV], aus der Wand des Sinus cavernosus freipräpariert
9 Ganglion trigeminale
10 Nervus trigeminus [V]
11 Nervus abducens [VI]
12 Nervus facialis [VII]
13 Nervus vestibulocochlearis [VIII]
14 Nervus glossopharyngeus [IX]
15 Nervus vagus [X]
16 Nervus accessorius [XI], Radix cranialis
17 Nervus accessorius [XI], Radix spinalis
18 Arteria cerebri media, Anschnitt
19 Hypophysenstiel, durchtrennt (Diencephalon)
20 Hypophysis, Lobus posterior (Diencephalon)
21 Nervus oculomotorius [III]
22 Arteria basilaris
23 Nervus trochlearis [IV], Eintitt in das Tentorium cerebelli
24 Tentorium cerebelli, Schnittkante an der Pars petrosa ossis temporalis
25 Arteria inferior anterior cerebelli
26 Arteria vertebralis
27 Nervus hypoglossus [XII]

6 Cerebellum

6.1 Gehirn von unten

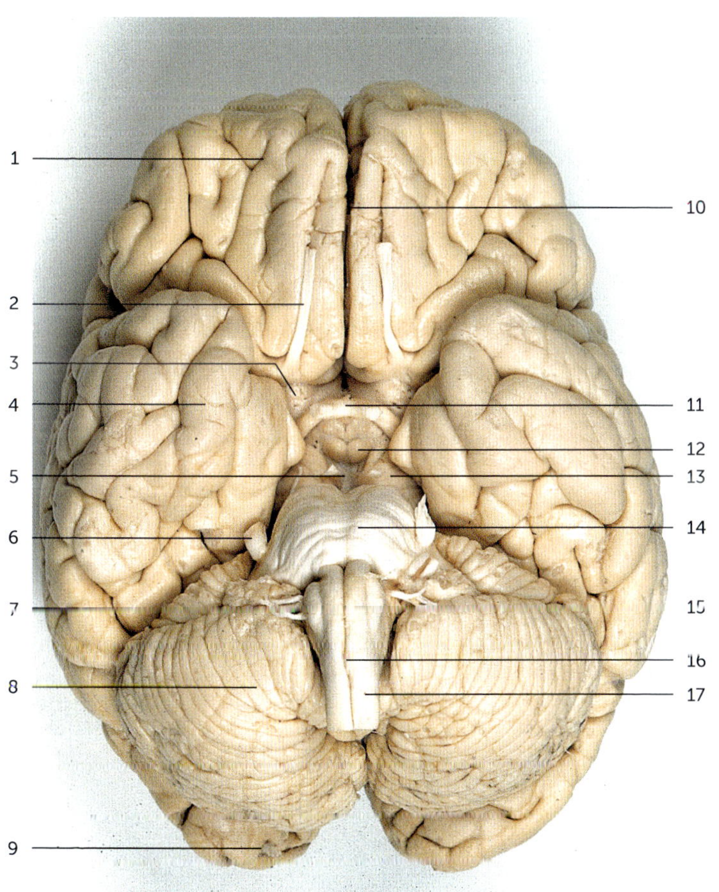

6 Cerebellum

6.1 Gehirn von unten

Hirnhäute vollständig entfernt • Hirnnerven nur teilweise erhalten

1 Lobus frontalis (Telencephalon)
2 Tractus olfactorius (Telencephalon)
3 Substantia perforata anterior (Telencephalon)
4 Lobus temporalis (Telencephalon)
5 Substantia perforata posterior (Mesencephalon)
6 Nervus trigeminus [V]
7 Oliva (Myelencephalon)
8 Cerebellum (Metencephalon)
9 Lobus occipitalis (Telencephalon)
10 Fissura longitudinalis cerebri (Telencephalon)
11 Chiasma opticum (Diencephalon)
12 Corpus mammillare (Diencephalon)
13 Crus cerebri (Mesencephalon)
14 Pons (Metencephalon)
15 Pyramis (Myelencephalon)
16 Decussatio pyramidum (Myelencephalon)
17 Myelencephalon

6 Cerebellum

6.1 Gehirn von der Seite

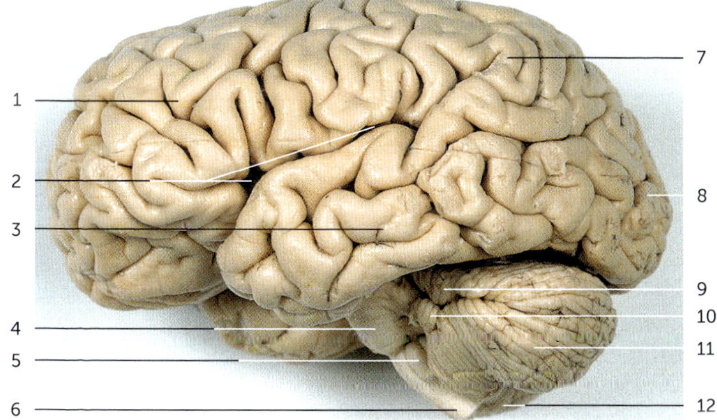

6 Cerebellum

6.1 Gehirn von der Seite

Gehirn aus dem Schädel entnommen • alle Hirnhäute entfernt

1 Lobus frontalis (Telencephalon)
2 Sulcus lateralis cerebri (Telencephalon)
3 Lobus temporalis (Telencephalon)
4 Pons (Metencephalon)
5 Oliva (Myelencephalon)
6 Myelencephalon, am Übergang in die Medulla spinalis abgetrennt
7 Lobus parietalis (Telencephalon)
8 Lobus occipitalis (Telencephalon)
9 Cerebellum, Lobus anterior (Metencephalon)
10 Cerebellum, Lobus flocculonodularis, Flocculus (Metencephalon)
11 Cerebellum, Lobus posterior (Metencephalon)
12 Cerebellum, Tonsilla (Metencephalon)

6 Cerebellum

6.1 Gehirn, median halbiert

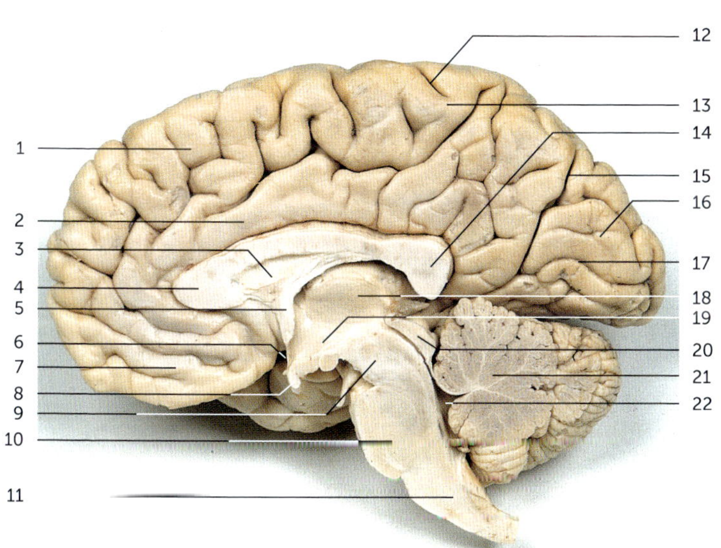

6 Cerebellum

6.1 Gehirn, median halbiert

Alle Hirnhäute entfernt • Hirnnerven nur teilweise erhalten • von medial

1 Lobus frontalis (Telencephalon)
2 Gyrus cinguli (Telencephalon)
3 Septum pellucidum (Telencephalon)
4 Corpus callosum, Genu, Anschnitt (Telencephalon)
5 Fornix, Columna, Anschnitt (Diencephalon)
6 Lamina terminalis, Anschnitt (Diencephalon)
7 Supraorbitaler Lobus frontalis (Telencephalon)
8 Chiasma opticum, Anschnitt (Diencephalon)
9 Tegmentum mesencephali, Anschnitt (Mesencephalon)
10 Pons, Anschnitt (Metencephalon)
11 Myelencephalon, Anschnitt
12 Sulcus centralis (Telencephalon)
13 Lobus parietalis (Telencephalon)
14 Corpus callosum, Splenium, Anschnitt (Telencephalon)
15 Sulcus parietooccipitalis (Telencephalon)
16 Lobus occipitalis (Telencephalon)
17 Sulcus calcarinus (Telencephalon)
18 Thalamus (Diencephalon)
19 Hypothalamus (Diencephalon)
20 Tectum mesencepahli, Lamina quadrigemina, Anschnitt (Mesencephalon)
21 Cerebellum, Anschnitt (Metencephalon)
22 Vierter Ventrikel, Anschnitt (Metencephalon und Myelencephalon)

6 Cerebellum

6.2 Cerebellum mit Stammhirn, median halbiert

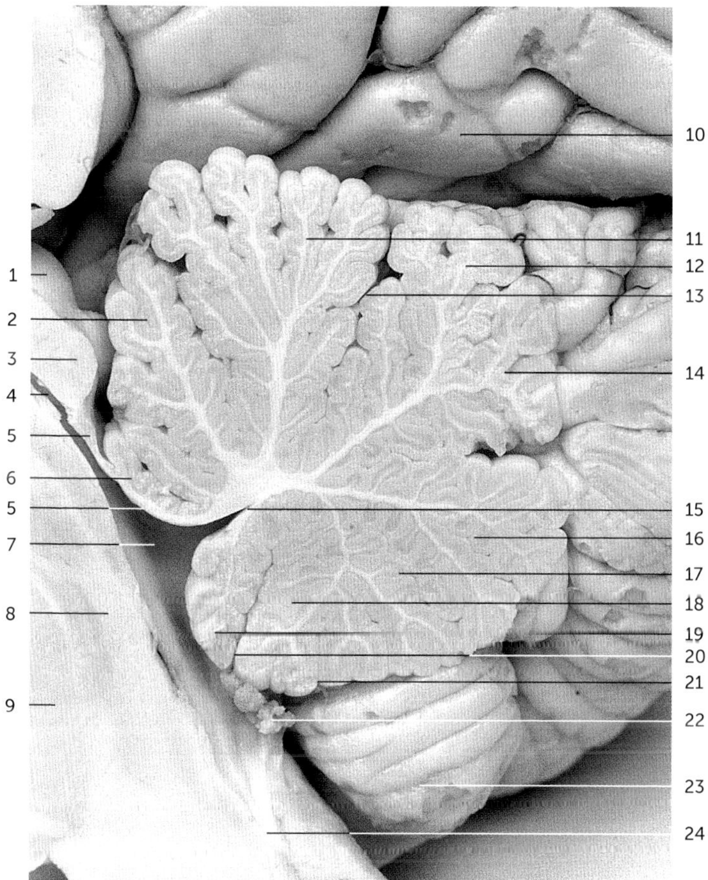

6 Cerebellum

6.2 Cerebellum mit Stammhirn, median halbiert

Alle Hirnhäute entfernt • von medial

1 Tectum mesencephali, Colliculus superior (Mesencephalon)
2 Cerebellum, Lobus anterior, Lobulus centralis (Metencephalon)
3 Tectum mesencephali, Colliculus inferior, Anschnitt (Mesencephalon)
4 Aqueductus mesencephali, Anschnitt (Mesencephalon)
5 Velum medullare superius (Metencephalon)
6 Cerebellum, Lobus anterior, Lingula (Metencephalon)
7 Vierter Ventrikel, Anschnitt (Met- und Myelencephalon)
8 Pons, Formatio reticularis, Anschnitt (Metencephalon)
9 Pons, Anschnitt (Metencephalon)
10 Lobus occipitalis (Telencephalon)
11 Cerebellum, Lobus anterior, Culmen, Anschnitt (Metencephalon)
12 Cerebellum, Lobus posterior, Declive, Anschnitt (Metencephalon)
13 Cerebellum, Fissura prima, Anschnitt (Metencephalon)
14 Cerebellum, Lobus posterior, Folium vermis, Anschnitt (Metencephalon)
15 Fastigium, Anschnitt (Metencephalon)
16 Cerebellum, Lobus posterior, Tuber vermis, Anschnitt (Metencephalon)
17 Cerebellum, Lobus posterior, Pyramis vermis, Anschnitt (Metencephalon)
18 Cerebellum, Lobus posterior, Uvula vermis, Anschnitt (Metencephalon)
19 Cerebellum, Lobus posterior, Nodulus, Anschnitt (Metencephalon)
20 Cerebellum, Fissura posterolateralis, Anschnitt (Metencephalon)
21 Cerebellum, Fissura secunda (Metencephalon)
22 Plexus chorioideus des vierten Ventrikels (Myelencephalon)
23 Cerebellum, Tonsilla cerebelli, Anschnitt (Metencephalon)
24 Fossa rhomboidea, Obex, Anschnitt (Myelencephalon)

6 Cerebellum

6.3 Cerebellum und Teile des Stammhirns

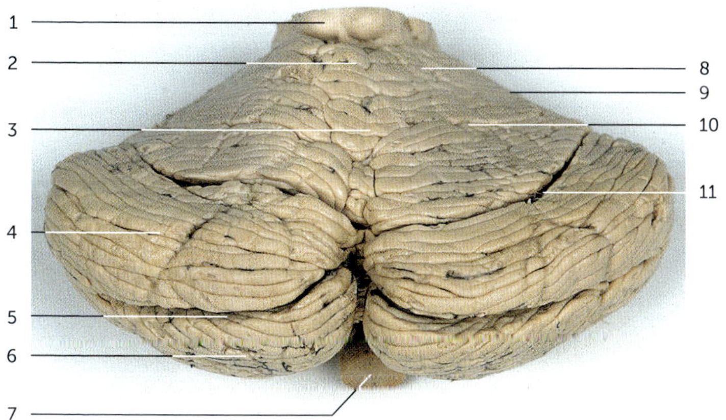

6 Cerebellum

6.3 Cerebellum und Teile des Stammhirns

Alle Hirnhäute entfernt • von oben

1 Tectum mesencephali, Colliculus inferior (Mesencephalon)
2 Cerebellum, Lobus anterior, Culmen (Metencephalon)
3 Cerebellum, Lobus posterior, Vermis, Declive (Metencephalon)
4 Cerebellum, Lobus posterior, Lobulus semilunaris superior (Metencephalon)
5 Cerebellum, Fissura horizontalis (Metencephalon)
6 Cerebellum, Lobus posterior, Lobulus semilunaris inferior (Metencephalon)
7 Myelencephalon, Anschnitt
8 Cerebellum, Lobus anterior, Lobulus quadrangularis anterior (Metencephalon)
9 Cerebellum, Lage der Fissura prima (Metencephalon)
10 Cerebellum, Lobus posterior, Lobulus simplex (Metencephalon)
11 Cerebellum, Fissura posterior superior (Metencephalon)

6 Cerebellum

6.3 Cerebellum mit Pons und Myelencephalon, isoliert

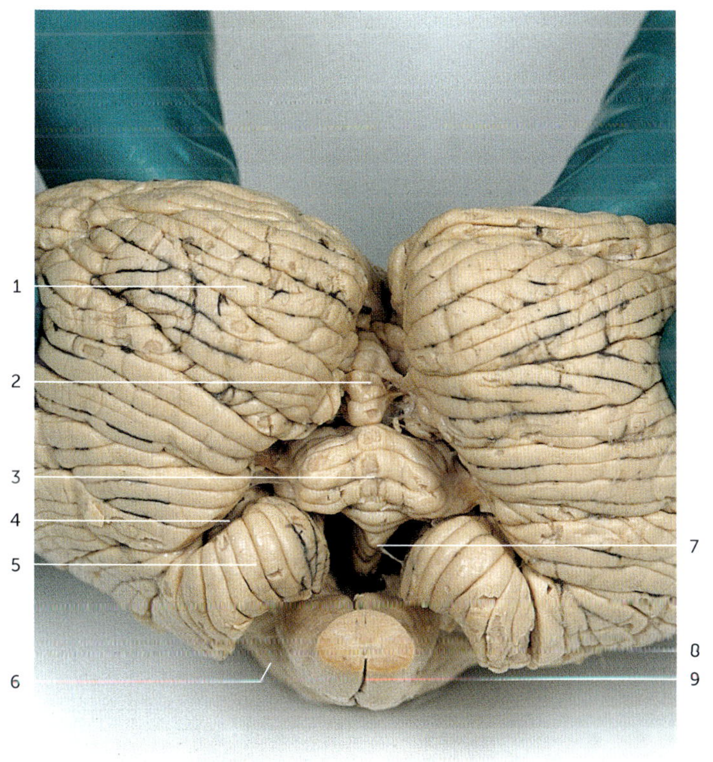

6 Cerebellum

6.3 Cerebellum mit Pons und Myelencephalon, isoliert

Alle Hirnhäute und Hirnnerven entfernt • Hemisphären des Cerebellum etwas auseinander gedrückt • von hinten

1 Cerebellum, Lobus posterior (Metencephalon)
2 Cerebellum, Lobus posterior, Tuber vermis (Metencephalon)
3 Cerebellum, Lobus posterior, Pyramis vermis (Metencephalon)
4 Cerebellum, Fissura secunda (Metencephalon)
5 Cerebellum, Lobus posterior, Tonsilla (Metencephalon)
6 Pons (Metencephalon)
7 Cerebellum, Lobus posterior, Uvula vermis (Metencephalon)
8 Medulla spinalis, Anschnitt
9 Medulla spinalis, Fissura mediana anterior

6 Cerebellum

6.3 Cerebellum mit Pons und Myelencephalon, isoliert

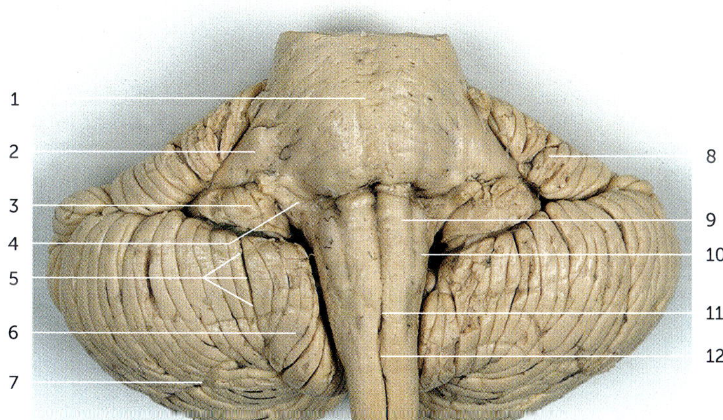

6 Cerebellum

6.3 Cerebellum mit Pons und Myelencephalon, isoliert

Alle Hirnhäute und Hirnnerven entfernt • von vorne

1 Pons (Metencephalon)
2 Pedunculus cerebellaris medius (Metencephalon)
3 Cerebellum, Lobus flocculonodularis, Flocculus (Metencephalon)
4 Pedunculus cerebellaris inferius (Metencephalon)
5 Cerebellum, Fissura secunda (Metencephalon)
6 Cerebellum, Lobus posterior, Tonsilla cerebelli (Metencephalon)
7 Cerebellum, Lobus posterior (Metencephalon)
8 Cerebellum, Lobus posterior, Lobulus semilunaris superior (Metencephalon)
9 Pyramis (Myelencephalon)
10 Oliva (Myelencephalon)
11 Fissura mediana anterior (Myelencephalon)
12 Decussatio pyramidum (Myelencephalon)

6 Cerebellum

6.4 Cerebellum, isoliert

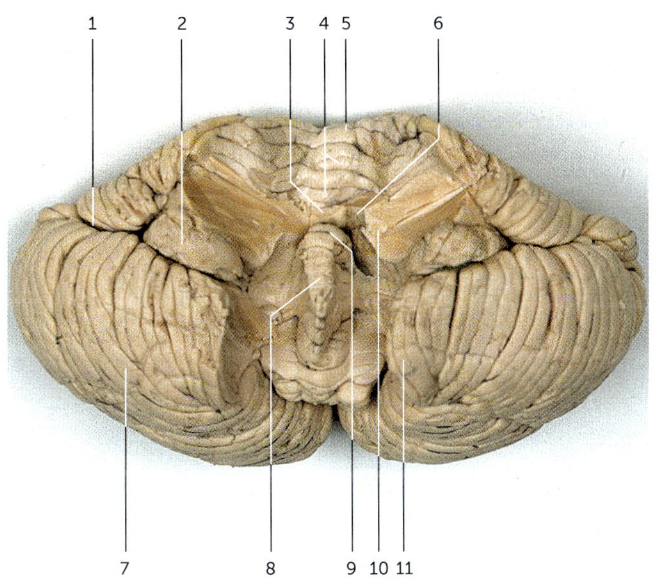

6 Cerebellum

6.4 Cerebellum, isoliert

Alle Hirnhäute entfernt • Cerebellum an den Kleinhirnstielen vom Hirnstamm abgetrennt • von unten

1 Cerebellum, Fissura horizontalis (Metencephalon)
2 Cerebellum, Lobus flocculonodularis, Flocculus (Metencephalon)
3 Velum medullare superius (Metencephalon)
4 Cerebellum, Vermis, Lobulus centralis (Metencephalon)
5 Cerebellum, Vermis, Culmen (Metencephalon)
6 Cerebellum, Pedunculus cerebellaris superior (Metencephalon)
7 Cerebellum, Hemisphäre (Metencephalon)
8 Cerebellum, Vermis, Uvula (Metencephalon)
9 Cerebellum, Lobus flocculonodularis, Nodulus
10 Cerebellum, Pedunculus cerebellaris medius (Metencephalon)
11 Cerebellum, Tonsilla (Metencephalon)

6 Cerebellum

6.5 Vordere und mittlere Schädelgrube sowie Tentorium cerebelli

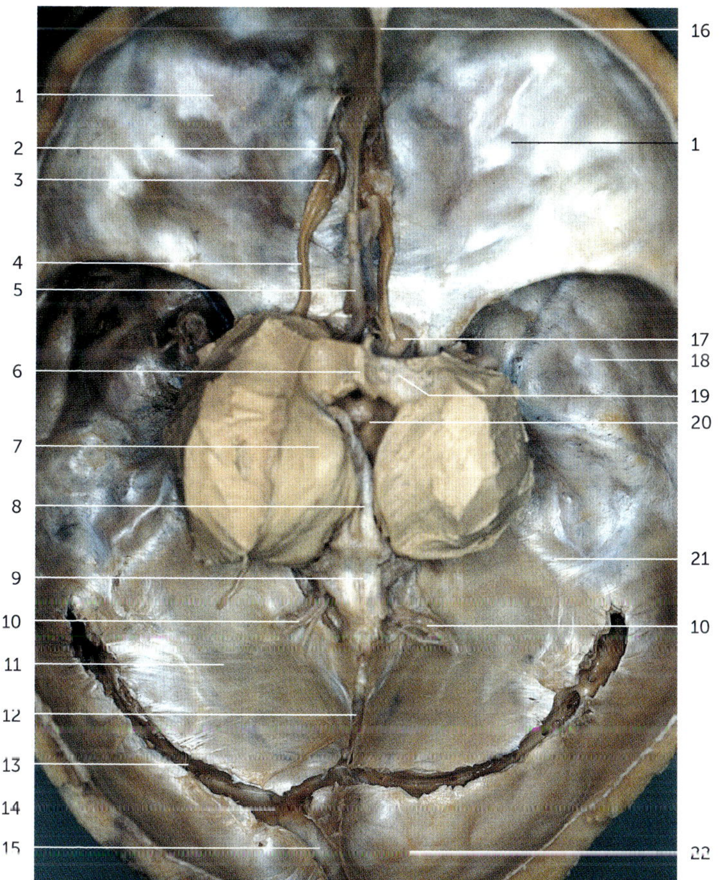

6 Cerebellum

6.5 Vordere und mittlere Schädelgrube sowie Tentorium cerebelli

Telencephalon unter Erhalt des ganzen Diencephalon und Falx cerebri entfernt • Sinus transversi, sigmoidei, rectus und sagittalis superior eröffnet • von oben

1 Dura mater encephali der vorderen Schädelgrube
2 Lamina cribrosa ossis ethmoidalis
3 Bulbus olfactorius (Telencephalon)
4 Tractus olfactorius (Telencephalon)
5 Linke Arteria cerebri anterior
6 Septum pellucidum (Telencephalon)
7 Thalamus (Diencephalon)
8 Bindegewebe unterhalb des Corpus callosum und oberhalb der Tela choroidea des dritten Ventikels, enthält die Vena interna cerebri
9 Bindegewebe oberhalb der Glandula pinealis, Fortsetzung aus dem unter (8) beschriebenen Bindegewebe, enthält die Vena magna cerebri
10 Arteria cerebri posterior
11 Tentorium cerebelli
12 Sinus rectus, nach Abtrennen der Falx cerebri sichtbar
13 Sinus transversus, eröffnet
14 Confluens sinuum, eröffnet
15 Sinus sagittalis superior, eröffnet
16 Falx cerebri, Anschnitt
17 Nervus opticus [II]
18 Dura mater encephali der mittleren Schädelgrube
19 Corpus callosum, Genu (Telencephalon)
20 Einblick in den dritten Ventrikel, weil hier die Tela choroidea abgelöst wurde (Diencephalon)
21 Dura mater encephali, Anheftung des Tentorium cerebelli an der Felsenbeinkante
22 Dura mater encephali im Bereich des Lobus occipitalis

6 Cerebellum

6.5 Vordere und mittlere Schädelgrube sowie Cerebellum

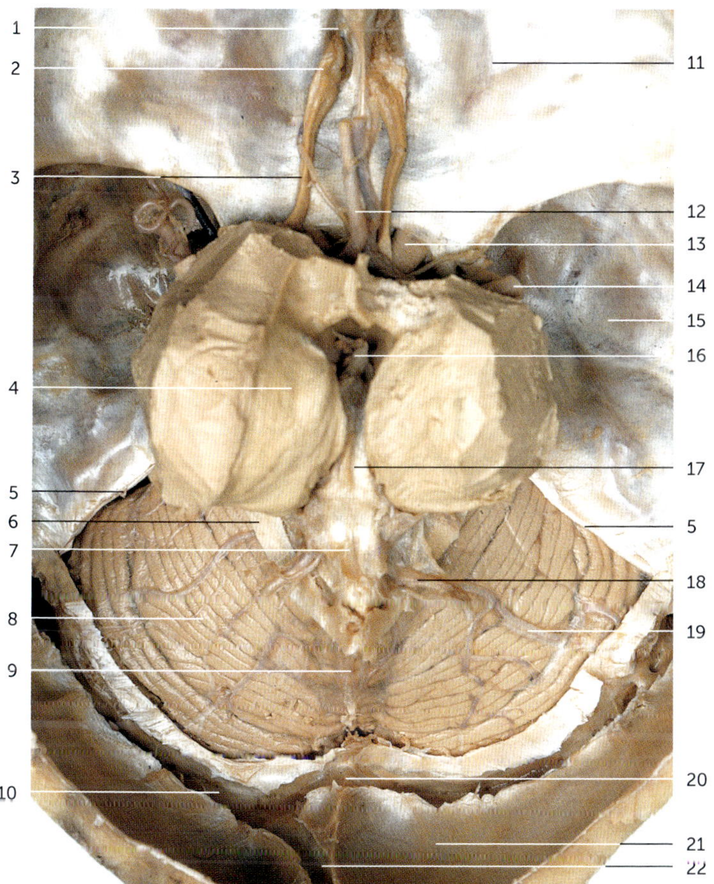

6 Cerebellum

6.5 Vordere und mittlere Schädelgrube sowie Cerebellum

Telencephalon bis auf Tractus und Bulbus olfactorius sowie Falx cerebri und Tentorium cerebelli entfernt • Sinus eröffnet • von oben

1 Lamina cribrosa ossis ethmoidalis
2 Bulbus olfactorius (Telenephalon)
3 Tractus olfactorius (Telenephalon)
4 Thalamus (Diencephalon)
5 Tentorium cerebelli, Schnittkante
6 Tentorium cerebelli, schmaler Steifen mit der Vorderkante
7 Bindegewebe oberhalb der Glandula pinealis, Fortsetzung aus dem bei (17) beschriebenen Bindegewebe, enthält die Vena magna cerebri
8 Cerebellum, Hemisphäre (Metencephalon)
9 Cerebellum, Vermis (Metencephalon)
10 Sinus transversus, am Ursprung des Tentorium cerebelli an der Dura mater encephali eröffnet
11 Dura mater encephali der vorderen Schädelgrube
12 Linke Arteria cerebri anterior
13 Nervus opticus [II]
14 Arteria cerebri media
15 Dura mater encephali der mittleren Schädelgrube
16 Rest der Tela choroidea über dem vorderen dritten Ventrikel
17 Bindegewebe (= Velum interpositum) unterhalb des Corpus callosum und oberhalb der Tela choroidea des dritten Ventrikels, enthält die Vena interna cerebri
18 Arteria cerebri posterior über dem stehengebliebenen medialen Tentorium cerebelli
19 Arteria superior cerebelli
20 Confluens sinuum, eröffnet
21 Dura mater encephali im Bereich des Lobus occipitalis
22 Sinus sagittalis superior, eröffnet

7 Telencephalon

7.1 Gyri und Sulci des Telencephalon

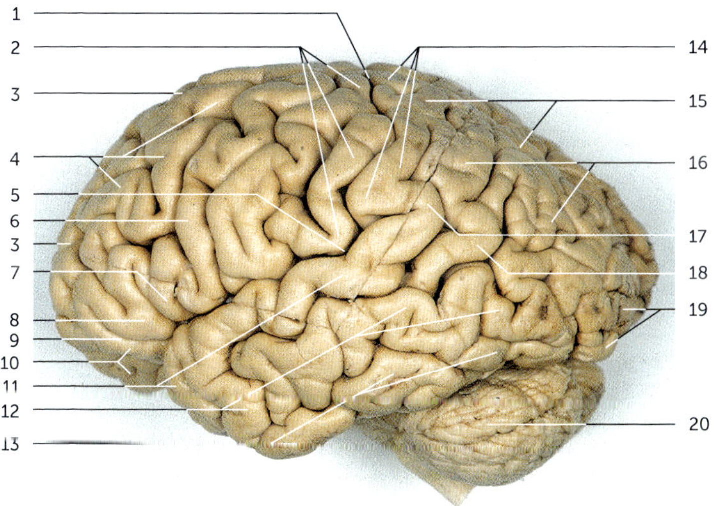

7 Telencephalon

7.1 Gyri und Sulci des Telencephalon

Gehirn aus dem Schädel entnommen • alle Hirnhäute entfernt • von links

1 Sulcus centralis (Telencephalon)
2 Gyrus precentralis (Telencephalon)
3 Gyrus frontalis superior (Telencephalon)
4 Gyrus frontalis medius (Telencephalon)
5 Sulcus lateralis cerebri, Ramus posterior, (Telencephalon)
6 Gyrus frontalis inferior (Telencephalon)
7 Gyrus frontalis inferior, Pars opercularis (Telencephalon)
8 Gyrus frontalis inferior, Pars triangularis (Telencephalon)
9 Sulcus lateralis cerebri, Ramus anterior (Telencephalon)
10 Gyri orbitales (Telencephalon)
11 Gyrus temporalis superior (Telencephalon)
12 Gyrus temporalis medius (Telencephalon)
13 Gyrus temporalis inferior (Telencephalon)
14 Gyrus postcentralis (Telencephalon)
15 Lobulus parietalis superior (Telencephalon)
16 Lobulus parietalis inferior (Telencephalon)
17 Gyrus supramarginalis (Telencephalon)
18 Gyrus angularis (Telencephalon)
19 Gyri occipitales (Telencephalon)
20 Cerebellum (Metencephalon)

7 Telencephalon

7.2 Insula unter den Opercula

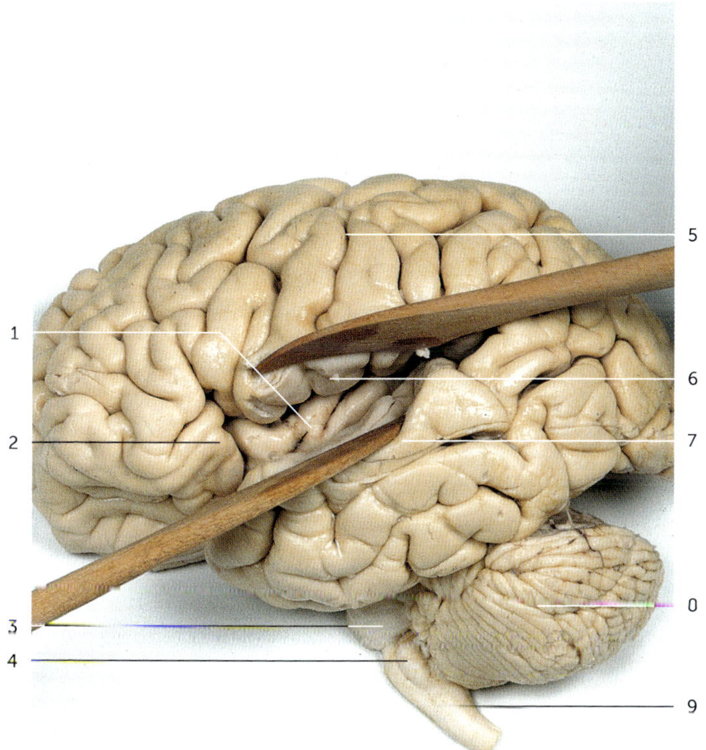

7 Telencephalon

7.2 Insula unter den Opercula

Hirnhäute vollständig entfernt • Opercula frontale und parietale angehoben • von links

1 Zentraler Teil der Insula (Telencephalon)
2 Lobus frontalis, Operculum (Telencephalon)
3 Pons (Metencephalon)
4 Oliva (Myelencephalon)
5 Sulcus centralis (Telencephalon)
6 Lobus parietalis, Operculum (Telencephalon)
7 Lobus temporalis, Operculum (Telencephalon)
8 Cerebellum (Metencephalon)
9 Myelencephalon

7 Telencephalon

7.2 Obere Inselrinde und Planum temporale

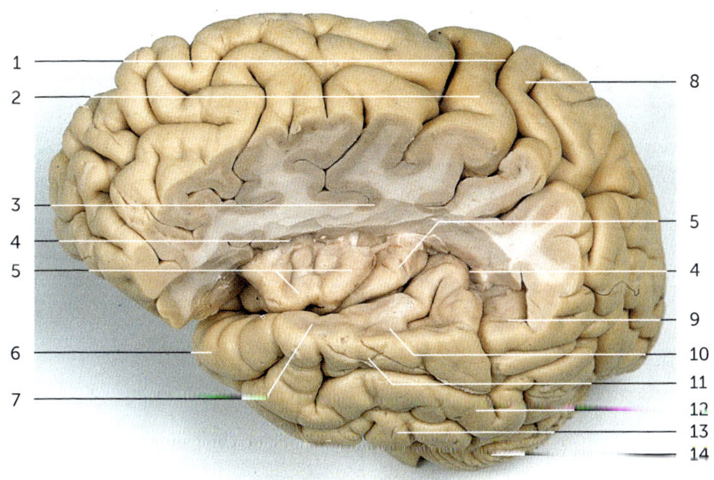

7 Telencephalon

7.2 Obere Inselrinde und Planum temporale

Alle Hirnhäute entfernt • Opercula frontale und parietale abgetrennt • von links oben

1 Sulcus centralis (Telencephalon)
2 Gyrus precentralis (Telencephalon)
3 Schnittfläche, an der die Opercula frontale und parietale abgetrennt wurden
4 Sulcus circularis insulae (Telencephalon)
5 Gyri breves insulae (Telencephalon)
6 Spitze des Lobus temporalis (Telencephalon)
7 Vorderrand des Planum temporale (Telencephalon)
8 Gyrus postcentralis (Telencephalon)
9 Gyrus temporalis transversus posterior (Telencephalon)
10 Gyrus temporalis transversus anterior (Telencephalon)
11 Gyrus temporalis superior (Telencephalon)
12 Gyrus temporalis medius (Telencephalon)
13 Gyrus temporalis inferior (Telencephalon)
14 Cerebellum (Metencephalon)

7 Telencephalon

7.2 Inselrinde freigelegt

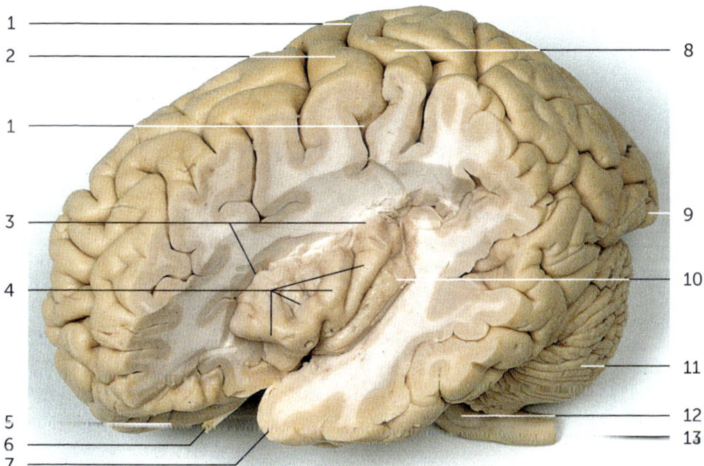

7 Telencephalon

7.2 Inselrinde freigelegt

Alle Hirnhäute entfernt • alle Opercula abgetrennt • Inselrinde in ganzer Ausdehnung • von links oben

1 Sulcus centralis (Telencephalon)
2 Gyrus precentralis (Telencephalon)
3 Sulcus circularis insulae (Telencephalon)
4 Gyri breves insulae (Telencephalon)
5 Gyrus rectus (Telencephalon)
6 Bulbus olfactorius (Telencephalon)
7 Spitze des Lobus temporalis (Telencephalon)
8 Gyrus postcentralis (Telencephalon)
9 Polus occipitalis (Telencephalon)
10 Gyrus longus insulae (Telencephalon)
11 Cerebellum (Metencephalon)
12 Oliva (Myelencephalon)
13 Medulla spinalis, durchtrennt

7 Telencephalon

7.3 Gehirn von oben

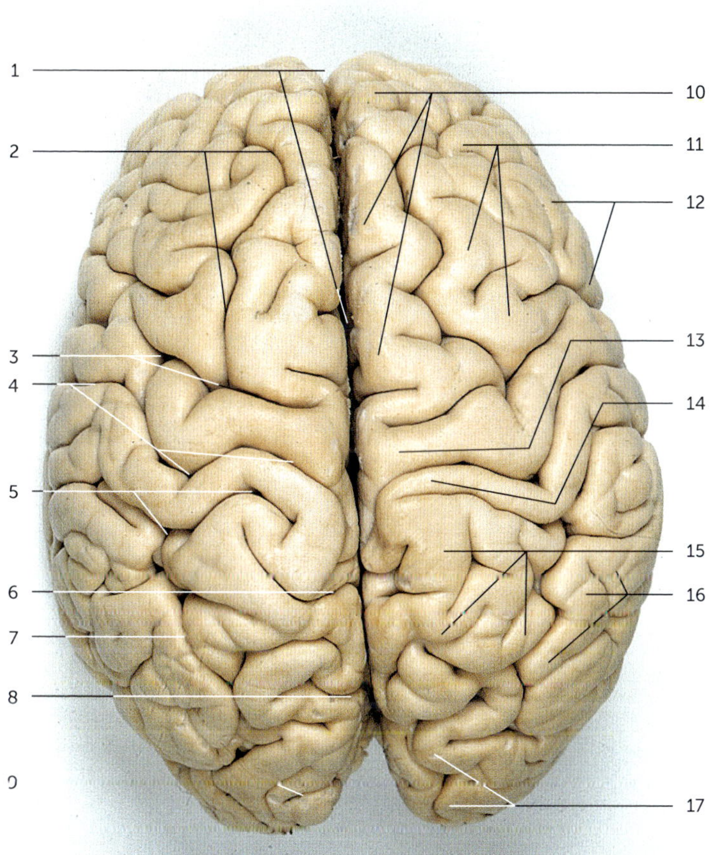

7 Telencephalon

7.3 Gehirn von oben

Gehirn aus dem Schädel entnommen • alle Hirnhäute entfernt

1 Fissura longitudinalis cerebri (Telencephalon)
2 Sulcus frontalis superior (Telencephalon)
3 Sulcus precentralis (Telencephalon)
4 Sulcus centralis (Telencephalon)
5 Sulcus postcentralis (Telencephalon)
6 Sulcus cinguli (Telencephalon)
7 Sulcus intraparietalis (Telencephalon)
8 Sulcus parietooccipitalis (Telencephalon)
9 Sulcus calcarinus (Telencephalon)
10 Gyrus frontalis superior (Telencephalon)
11 Gyrus frontalis medius (Telencephalon)
12 Gyrus frontalis inferior (Telencephalon)
13 Gyrus precentralis (Telencephalon)
14 Gyrus postcentralis (Telencephalon)
15 Lobulus parietalis superior (Telencephalon)
16 Lobulus parietalis inferior (Telencephalon)
17 Gyri occipitales (Telencephalon)

7 Telencephalon

7.3 Mediansagittal halbiertes Gehirn

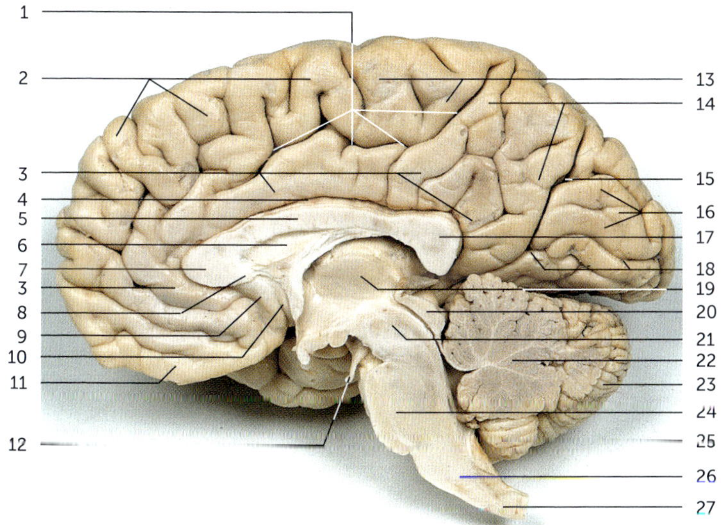

7 Telencephalon

7.3 Mediansagittal halbiertes Gehirn

Gehirn aus dem Schädel entnommen • alle Hirnhäute entfernt • Hirnnerven nur teilweise erhalten • von medial

1 Sulcus cinguli (Telencephalon)
2 Gyrus frontalis superior (Telencephalon)
3 Gyrus cinguli (Telencephalon)
4 Sulcus corporis callosi (Telencephalon)
5 Corpus callosum, Truncus, Anschnitt (Telencephalon)
6 Septum pellucidum (Telencephalon)
7 Corpus callosum, Genu, Anschnitt (Telencephalon)
8 Corpus callosum, Rostrum, Anschnitt (Telencephalon)
9 Area subcallosa (Telencephalon)
10 Gyrus paraterminalis (Telencephalon)
11 Gyrus rectus (Telencephalon)
12 Nervus oculomotorius [III]
13 Lobulus paracentralis (Telencephalon)
14 Precuneus (Telencephalon)
15 Sulcus parietooccipitalis (Telencephalon)
16 Cuneus (Telencephalon)
17 Corpus callosum, Splenium, Anschnitt (Telencephalon)
18 Sulcus calcarinus (Telencephalon)
19 Thalamus (Diencephalon)
20 Tectum mesencephali, Anschnitt (Mesencephalon)
21 Tegmentum mesencephali, Anschnitt (Mesencephalon)
22 Cerebellum, Vermis, Anschnitt (Metencephalon)
23 Cerebellum, Lobus posterior (Metencephalon)
24 Pons, Anschnitt (Metencephalon)
25 Cerebellum, Tonsilla (Metencephalon)
26 Myelencephalon, Anschnitt
27 Medulla spinalis, Anschnitt

7 Telencephalon

7.4 Gehirn von unten

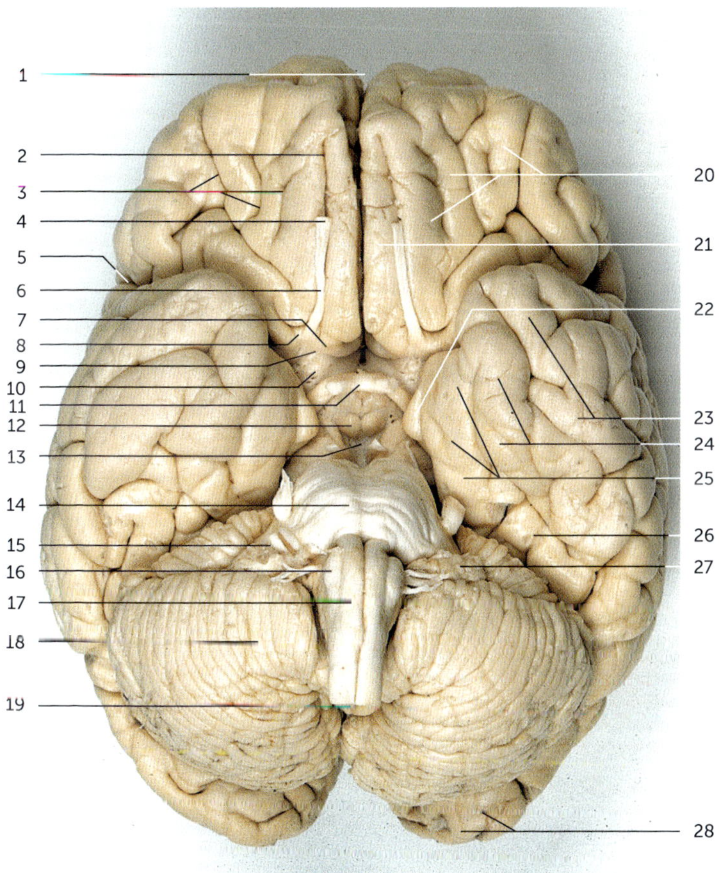

7 Telencephalon

7.4 Gehirn von unten

Gehirn aus dem Schädel entnommen • alle Hirnhäute entfernt • Hirnnerven nur teilweise erhalten

1 Fissura longitudinalis cerebri (Telencephalon)
2 Sulcus olfactorius (Telencephalon)
3 Sulci orbitales (Telencephalon)
4 Bulbus olfactorius, durchtrennt (Telencephalon)
5 Sulcus lateralis cerebri (Telencephalon)
6 Tractus olfactorius (Telencephalon)
7 Stria olfactoria medialis (Telencephalon)
8 Stria olfactoria lateralis (Telencephalon)
9 Trigonum olfactorium (Telencephalon)
10 Substantia perforata anterior (Telencephalon)
11 Chiasma opticum (Diencephalon)
12 Corpus mammillare (Diencephalon)
13 Substantia perforata posterior (Mesencephalon)
14 Pons (Metencephalon)
15 Pedunculus cerebellaris medius (Metencephalon)
16 Oliva (Myelencephalon)
17 Pyramis (Myelencephalon)
18 Cerebellum, Hemisphäre (Metencephalon)
19 Medulla spinalis, Anschnitt
20 Gyri orbitales (Telencephalon)
21 Gyrus rectus (Telencephalon)
22 Gyrus parahippocampalis, Uncus (Telencephalon)
23 Gyrus temporalis inferior (Telencephalon)
24 Gyrus occipitotemporalis lateralis (Telencephalon)
25 Gyrus parahippocampalis (Telencephalon)
26 Gyrus occipitotemporalis medialis (Telencephalon)
27 Cerebellum, Lobus flocculonodularis, Flocculus (Metencephalon)
28 Polus occipitalis mit Gyri occipitales (Telencephalon)

7 Telencephalon

7.4 Gehirn von unten, Mesencephalon durchtrennt

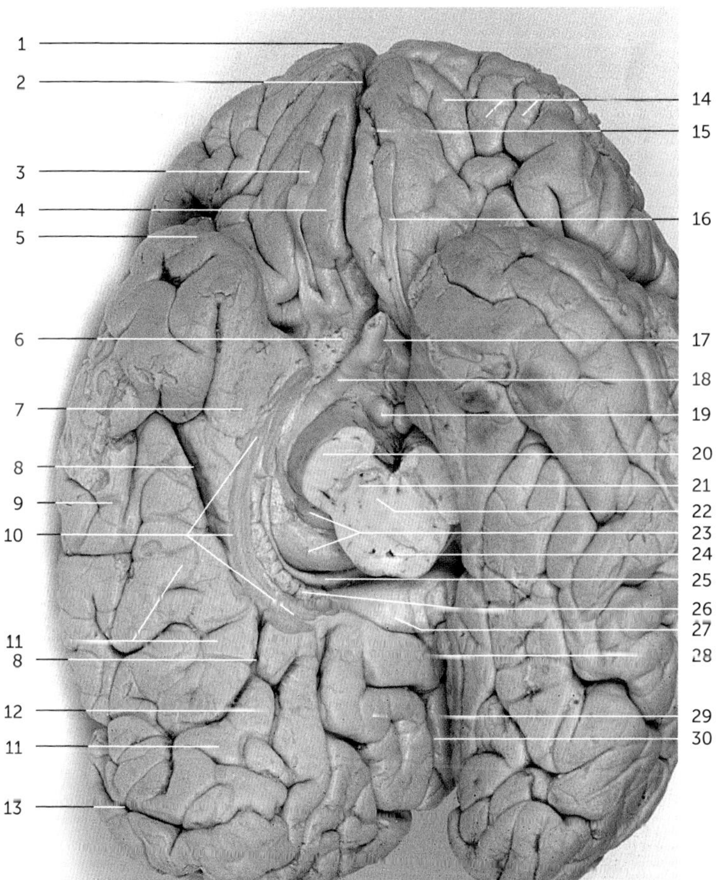

7 Telencephalon

7.4 Gehirn von unten, Mesencephalon durchtrennt

Alle Hirnhäute entfernt • medialer Teil des Gyrus parahippocampalis abgetrennt • Gyri und Sulci der Endhirnunterseite

1 Polus frontalis (Telencephalon)
2 Fissura longitudinalis cerebri (Telencephalon)
3 Bulbus olfactorius (Telencephalon)
4 Gyrus rectus (Telencephalon)
5 Spitze des Lobus temporalis (Telencephalon)
6 Substantia perforata anterior (Telencephalon)
7 Gyrus parahippocampalis (Telencephalon)
8 Sulcus collateralis (Telencephalon)
9 Lobus temporalis (Telencephalon)
10 Gyrus parahippocampalis, Schnittkante (Telencephalon)
11 Gyrus occipitotemporalis lateralis (Telencephalon)
12 Gyrus occipitotemporalis medialis (Telencephalon)
13 Sulcus occipitotemporalis (Telencephalon)
14 Gyri orbitales (Telencephalon)
15 Sulcus olfactorius (Telencephalon)
16 Tractus olfactorius (Telencephalon)
17 Chiasma opticum (Diencephalon)
18 Tractus opticus (Diencephalon)
19 Corpus mammillare (Diencephalon)
20 Crus cerebri, Anschnitt, (Mesencephalon)
21 Substantia nigra, Anschnitt (Mesencephalon)
22 Nucleus ruber, Anschnitt (Mesencephalon)
23 Corpus geniculatum laterale und Corpus geniculatum mediale (oben) (Diencephalon)
24 Aqueductus mesencephali (Mesencephalon)
25 Crus fornicis (Telencephalon)
26 Gyrus dentatus (Telencephalon)
27 Corpus callosum, Splenium (Telencephalon)
28 Gyrus cinguli (Telencephalon)
29 Gyrus lingualis (Telencephalon)
30 Sulcus calcarinus (Telencephalon)

7 Telencephalon

7.5 Fibrae arcuatae der Gyri und Sulci

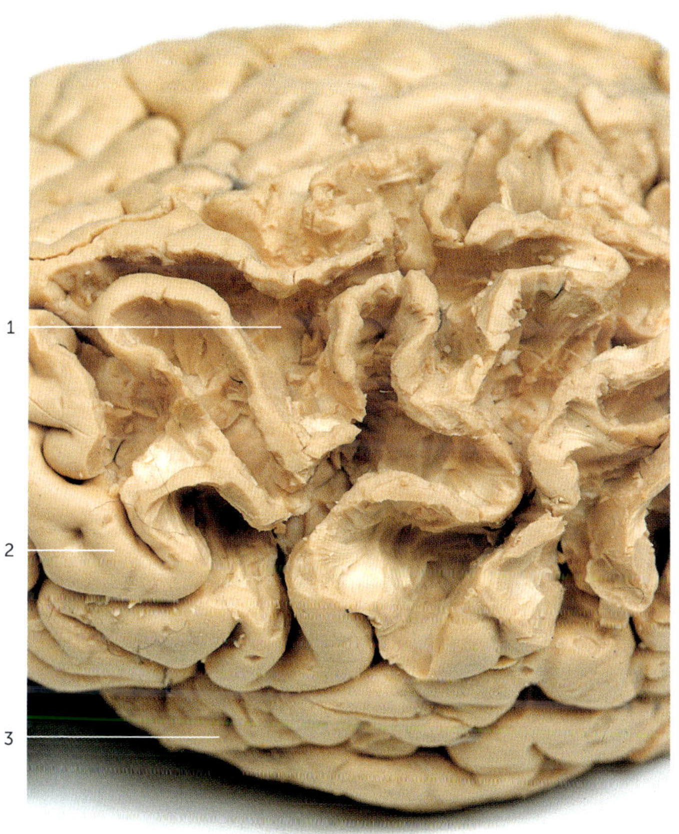

7 Telencephalon

7.5 Fibrae arcuatae der Gyri und Sulci

Großhirnrinde stumpf abgehoben von der darunter liegenden weißen Marksubstanz • Faserpräparat • von links

1 Vertiefung, entstanden durch das Abtragen der grauen Substanz zweier benachbarter Gyri
2 Gyrus des Lobus frontalis (Telencephalon)
3 Lobus temporalis (Telencephalon)

7 Telencephalon

7.5 Fibrae arcuatae der Gyri und Sulci

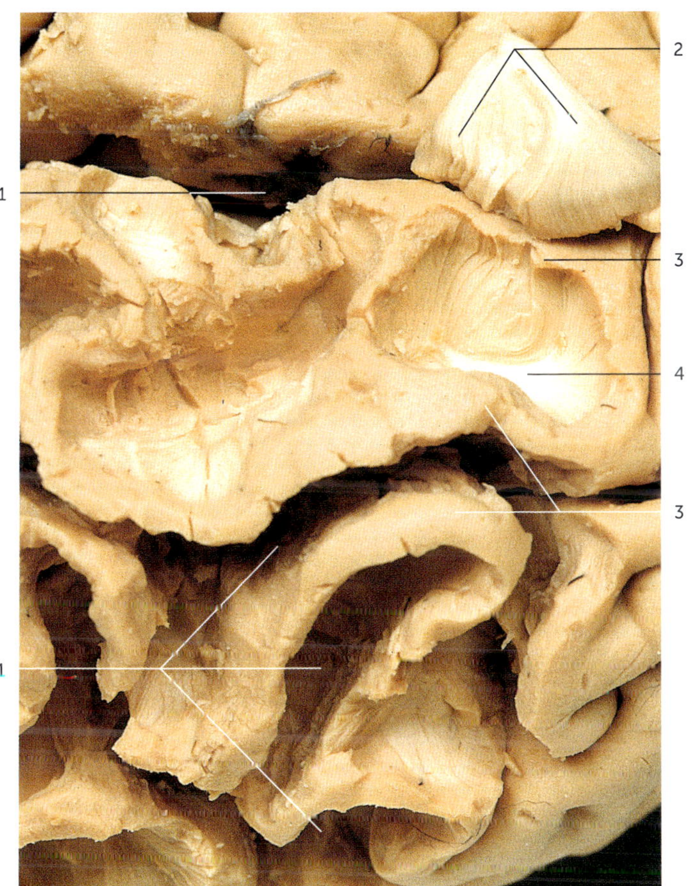

7 Telencephalon

7.5 Fibrae arcuatae der Gyri und Sulci

Verlauf der kurzen Assoziationsfasern • Fibrae arcuatae • Großhirnrinde stumpf herausgelöst • Faserpräparat • von links

1 Sulci cerebri (Telencephalon)

2 Dieses Stück Großhirnrinde von zwei benachbarten Gyri und dem Sulcus zwischen ihnen wurde stumpf herausgelöst und nach oben geklappt. Die oberflächlichsten Anteile der weißen Substanz bilden die Fibrae arcuatae, von denen einige dem herausgelösten Stück Rinde anhaften

3 Marklamelle, aus den Assoziations-, Kommissuren- und Projektionsfasern bestehend, die in jedem Gyrus bis unter die Großhirnrinde aufsteigen (Telencephalon)

4 Weiße Substanz in der Tiefe eines Sulcus, nach stumpfer Abtragung der Großhirnrinde, sodass die direkt unter ihr liegenden kurzen Assoziationsfasern sichtbar sind (Telencephalon)

7 Telencephalon

7.6 Lange Assoziationsbahnen

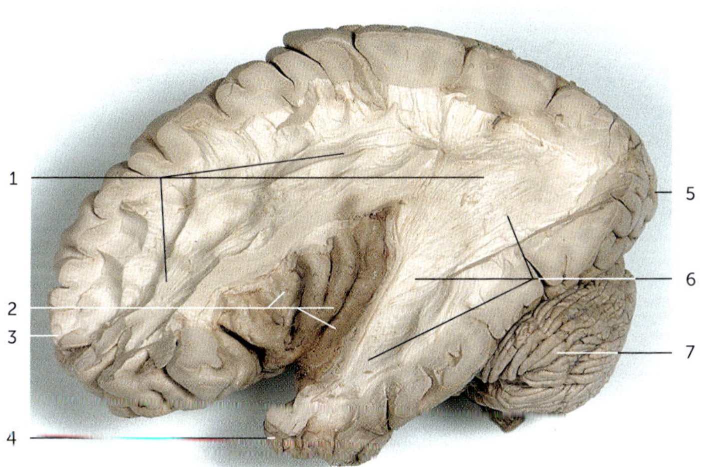

7 Telencephalon

7.6 Lange Assoziationsbahnen

Alle Hirnhäute entfernt • Rinde der Lobi von lateral entfernt • Inselrinde erhalten • Faserpräparat der oberflächlichen weißen Substanz • von links

1 Fasciculus longitudinalis superior (Telencephalon)
2 Gyri insulae (Telencephalon)
3 Polus frontalis (Telencephalon)
4 Spitze des Lobus temporalis (Telencephalon)
5 Polus occipitalis (Telencephalon)
6 Fasciculus longitudinalis inferior (Telencephalon)
7 Cerebellum (Metencephalon)

7 Telencephalon

7.7 Cingulum

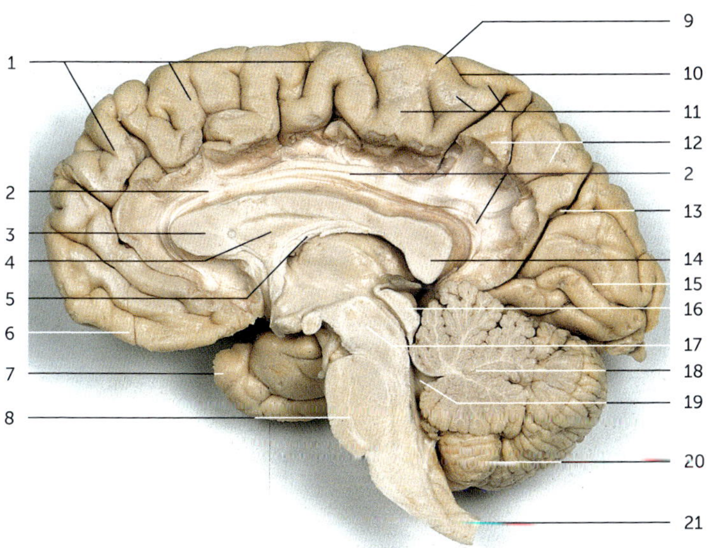

7 Telencephalon

7.7 Cingulum

Gehirn medial geschnitten • Gyrus cinguli entfernt • Faserpräparat • rechte Hirnhälfte von medial

1 Gyrus frontalis superior (Telencephalon)
2 Cingulum (Telencephalon)
3 Corpus callosum, Genu, Anschnitt (Telencephalon)
4 Septum pellucidum (Telencephalon)
5 Fornix (Telencephalon)
6 Gyrus rectus (Telencephalon)
7 Spitze des Lobus temporalis (Telencephalon)
8 Pons (Metencephalon)
9 Gyrus precentralis (Telencephalon)
10 Sulcus centralis (Telencephalon)
11 Lobulus paracentralis (Telencephalon)
12 Precuneus (Telencephalon)
13 Sulcus parietooccipitalis (Telencephalon)
14 Corpus callosum, Splenium, Anschnitt (Telencephalon)
15 Sulcus calcarinus (Telencephalon)
16 Tectum mesencephali, Anschnitt (Mesencephalon)
17 Tegmentum mesencephali, Anschnitt (Mesencephalon)
18 Cerebellum, Anschnitt (Metencephalon)
19 Vierter Ventrikel (Met- und Myelencephalon)
20 Cerebellum, Tonsilla (Metencephalon)
21 Medulla spinalis, Anschnitt

7 Telencephalon

7.8 Fissura longitudinalis cerebri und Corpus callosum

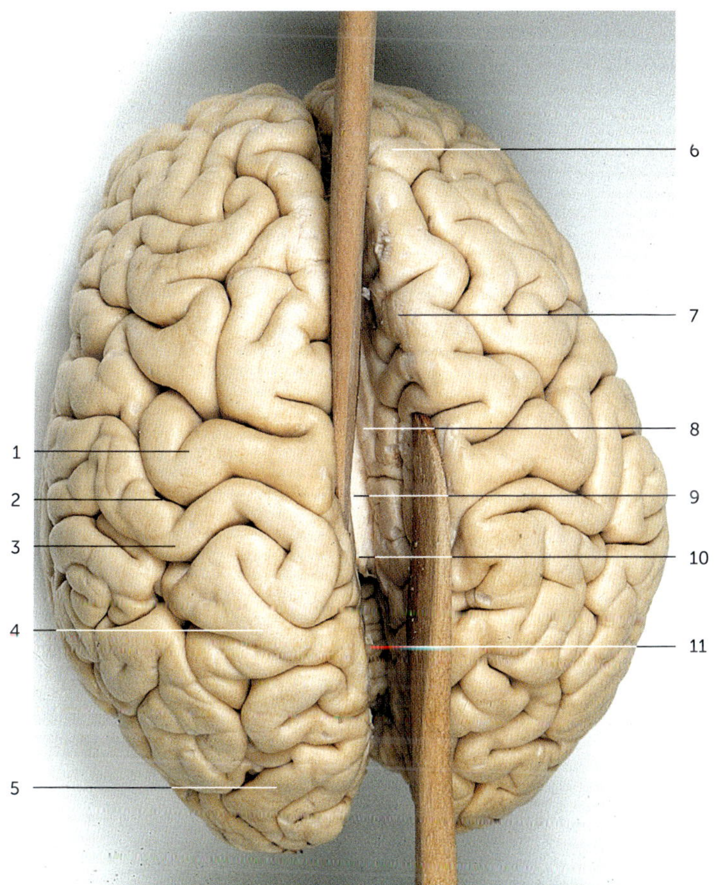

7 Telencephalon

7.8 Fissura longitudinalis cerebri und Corpus callosum

Hirnhäute vollständig entfernt • die beiden Hemisphären des Telencephalon auseinander gespreizt, um die Strukturen in der Fissura longitudinalis cerebri zu zeigen • von oben

1 Gyrus precentralis (Telencephalon)
2 Sulcus centralis (Telencephalon)
3 Gyrus postcentralis (Telencephalon)
4 Lobus parietalis (Telencephalon)
5 Lobus occipitalis (Telencephalon)
6 Lobus frontalis (Telencephalon)
7 Mantelkante (Telencephalon)
8 Gyrus cinguli (Telencephalon)
9 Corpus callosum, Truncus (Telencephalon)
10 Corpus callosum, Splenium (Telencephalon)
11 Cerebellum (Metencephalon)

7 Telencephalon

7.8 Radiatio corporis callosi

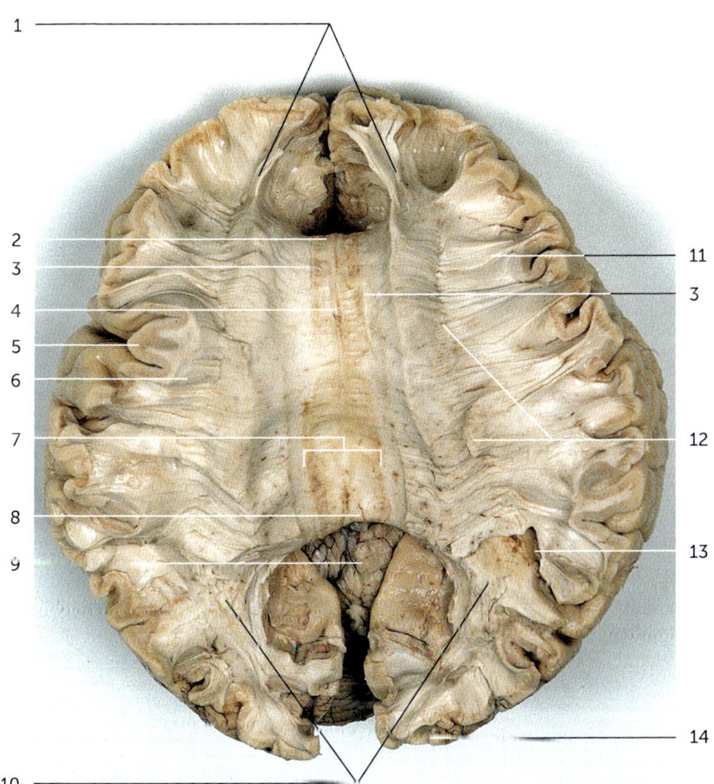

7 Telencephalon

7.8 Radiatio corporis callosi

Faserpräparat ausgehend von einem Horizontalschnitt knapp oberhalb des Balkens • Forceps frontalis und occipitalis • Faserpräparat • von oben

1 Radiatio corporis callosi, Forceps frontalis (Telencephalon)
2 Corpus callosum, Genu (Telencephalon)
3 Corpus callosum, Indusium griseum, Striae longitudinales laterales beider Seiten (Telencephalon)
4 Corpus callosum, Indusium griseum, Stria longitudinalis medialis (Telencephalon)
5 Cortex cerebri (Telencephalon)
6 Substantia alba cerebri (Telencephalon)
7 Indusium griseum (Telencephalon)
8 Corpus callosum, Splenium (Telencephalon)
9 Cerebellum (Metencephalon)
10 Radiatio corporis callosi, Forceps occipitalis (Telencephalon)
11 Radiatio corporis callosi (Telencephalon)
12 Telencephalon, in diesem Bereich wird die horizontal ausstrahlende Radiatio corporis callosi von der aufsteigenden Corona radiata gekreuzt, sodass sich bei der Faserung eine längsverlaufende Zone mit unregelmäßiger Struktur ergibt
13 Sulcus lateralis cerebri (Telencephalon)
14 Polus occipitalis (Telencephalon)

7 Telencephalon

7.9 Linker Seitenventrikel

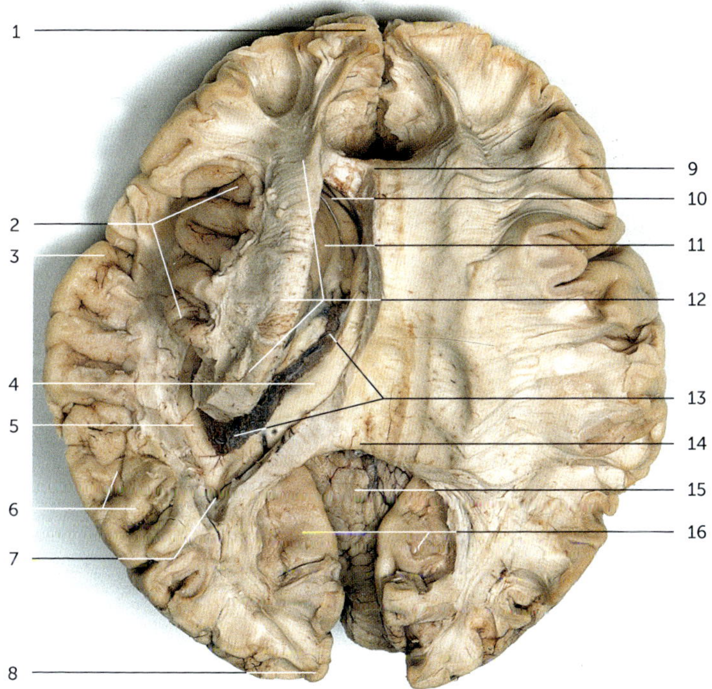

7 Telencephalon

7.9 Linker Seitenventrikel

Faserpräparat ausgehend von Präparat auf Karte 111 angefertigt • Operculum frontale teilweise und Operculum parietale vollständig abgetragen • Inselrinde erhalten • Seitenventrikel vollständig eröffnet • von oben

1 Polus frontalis (Telencephalon)
2 Inselrinde (Telencephalon)
3 Spitze des Lobus temporalis (Telencephalon)
4 Fornix, Crus (Telencephalon)
5 Hippocampus (Telencephalon)
6 Gyri temporales transversi (Telencephalon)
7 Ventriculus lateralis, Cornu occipitale (Telencephalon)
8 Polus occipitalis (Telencephalon)
9 Corpus callosum, Genu (Telencephalon)
10 Ventriculus lateralis, Cornu frontale mit Vena anterior septi pellucidi (Telencephalon)
11 Nucleus caudatus, Caput (Telencephalon)
12 Corona radiata, Schnittkante (Telencephalon)
13 Ventriculus lateralis, Plexus choroideus (Telencephalon)
14 Corpus callosum, Splenium (Telencephalon)
15 Cerebellum (Metencephalon)
16 Telencephalon, Sehrinde oberhalb des Sulcus calcarinus abgetragen, sodass die Sehrinde unterhalb des Sulcus calcarinus in der Aufsicht zu sehen ist

7 Telencephalon

7.9 Linker Seitenventrikel und Hippocampus

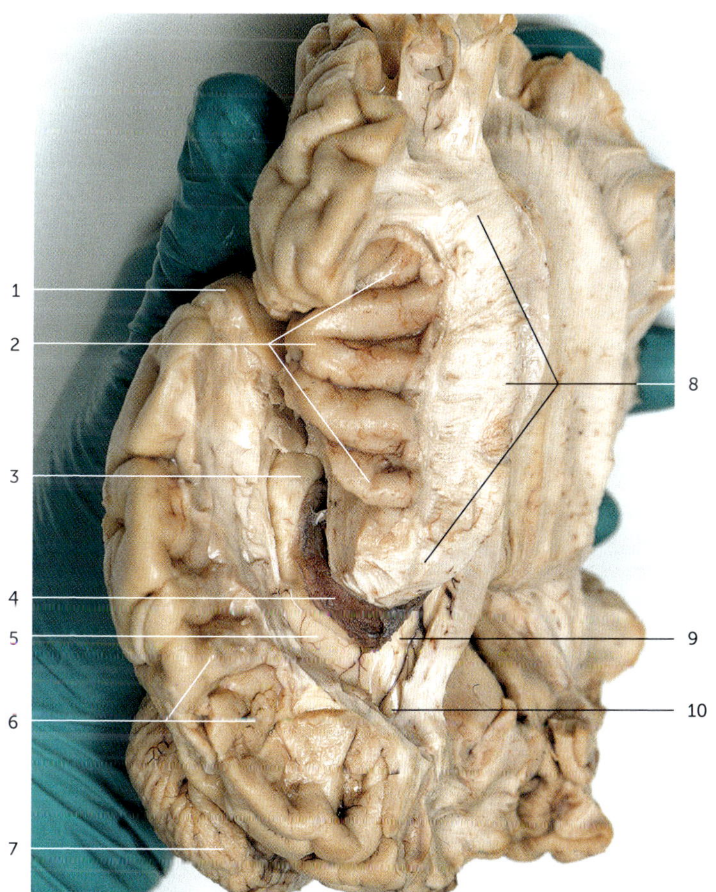

7 Telencephalon

7.9 Linker Seitenventrikel und Hippocampus

Identisch mit dem Präparat auf Karte 112 • alle Opercula abgetragen • Inselrinde erhalten • von links oben

1 Spitze des Lobus temporalis (Telencephalon)
2 Inselrinde mit den Gyri insulae (Telencephalon)
3 Pes hippocampi (Telencephalon)
4 Ventriculus lateralis, Plexus choroideus (Telencephalon)
5 Hippocampus (Telencephalon)
6 Gyri temporales transversi (Telencephalon)
7 Cerebellum (Metencephalon)
8 Corona radiata, Schnittkante (Telencephalon)
9 Fornix, Crus (Telencephalon)
10 Ventriculus lateralis, Cornu occipitale mit Calcar avis (Telencephalon)

7 Telencephalon

7.9 Linker Seitenventrikel, Cornua temporale und occipitale

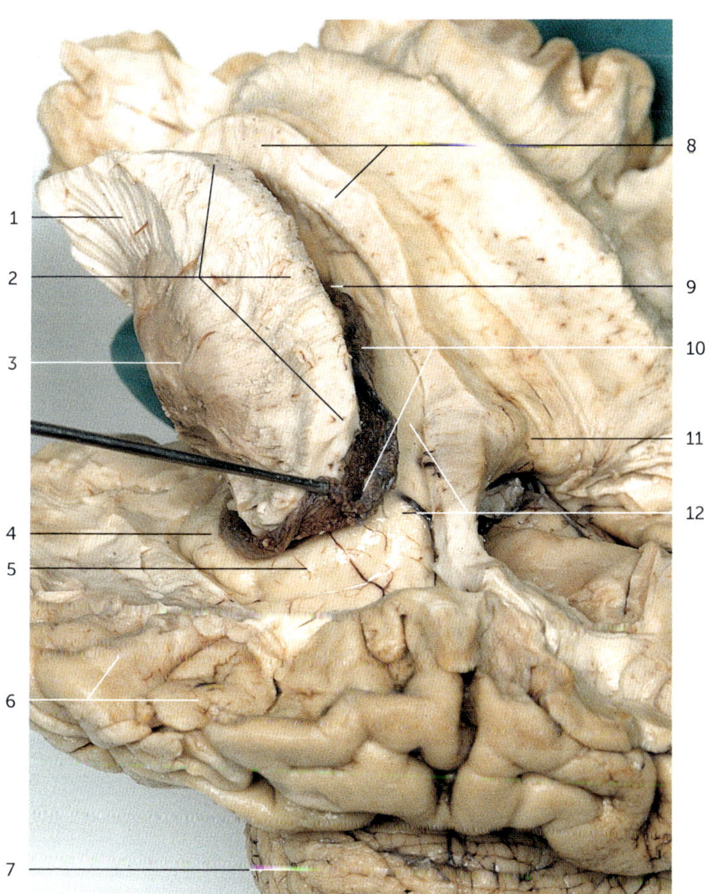

7 Telencephalon

7.9 Linker Seitenventrikel, Cornua temporale und occipitale

Identisch mit Präparat auf Karte 115 • alle Opercula und Inselrinde abgetragen • Seitenventrikel vollständig eröffnet • Plexus choroideus angehoben • von oben und hinten

1 Corona radiata, Faserung im Bereich des vorderen Lobus frontalis (Telencephalon)
2 Corona radiata, Schnittkante (Telencephalon)
3 Putamen, außen bedeckt von der Capsula externa (Telencephalon)
4 Pes hippocampi (Telencephalon)
5 Hippocampus (Telencephalon)
6 Gyri temporales transversi (Telencephalon)
7 Cerebellum (Metencephalon)
8 Radiatio corporis callosi, Schnittkante (Telencephalon)
9 Foramen interventriculare
10 Ventriculus lateralis, Plexus choroideus (Telencephalon)
11 Corpus callosum, Splenium (Telencephalon)
12 Fornix, Crus (Telencephalon)

7 Telencephalon

7.9 Linker Seitenventrikel, Cornu frontale und zentraler Teil

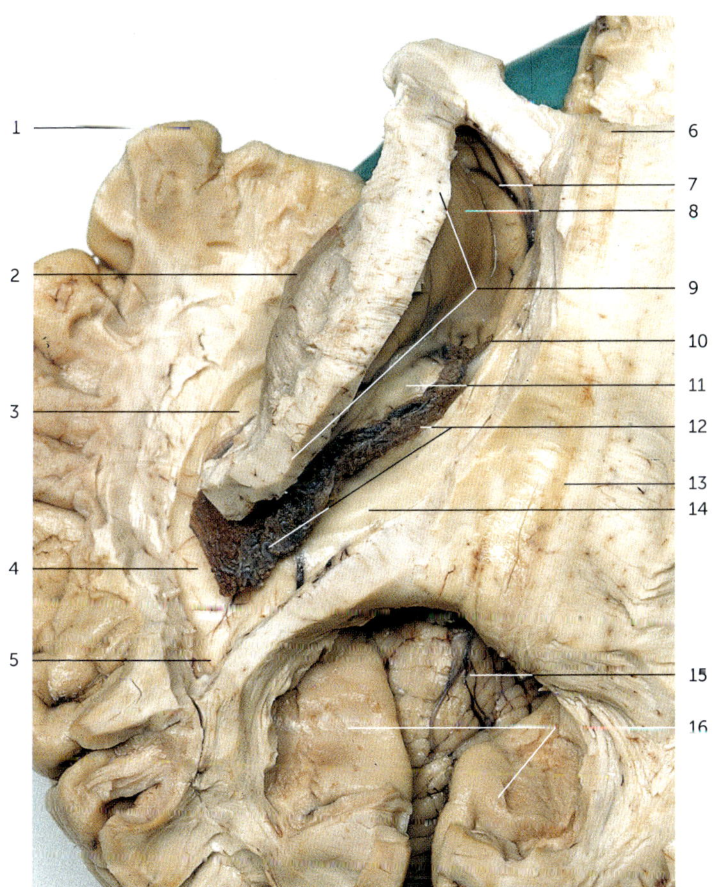

7 Telencephalon

7.9 Linker Seitenventrikel, Cornu frontale und zentraler Teil

Faserpräparat ausgehend vom Präparat auf Karte 112 angefertigt • alle Opercula abgetragen • Seitenventrikel vollständig eröffnet • Inselrinde abgetragen • von oben und hinten

1 Spitze des Lobus temporalis (Telencephalon)
2 Putamen (Telencephalon)
3 Pes hippocampi (Telencephalon)
4 Hippocampus (Telencephalon)
5 Ventriculus lateralis, Cornu occipitale (Telencephalon)
6 Corpus callosum, Genu (Telencephalon)
7 Ventriculus lateralis, Cornu frontale mit Vena anterior septi pellucidi (Telencephalon)
8 Nucleus caudatus, Caput (Telencephalon)
9 Corona radiata, Schnittkante (Telencephalon)
10 In dieser Höhe liegt das Foramen interventriculare
11 Lamina affixa (Telencephalon), dem Thalamus aufliegend
12 Ventriculus lateralis, Plexus choroideus (Telencephalon)
13 Corpus callosum, Indusium griseum mit Stria longitudinalis lateralis (Telencephalon)
14 Fornix, Crus (Telencephalon)
15 Cerebellum (Metencephalon)
16 Telencephalon, Sehrinde oberhalb des Sulcus calcarinus abgetragen, sodass die Sehrinde unterhalb des Sulcus calcarinus in der Aufsicht zu sehen ist

7 Telencephalon

7.10 Seitenventrikel und Balken

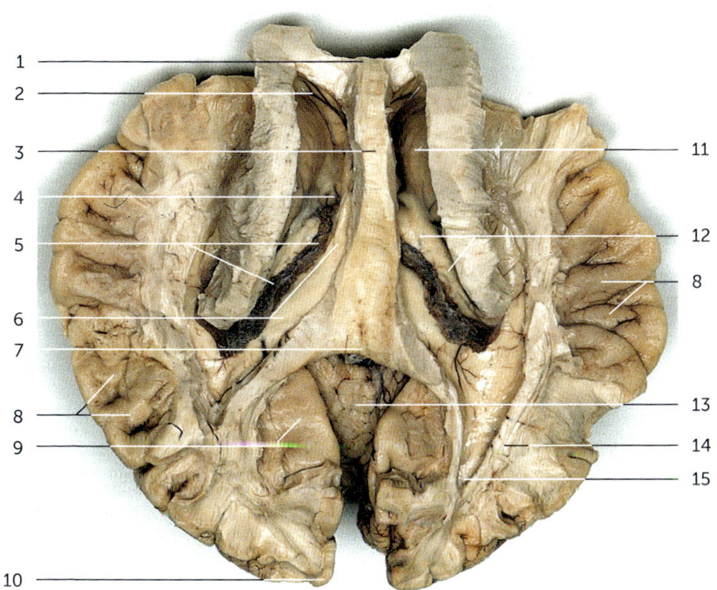

7 Telencephalon

7.10 Seitenventrikel und Balken

Wie Präparat auf Karte 115, jedoch beidseits symmetrisch • alle Opercula und Inselrinde abgetragen • beide Seitenventrikel vollständig eröffnet • von oben hinten

1 Corpus callosum, Genu (Telencephalon)
2 Ventriculus lateralis, Cornu frontale mit Vena anterior septi pellucidi (Telencephalon)
3 Corpus callosum, Truncus (Telencephalon)
4 Foramen interventriculare
5 Ventriculus lateralis, Plexus choroideus (Telencephalon)
6 Fornix, Crus (Telencephalon)
7 Corpus callosum, Splenium (Telencephalon)
8 Gyri temporales transversi (Telencephalon)
9 Telencephalon, Sehrinde oberhalb des Sulcus calcarinus abgetragen, sodass die Sehrinde unterhalb des Sulcus calcarinus in der Aufsicht zu sehen ist
10 Polus occipitalis (Telencephalon)
11 Nucleus caudatus, Caput (Telencephalon)
12 Lamina affixa (Telencephalon)
13 Cerebellum (Metencephalon)
14 Radiatio optica (Telencephalon)
15 Ventriculus lateralis, Cornu occipitale (Telencephalon)

7 Telencephalon

7.10 Seitenventrikel und Septum pellucidum

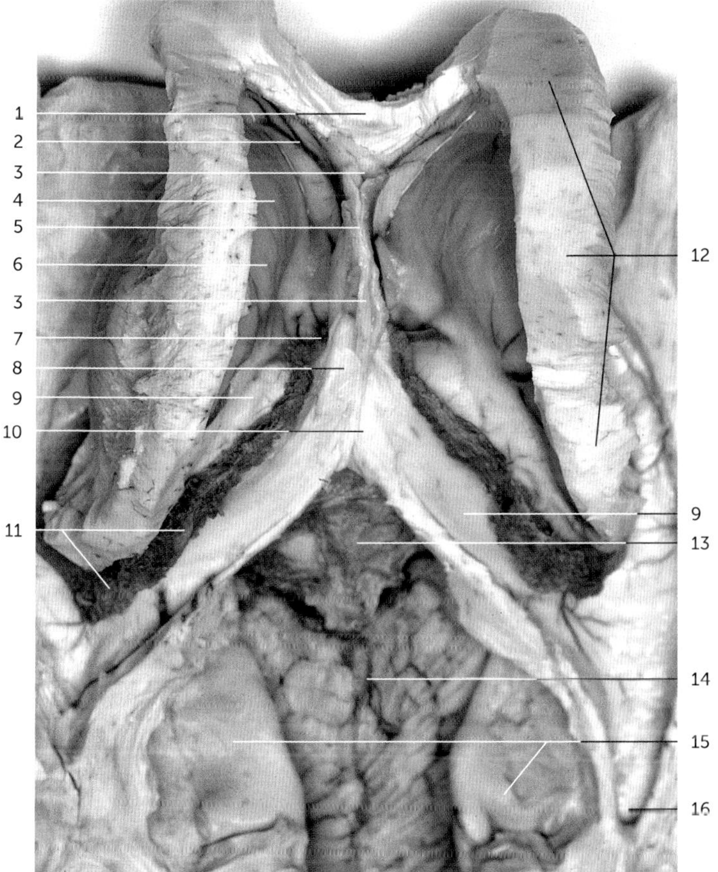

7 Telencephalon

7.10 Seitenventrikel und Septum pellucidum

Ausgehend von Präparat auf Karte 116 angefertigt • Balken an Genu und Splenium durchtrennt und abgehoben • Fornix erhalten • von oben und hinten

1 Corpus callosum, Rostrum (Telencephalon)
2 Ventriculus lateralis, Cornu frontale mit Vena anterior septi pellucidi (Telencephalon)
3 Cavum septi pellucidi im Septum pellucidum (Telencephalon)
4 Nucleus caudatus, Caput (Telencephalon)
5 Septum pellucidum (Telencephalon)
6 Nucleus caudatus, Corpus (Telencephalon)
7 Foramen interventriculare
8 Fornix, Columna (Telencephalon)
9 Lamina affixa (Telencephalon), dem Thalamus aufliegende
10 Fornix, Commissura (Telencephalon)
11 Ventriculus lateralis, Plexus choroideus (Telencephalon)
12 Corona radiata, Schnittkante (Telencephalon)
13 Leptomeningeales Bindegewebe, das die Cisterna venae magnae cerebri umgibt (oft als Velum interpositum bezeichnet), die Glandula pinealis schimmert hindurch
14 Cerebellum (Metencephalon)
15 Telencephalon, Sehrinde oberhalb des Sulcus calcarinus abgetragen, sodass die Sehrinde unterhalb des Sulcus calcarinus in der Aufsicht zu sehen ist
16 Ventriculus lateralis, Cornu occipitale (Telencephalon)

7 Telencephalon

7.10 Velum interpositum in situ

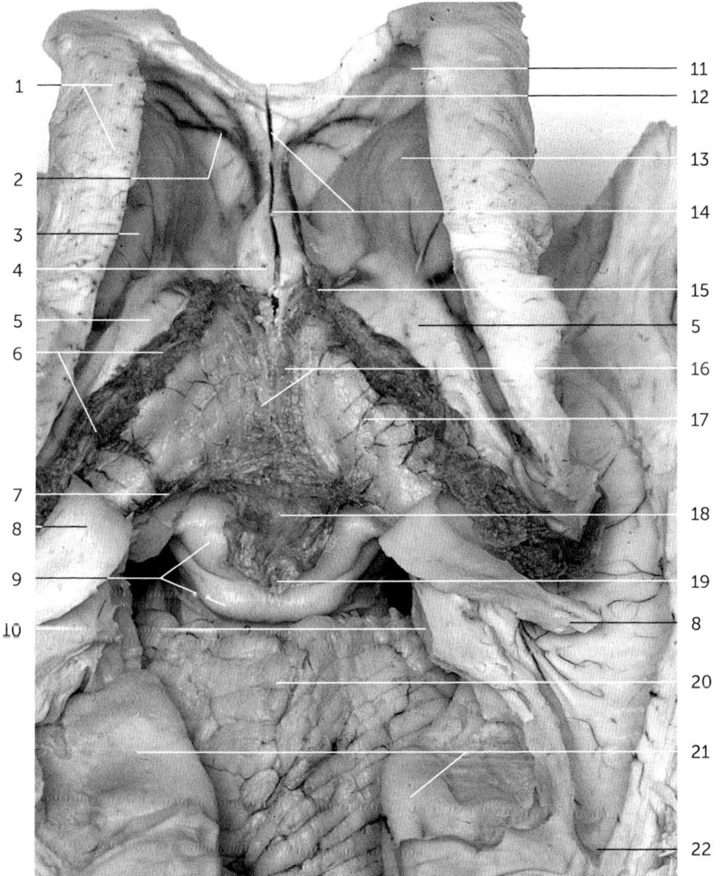

7 Telencephalon

7.10 Velum interpositum in situ

Ausgehend vom Präparat auf Karte 117 angefertigt • Balken an Genu und Splenium durchtrennt und abgehoben • Columna fornicis durchtrennt, an der Taenia fornicis abgerissen und nach hinten gelegt • von oben

1 Corona radiata, Schnittkante (Telencephalon)
2 Vena anterior septi pellucidi
3 Nucleus caudatus, Corpus (Telencephalon)
4 Columna fornicis
5 Lamina affixa (Telencephalon) auf dem Thalamus aufliegend
6 Ventriculus lateralis, Plexus choroideus (Telencephalon)
7 Vena basalis
8 Fornix, vor dem Foramen interventriculare durchtrennt und zurückgelegt, Unterseite (Telencephalon)
9 Lamina quadrigemina mit den Colliculi (Mesencephalon)
10 Radiatio corporis callosi, Forceps occipitalis, Schnittfläche (Telencephalon)
11 Ventriculus lateralis, Cornu frontale (Telencephalon)
12 Corpus callosum, Rostrum (Telencephalon)
13 Nucleus caudatus, Caput (Telencephalon)
14 Septum pellucidum, Einschnitt in das untere Septum pellucidum und das Rostrum corporis callosi (Telencephalon)
15 Foramen interventriculare, von oben eröffnet
16 Venae internae cerebri dextra und sinistra im Velum interpositum oberhalb der Tela choroidea des dritten Ventrikels
17 Pia mater encephali über dem medialen Thalamus
18 Bindegewebe oberhalb und hinter der Tela choroidea des dritten Ventrikels (Velum interpositum), die Glandula pinealis schimmert hindurch
19 Vena magna cerebri im Velum interpositum
20 Cerebellum (Metencephalon)
21 Telencephalon, Sehrinde oberhalb des Sulcus calcarinus abgetragen, sodass die Sehrinde unterhalb des Sulcus calcarinus in der Aufsicht zu sehen ist
22 Ventriculus lateralis, Cornu occipitale (Telencephalon)

7 Telencephalon

7.10 Velum interpositum und Glandula pinealis

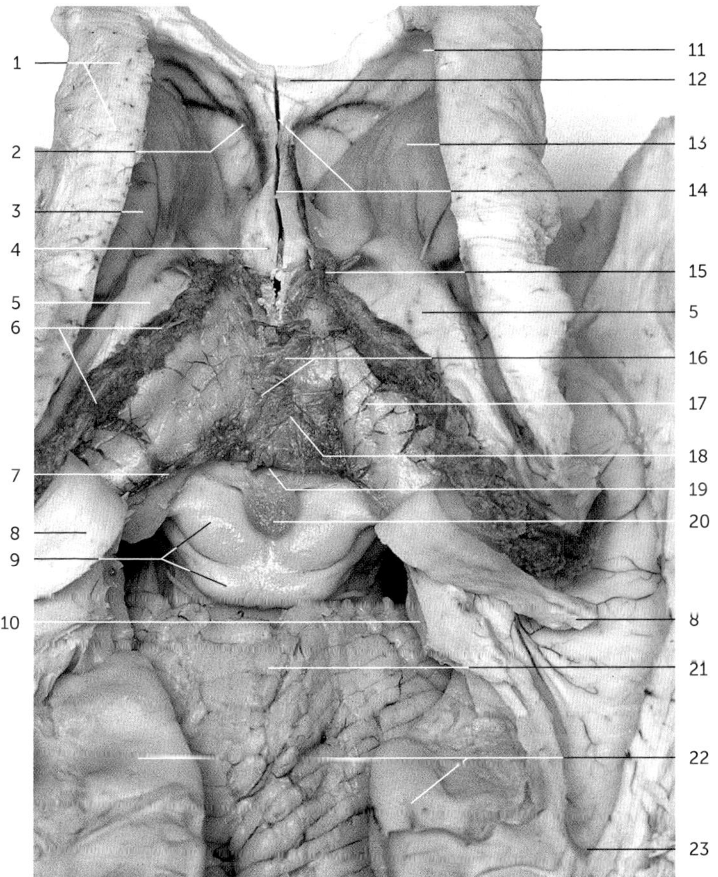

7 Telencephalon

7.10 Velum interpositum und Glandula pinealis

Ausgehend vom Präparat auf Karte 117 angefertigt • Balken an Genu und Splenium durchtrennt und abgehoben • Columna fornicis durchtrennt und nach hinten gelegt • Velum interpositum angehoben • von oben

1 Corona radiata, Schnittkante (Telencephalon)
2 Vena anterior septi pellucidi
3 Nucleus caudatus, Corpus (Telencephalon)
4 Columna fornicis
5 Lamina affixa (Telencephalon) auf dem Thalamus aufliegend
6 Ventriculus lateralis, Plexus choroideus (Telencephalon)
7 Vena basalis
8 Fornix, vor dem Foramen interventriculare durchtrennt und zurückgelegt, Unterseite Telencephalon
9 Lamina quadrigemina mit den Colliculi (Mesencephalon)
10 Radiatio corporis callosi, Forceps occipitalis, Schnittfläche (Telencephalon)
11 Ventriculus lateralis, Cornu frontale (Telencephalon)
12 Corpus callosum, Rostrum (Telencephalon)
13 Nucleus caudatus, Caput (Telencephalon)
14 Einschnitt in das untere Septum pellucidum und das Rostrum corporis callosi (Telencephalon)
15 Foramen interventriculare, von oben eröffnet
16 Venae internae cerebri dextra und sinistra im Velum interpositum
17 Pia mater encephali über dem medialen Thalamus
18 Leptomeningeales Bindegewebe, das die Cisterna venae magnae cerebri umgibt (oft als Velum interpositum bezeichnet) und Tela choroidea des dritten Ventrikels gemeinsam angehoben und nach vorne gelegt
19 Dritter Ventrikel, eröffnet durch das Abreißen des hintersten Anteils der Tela choroidea (Diencephalon)
20 Glandula pinealis (Diencephalon)
21 Cerebellum (Metencephalon)
22 Telencephalon, Sehrinde oberhalb des Sulcus calcarinus abgetragen, sodass die Sehrinde unterhalb des Sulcus calcarinus in der Aufsicht zu sehen ist
23 Ventriculus lateralis, Cornu occipitale (Telencephalon)

7 Telencephalon

7.11 Telae choroideae und Velum interpositum isoliert

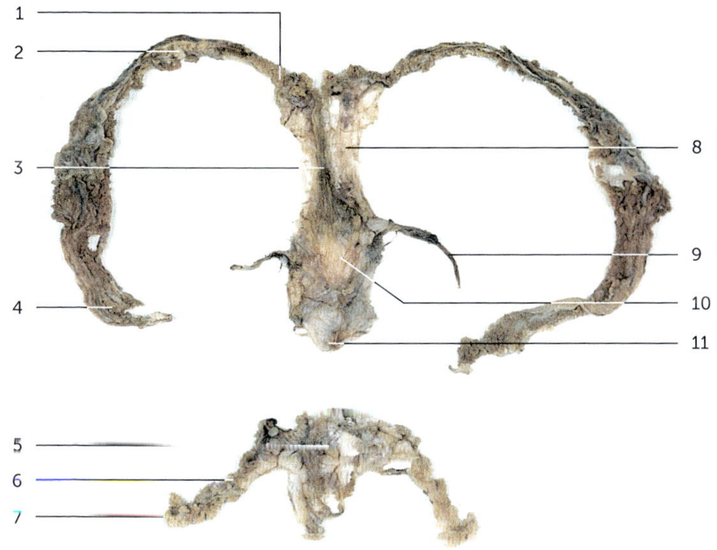

7 Telencephalon

7.11 Telae choroideae und Velum interpositum isoliert

Telae choroideae und Velum interpositum von den Ventrikeln gelöst und ausgebreitet • Blick auf die Oberseite

1 Lage des Foramen interventriculare
2 Tela choroidea und Plexus choroideus des Ventriculus lateralis, zentraler Teil (Telencephalon)
3 Vena interna cerebri im Velum interpositum oberhalb der Tela choroidea des dritten Ventrikels
4 Tela choroidea mit Plexus choroideus des Cornu temporale des Ventriculus lateralis (Telencephalon)
5 Tela choroidea mit Plexus choroideus des vierten Ventrikels (Myelencephalon)
6 Tela choroidea mit Plexus choroideus des Recessus lateralis des vierten Ventrikels (Myelencephalon)
7 „Bochdalek'sches Blumenkörbchen" (Myelencephalon)
8 Tela choroidea des dritten Ventrikels und Velum interpositum (Diencephalon)
9 Vena basalis
10 Velum interpositum oberhalb der Glandula pinealis
11 Vena magna cerebri im Velum interpositum hinter der Glandula pinealis

7 Telencephalon

7.12 Inselrinde

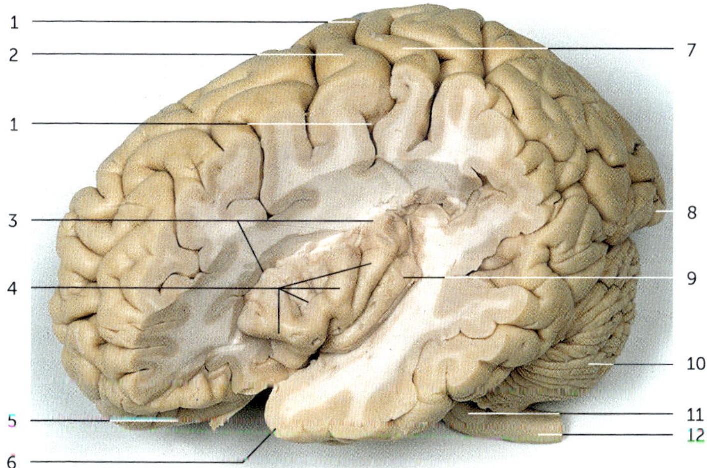

7 Telencephalon

7.12 Inselrinde

Alle Hirnhäute entfernt • alle Opercula abgetrennt • Inselrinde in ganzer Ausdehnung • Ausgangssituation für die Faserpräparation der Corona radiata • von links

1 Sulcus centralis (Telencephalon)
2 Gyrus precentralis (Telencephalon)
3 Sulcus circularis insulae (Telencephalon)
4 Gyri breves insulae (Telencephalon)
5 Gyrus rectus (Telencephalon)
6 Spitze des Lobus temporalis (Telencephalon)
7 Gyrus postcentralis (Telencephalon)
8 Polus occipitalis (Telencephalon)
9 Gyrus longus insulae (Telencephalon)
10 Cerebellum (Metencephalon)
11 Oliva (Metencephalon)
12 Medulla spinalis, durchtrennt

7 Telencephalon

7.12 Putamen und Corona radiata

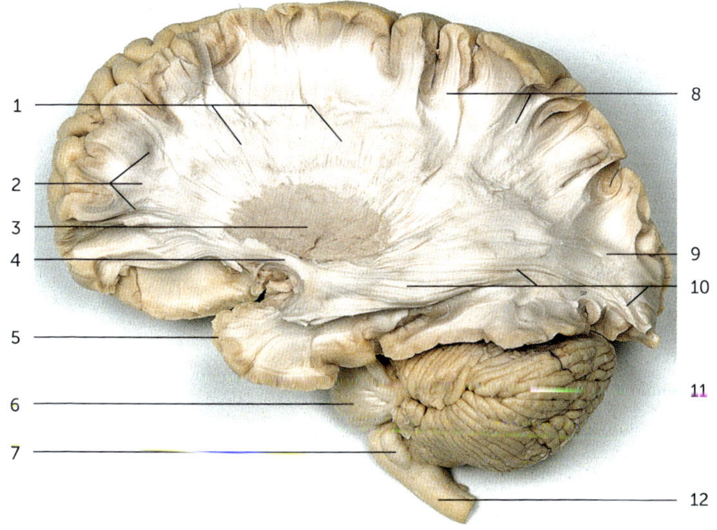

7 Telencephalon

7.12 Putamen und Corona radiata

Ausgehend vom Präparat auf Karte 121 angefertigt • seitliche Teile aller Lobi und Inselrinde sowie Capsula extrema, Claustrum und Capsula externa entfernt • Faserpräparat • von links

1 Radiatio corporis callosi, Anschnitt (Telencephalon)
2 Corona radiata im Bereich des Lobus frontalis (Telencephalon)
3 Nucleus lentiformis, Putamen (Telencephalon)
4 Fasciculus uncinatus (Telencephalon)
5 Spitze des Lobus temporalis (Telencephalon)
6 Pons (Metencephalon)
7 Oliva (Myelencephalon)
8 Corona radiata, im Bereich des Lobus parietalis (Telencephalon)
9 Corona radiata, im Bereich des Lobus occipitalis (Telencephalon)
10 Radiatio optica (Telencephalon)
11 Cerebellum (Metencephalon)
12 Medulla spinalis, durchtrennt

7 Telencephalon

7.12 Putamen und Corona radiata

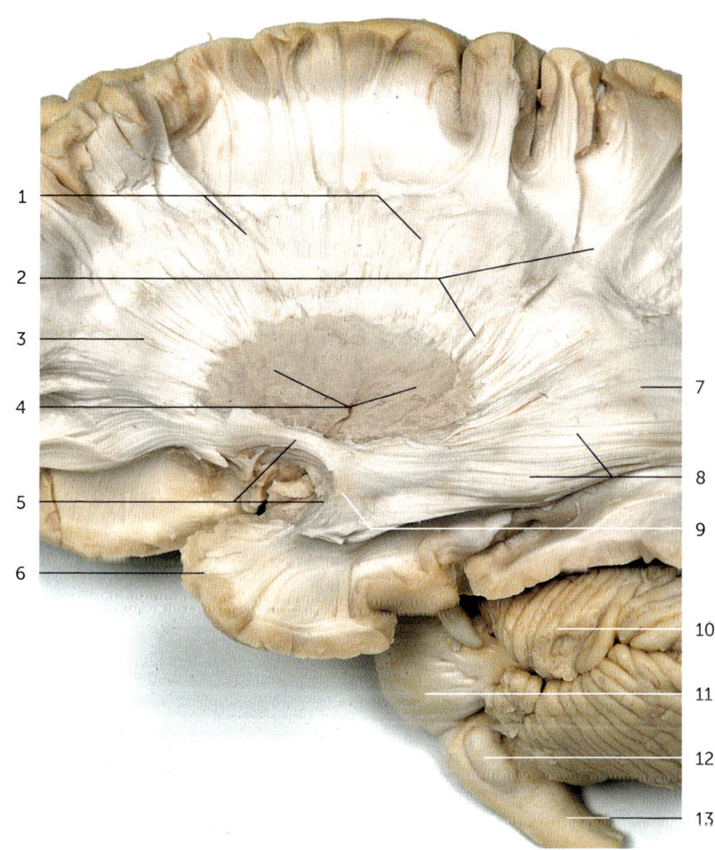

7 Telencephalon

7.12 Putamen und Corona radiata

Vergrößerung des Präparats von Karte 122 • seitliche Teile aller Lobi, Inselrinde sowie Capsula extrema, Claustrum und Capsula externa entfernt • von links

1 Radiatio corporis callosi, Anschnitt (Telencephalon)
2 Corona radiata, im Bereich des Lobus parietalis (Telencephalon)
3 Corona radiata, im Bereich des Lobus frontalis (Telencephalon)
4 Nucleus lentiformis, Putamen (Telencephalon)
5 Fasciculus uncinatus (Telencephalon)
6 Spitze des Lobus temporalis (Telencephalon)
7 Corona radiata, zum Lobus occipitalis ziehend (Telencephalon)
8 Radiatio optica (Telencephalon)
9 Corpus amygdaloideum, durch die dünne Schicht weißer Substanz durchscheinend (Telencephalon)
10 Cerebellum (Metencephalon)
11 Pons (Metencephalon)
12 Oliva (Myelencephalon)
13 Medulla spinalis, durchtrennt

7 Telencephalon

7.12 Putamen und Corona radiata

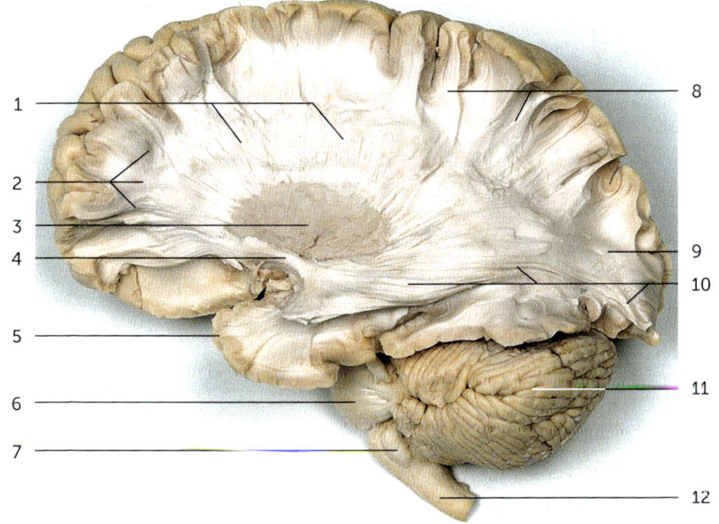

7 Telencephalon

7.12 Putamen und Corona radiata

Ausgehend vom Präparat auf Karte 121 angefertigt • seitliche Teile aller Lobi und Inselrinde sowie Capsula extrema, Claustrum und Capsula externa entfernt • Faserpräparat • von links

1 Radiatio corporis callosi, Anschnitt (Telencephalon)
2 Corona radiata im Bereich des Lobus frontalis (Telencephalon)
3 Nucleus lentiformis, Putamen (Telencephalon)
4 Fasciculus uncinatus (Telencephalon)
5 Spitze des Lobus temporalis (Telencephalon)
6 Pons (Metencephalon)
7 Oliva (Myelencephalon)
8 Corona radiata, im Bereich des Lobus parietalis (Telencephalon)
9 Corona radiata, im Bereich des Lobus occipitalis (Telencephalon)
10 Radiatio optica (Telencephalon)
11 Cerebellum (Metencephalon)
12 Medulla spinalis, durchtrennt

7 Telencephalon

7.12 Putamen und Corona radiata

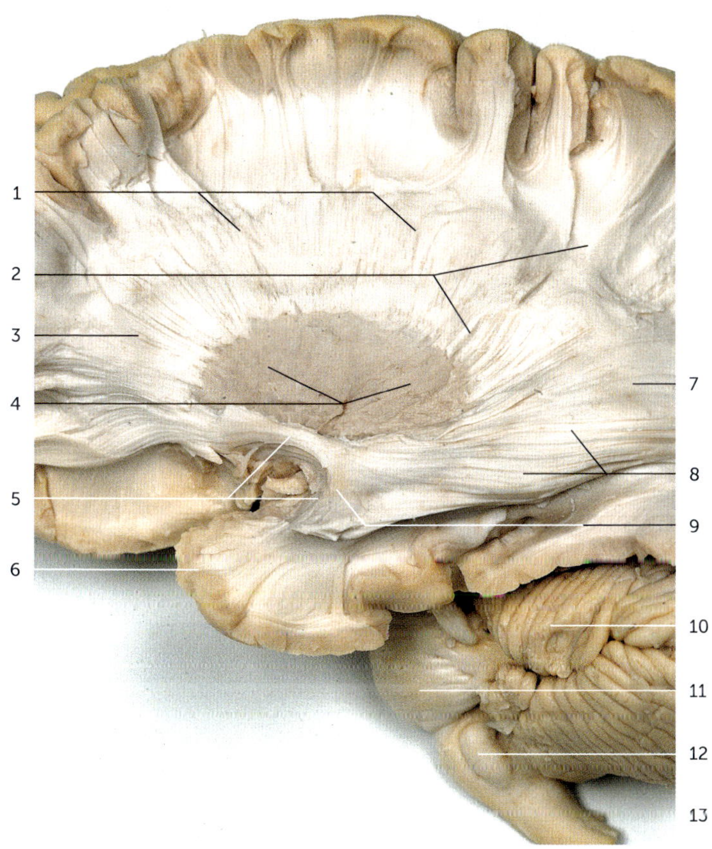

7 Telencephalon

7.12 Putamen und Corona radiata

Vergrößerung des Präparats von Karte 124 • seitliche Teile aller Lobi, Inselrinde sowie Capsula extrema, Claustrum und Capsula externa entfernt • von links

1 Radiatio corporis callosi, Anschnitt (Telencephalon)
2 Corona radiata, im Bereich des Lobus parietalis (Telencephalon)
3 Corona radiata, im Bereich des Lobus frontalis (Telencephalon)
4 Nucleus lentiformis, Putamen (Telencephalon)
5 Fasciculus uncinatus (Telencephalon)
6 Spitze des Lobus temporalis (Telencephalon)
7 Corona radiata, zum Lobus occipitalis ziehend (Telencephalon)
8 Radiatio optica (Telencephalon)
9 Corpus amygdaloideum, durch die dünne Schicht weißer Substanz durchscheinend (Telencephalon)
10 Cerebellum (Metencephalon)
11 Pons (Metencephalon)
12 Oliva (Myelencephalon)
13 Medulla spinalis, durchtrennt

7 Telencephalon

7.12 Putamen und Corona radiata

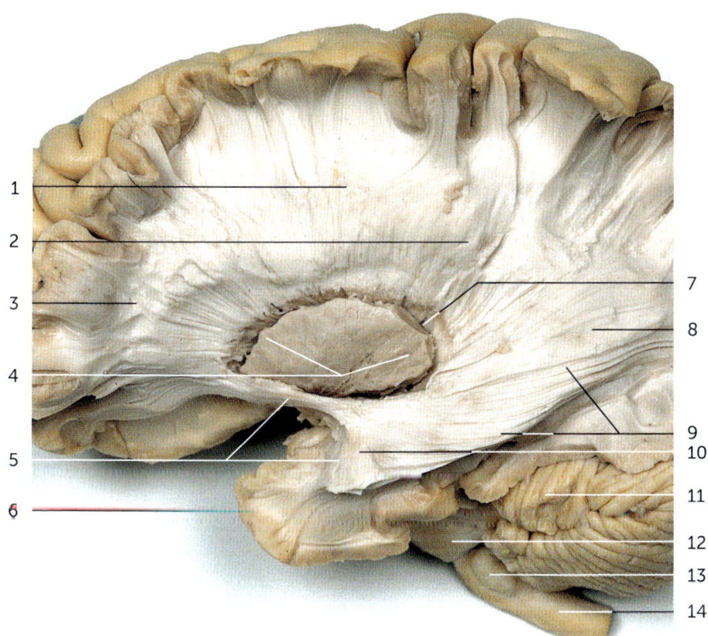

7 Telencephalon

7.12 Putamen und Corona radiata

Vergrößerung des Präparats von Karte 124 • seitliche Teile aller Lobi, Inselrinde sowie Capsula extrema, Claustrum und Capsula externa entfernt • Putamen in situ, aber von den Fasern der Capsula interna gelöst • von links

1 Corona radiata, im Bereich des Lobus parietalis (Telencephalon)
2 Radiatio corporis callosi, Anschnitt (Telencephalon)
3 Corona radiata, im Bereich des Lobus frontalis (Telencephalon)
4 Nucleus lentiformis, Putamen (Telencephalon)
5 Fasciculus uncinatus (Telencephalon)
6 Spitze des Lobus temporalis (Telencephalon)
7 Spalt zwischen Capsula interna und Putamen, durch die präparatorische Auslösung des Putamen entstanden
8 Corona radiata, zum Lobus occipitalis ziehend (Telencephalon)
9 Radiatio optica (Telencephalon)
10 Corpus amygdaloideum, durch die dünne Schicht weißer Substanz durchscheinend (Telencephalon)
11 Cerebellum (Metencephalon)
12 Pons (Metencephalon)
13 Oliva (Myelencephalon)
14 Medulla spinalis, durchtrennt

7 Telencephalon

7.12 Putamen und Corona radiata

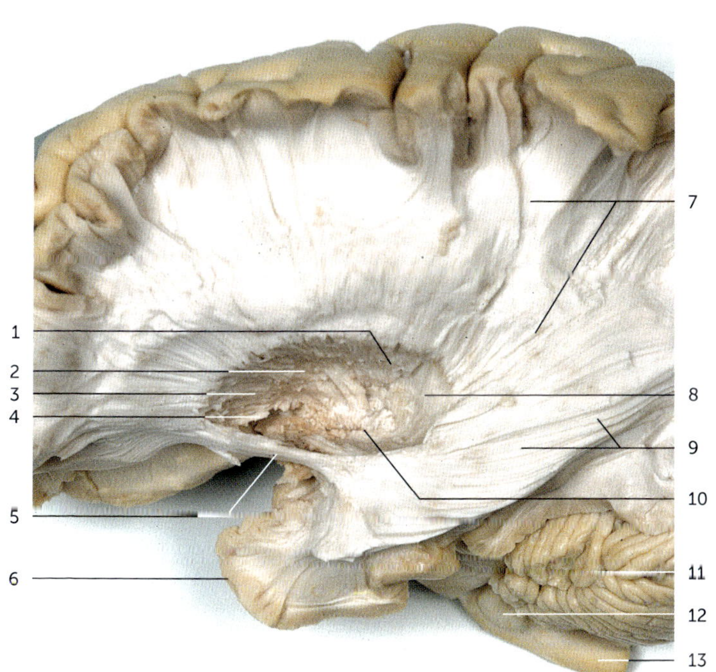

7 Telencephalon

7.12 Putamen und Corona radiata

Ausgehend vom Präparat auf Karte 126 angefertigt • seitliche Teile aller Lobi, Inselrinde sowie Capsula extrema, Claustrum und Capsula externa entfernt • Nucleus lentiformis entnommen • von links

1 Capsula interna, Crus posterius (Telencephalon)
2 Capsula interna, Genu (Telencephalon)
3 Capsula interna, Crus anterius (Telencephalon)
4 Commissura anterior, Anschnitt (Diencephalon)
5 Fasciculus uncinatus (Telencephalon)
6 Spitze des Lobus temporalis (Telencephalon)
7 Corona radiata (Telencephalon)
8 Capsula interna, Pars retrolentiformis (Telencephalon)
9 Radiatio optica (Telencephalon)
10 Bereich der Capsula interna, der nach der Entnahme des Nucleus lentiformis sichtbar ist, hier sammeln sich die Fasern zum Crus cerebri (Telencephalon)
11 Cerebellum (Metencephalon)
12 Oliva (Myelencephalon)
13 Medulla spinalis, durchtrennt

7 Telencephalon

7.13 Corona radiata, Nucleus caudatus und Thalamus

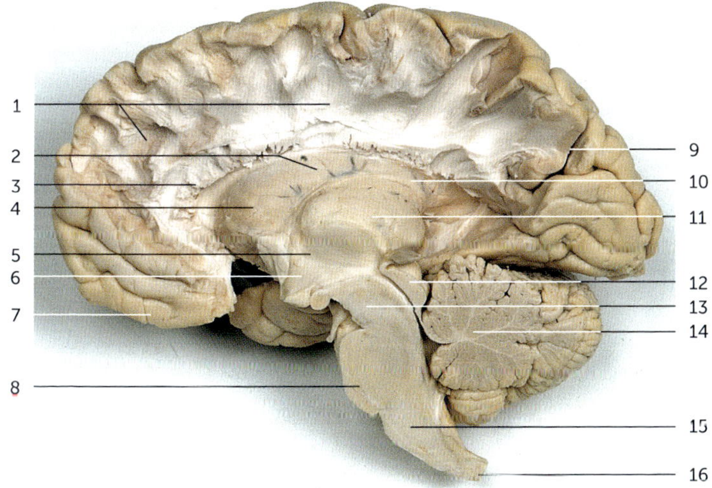

7 Telencephalon

7.13 Corona radiata, Nucleus caudatus und Thalamus

Ausgehend vom Präparat auf Karte 109 angefertigt • Cingulum, Corpus callosum, Septum pellucidum und Fornix abgetragen • Seitenventrikel von medial eröffnet und Corona radiata von medial gefasert • Faserpräparat • von medial

1 Corona radiata, von medial gefasert, dazwischen auch Fasern der Radiatio corporis callosi (Telencephalon)
2 Nucleus caudatus, Corpus, in der Wand des Seitenventrikels (Telencephalon)
3 Radiatio corporis callosi, hier wurde der Balken abgetrennt (Telencephalon)
4 Nucleus caudatus, Caput, in der Wand des Seitenventrikels (Telencephalon)
5 Sulcus hypothalamicus, in der Seitenwand des dritten Ventrikels (Diencephalon)
6 Hypothalamus, in der Seitenwand des dritten Ventrikels (Diencephalon)
7 Gyrus rectus (Telencephalon)
8 Pons, Anschnitt (Metencephalon)
9 Sulcus parietooccipitalis (Telencephalon)
10 Nucleus caudatus, Cauda (Telencephalon)
11 Thalamus, die Seitenwand des dritten Ventrikels bildend (Diencephalon)
12 Tectum mesencephali, Anschnitt (Mesencephalon)
13 Tegmentum mesencephali, Anschnitt (Mesencephalon)
14 Cerebellum, Anschnitt (Metencephalon)
15 Myelencephalon, Anschnitt
16 Medulla spinalis, durchtrennt

7 Telencephalon

7.13 Corona radiata, Nucleus caudatus und Thalamus

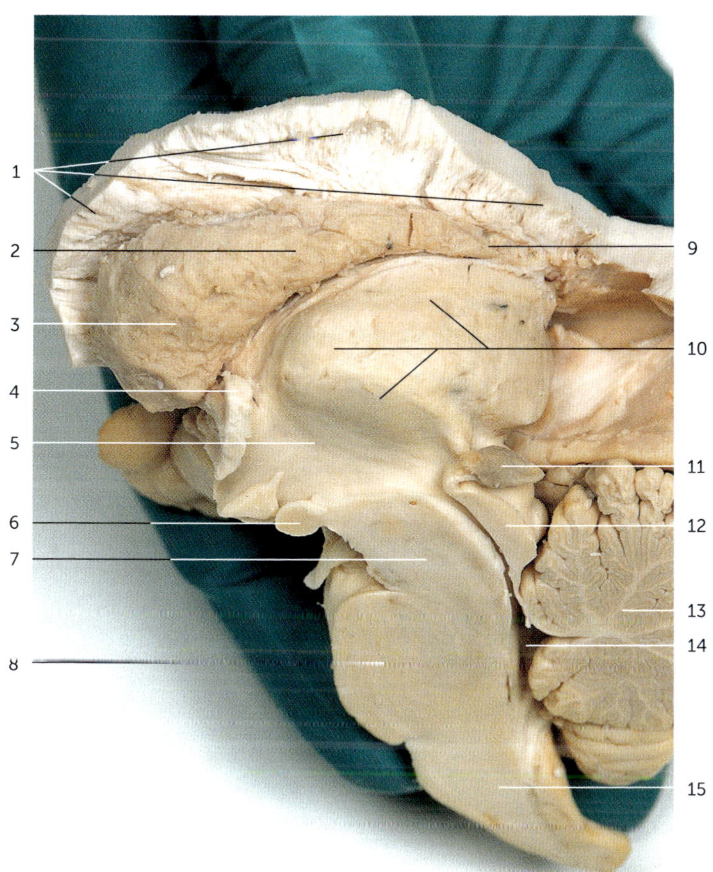

7 Telencephalon

7.13 Corona radiata, Nucleus caudatus und Thalamus

Ausgehend vom Präparat auf Karte 128 angefertigt • Corona radiata oberhalb des Nucleus caudatus bogenförmig abgetrennt • Seitenventrikel von medial eröffnet • Nucleus caudatus freipräpariert • Faserpräparat • von medial

1 Corona radiata, oberhalb des Nucleus caudatus bogenförmig abgetrennt (Telencephalon)
2 Nucleus caudatus, Corpus (Telencephalon)
3 Nucleus caudatus, Caput (Telencephalon)
4 Columna fornicis, durchtrennt
5 Sulcus hypothalamicus, in der Seitenwand des dritten Ventrikels (Diencephalon)
6 Corpus mammillare, Anschnitt (Diencephalon)
7 Tegmentum mesencephali, Anschnitt (Mesencephalon)
8 Pons, Paramedianschnitt (Metencephalon)
9 Nucleus caudatus, Cauda (Telencephalon)
10 Thalamus, die Seitenwand des dritten Ventrikels bildend (Diencephalon)
11 Glandula pinealis (Diencephalon)
12 Tectum mesencephali, Anschnitt (Mesencephalon)
13 Cerebellum, Anschnitt mit Arbor vitae (Metencephalon)
14 Vierter Ventrikel (Met- und Myelencephalon)
15 Myelencephalon, Anschnitt

7 Telencephalon

7.13 Corona radiata, Nucleus caudatus und Thalamus

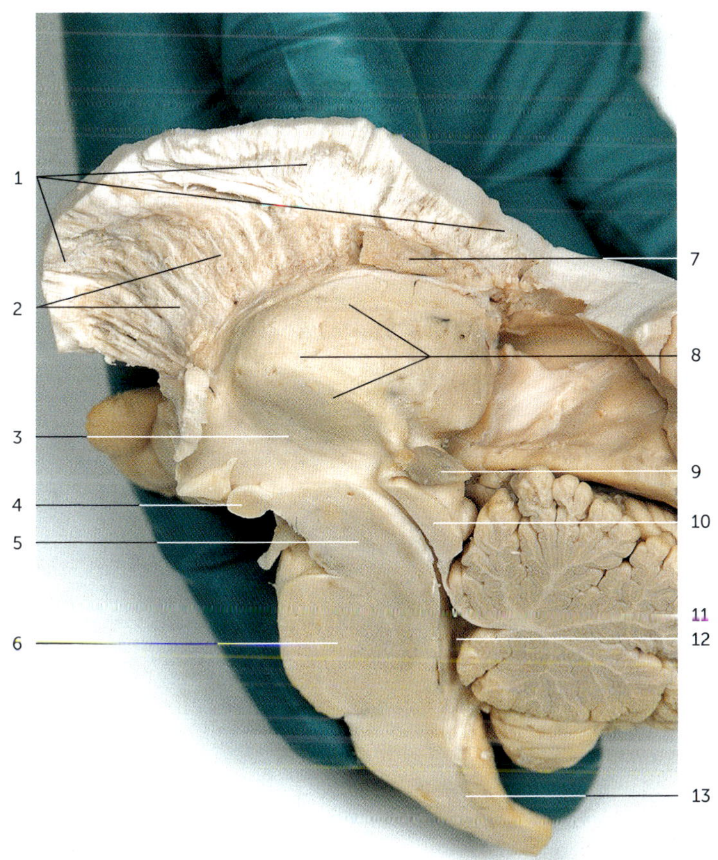

7 Telencephalon

7.13 Corona radiata, Nucleus caudatus und Thalamus

Ausgehend vom Präparat auf Karte 129 angefertigt • Corona radiata oberhalb des Nucleus caudatus bogenförmig abgetrennt • Seitenventrikel von medial eröffnet • Caput und Corpus des Nucleus caudatus entfernt • Faserpräparat • von medial

1 Corona radiata, oberhalb des Nucleus caudatus bogenförmig abgetrennt (Telencephalon)
2 Capsula interna, Verlauf lateral des Nucleus caudatus, wegen der sichtbaren Streifung aus grauer und weißer Substanz als Corpus striatum bezeichnet (Telencephalon)
3 Sulcus hypothalamicus, in der Seitenwand des dritten Ventrikels (Diencephalon)
4 Corpus mammillare, Anschnitt (Diencephalon)
5 Tegmentum mesencephali, Anschnitt (Mesencephalon)
6 Pons, Paramedianschnitt (Metencephalon)
7 Nucleus caudatus, Cauda (Telencephalon)
8 Thalamus, die Seitenwand des dritten Ventrikels bildend (Diencephalon)
9 Glandula pinealis (Diencephalon)
10 Tectum mesencephali, Anschnitt (Mesencephalon)
11 Cerebellum, Anschnitt mit Arbor vitae (Metencephalon)
12 Vierter Ventrikel (Met- und Myelencephalon)
13 Myelencephalon, Anschnitt

7 Telencephalon

7.14 Nucleus lentiformis, Hippocampus und Corpus amygdaloideum

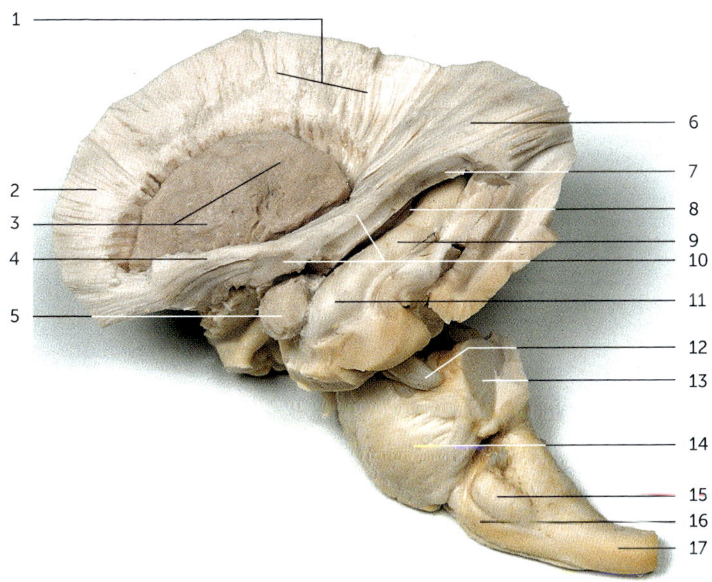

7 Telencephalon

7.14 Nucleus lentiformis, Hippocampus und Corpus amygdaloideum

Ausgehend vom Präparat auf Karte 130 angefertigt, jedoch von der Seite • Corona radiata oberhalb des Putamens bogenförmig abgetrennt • Cornu temporale des Seitenventrikels von der Seite eröffnet • Corpus amygdaloideum in situ • Faserpräparat • von links

1 Corona radiata, im Bereich des Lobus parietalis (Telencephalon)
2 Corona radiata, im Bereich des Lobus frontalis (Telencephalon)
3 Nucleus lentiformis, Putamen (Telencephalon)
4 Fasciculus uncinatus, temporaler Teil entfernt (Telencephalon)
5 Corpus amygdaloideum (Telencephalon)
6 Radiatio optica (Telencephalon)
7 Radiatio optica, Anschnitt (Telencephalon)
8 Ventriculus lateralis, von lateral eröffnet (Telencephalon)
9 Hippocampus (Telencephalon)
10 Corona radiata, Anschnitt (Telencephalon)
11 Pes hippocampi (Telencephalon)
12 Nervus trigeminus [V]
13 Pedunculus cerebellaris medius (Metencephalon)
14 Pons (Metencephalon)
15 Oliva (Myelencephalon)
16 Pyramis (Myelencephalon)
17 Medulla spinalis

8 Gehirnarterien

8.1 Arterien des Gehirns

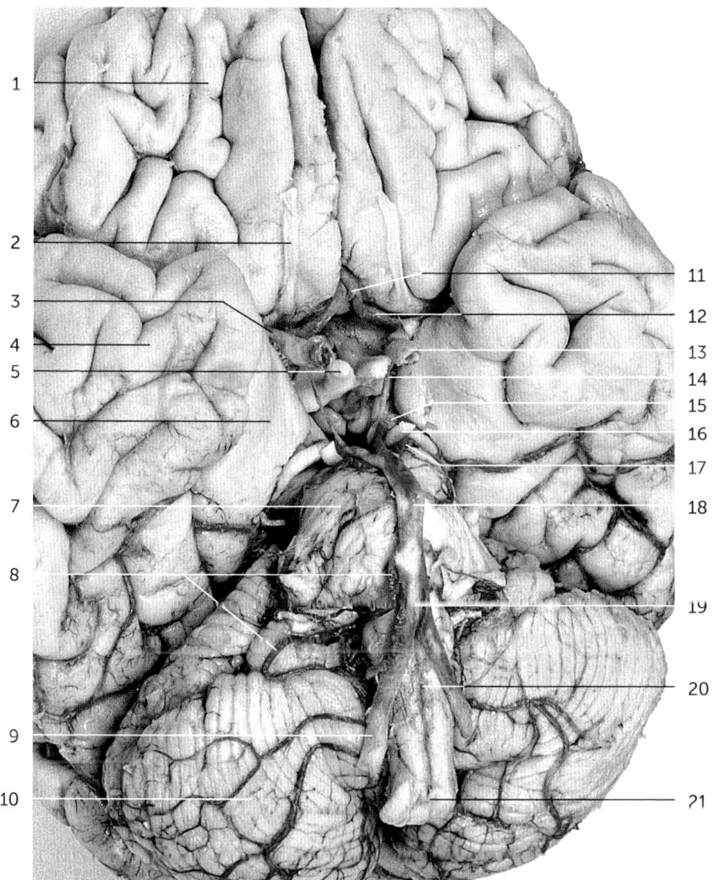

8 Gehirnarterien

8.1 Arterien des Gehirns

Alle Hirnhäute entfernt • basale Arterien erhalten • von unten

1 Lobus frontalis (Telencephalon)
2 Tractus olfactorius (Telencephalon)
3 Arteria cerebri media
4 Lobus temporalis (Telencephalon)
5 Nervus opticus [II], durchtrennt
6 Gyrus parahippocampalis (Telencephalon)
7 Pons (Metencephalon)
8 Arteria inferior anterior cerebelli
9 Arteria vertebralis, rechts
10 Cerebellum, Hemisphäre (Metencephalon)
11 Arteria communicans anterior
12 Arteria cerebri anterior
13 Arteria carotis interna, durchtrennt
14 Arteria communicans posterior
15 Arteria cerebri posterior
16 Nervus oculomotorius [III]
17 Arteria superior cerebelli
18 Arteria basilaris
19 Zusammenfluss der beiden Arteriae vertebrales zur Arteria basilaris
20 Fissura mediana anterior (Myelencephalon)
21 Medulla spinalis, Anschnitt

8 Gehirnarterien

8.1 Arteriae vertebralis und basilaris

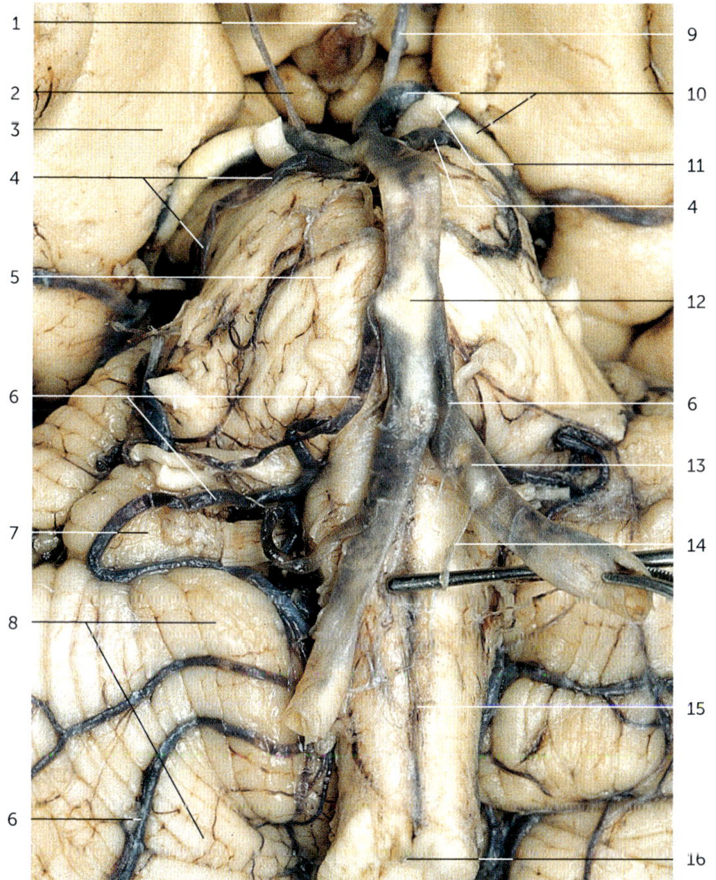

8 Gehirnarterien

8.1 Arteriae vertebralis und basilaris

Basale Arterien im Bereich von Pons und Myelencephalon erhalten • von unten

1 Hypophysenstiel (Diencephalon)
2 Corpus mammillare (Diencephalon)
3 Gyrus parahippocampalis (Telencephalon)
4 Arteria superior cerebelli
5 Pons (Metencephalon)
6 Arteria inferior anterior cerebelli
7 Cerebellum, Lobus flocculonodularis, Flocculus (Metencephalon)
8 Cerebellum, Hemisphäre (Metencephalon)
9 Arteria communicans posterior
10 Arteria cerebri posterior
11 Nervus oculomotorius [III]
12 Arteria basilaris
13 Rechte Arteria vertebralis
14 Arteria spinalis anterior, von der Sonde angehoben, vor der Vereinigung mit der gleichnamigen Arterie der Gegenseite
15 Fissura mediana anterior (Myelencephalon)
16 Medulla spinalis, Anschnitt

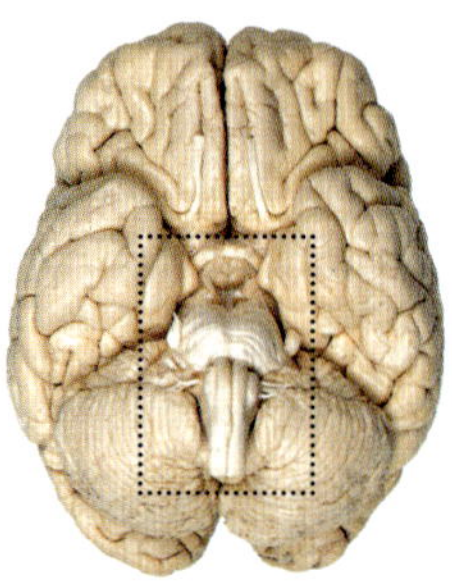

8 Gehirnarterien

8.2 Circulus arteriosus cerebri

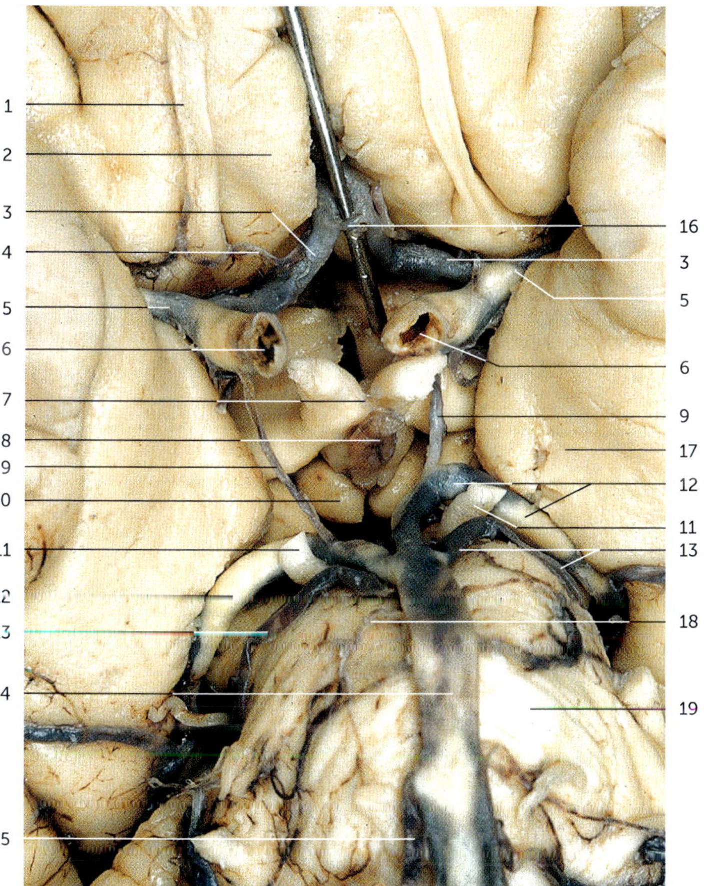

8 Gehirnarterien

8.2 Circulus arteriosus cerebri

Hirnhäute entfernt • Arteria basilaris und Circulus arteriosus cerebri im Bereich des basalen Stammhirns • Arteria communicans anterior angehoben • Polus frontalis links oben außerhalb des Bildes • von unten

1 Tractus olfactorius (Telencephalon)
2 Lobus frontalis, Gyrus rectus (Telencephalon)
3 Arteria cerebri anterior
4 Arteria striata medialis distalis (= Arteria centralis longa, Heubner'sche Arterie), distal abgelöst und verlagert
5 Arteria cerebri media
6 Arteria carotis interna, Anschnitt
7 Chiasma opticum (Diencephalon)
8 Hypophysenstiel (Diencephalon)
9 Arteria communicans posterior
10 Corpus mammillare (Diencephalon)
11 Nervus oculomotorius [III]
12 Arteria cerebri posterior
13 Arteria superior cerebelli
14 Arteria basilaris
15 Arteria inferior anterior cerebelli
16 Arteria communicans anterior
17 Gyrus parahippocampalis (Telencephalon)
18 Arteria pontis
19 Pons (Metencephalon)

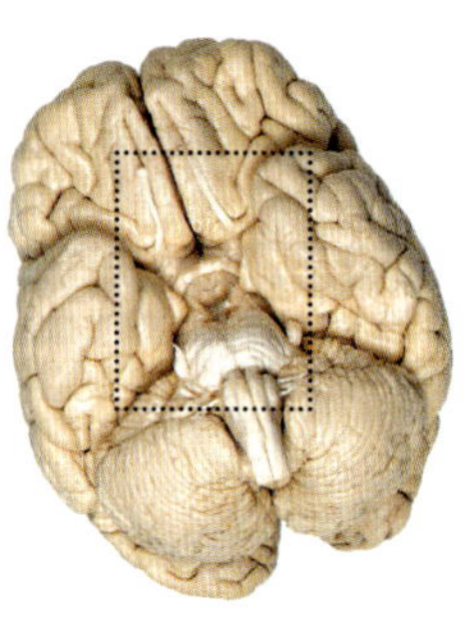

8 Gehirnarterien

8.3 Arteria basilaris und Circulus arteriosus cerebri mit Aufzweigungen

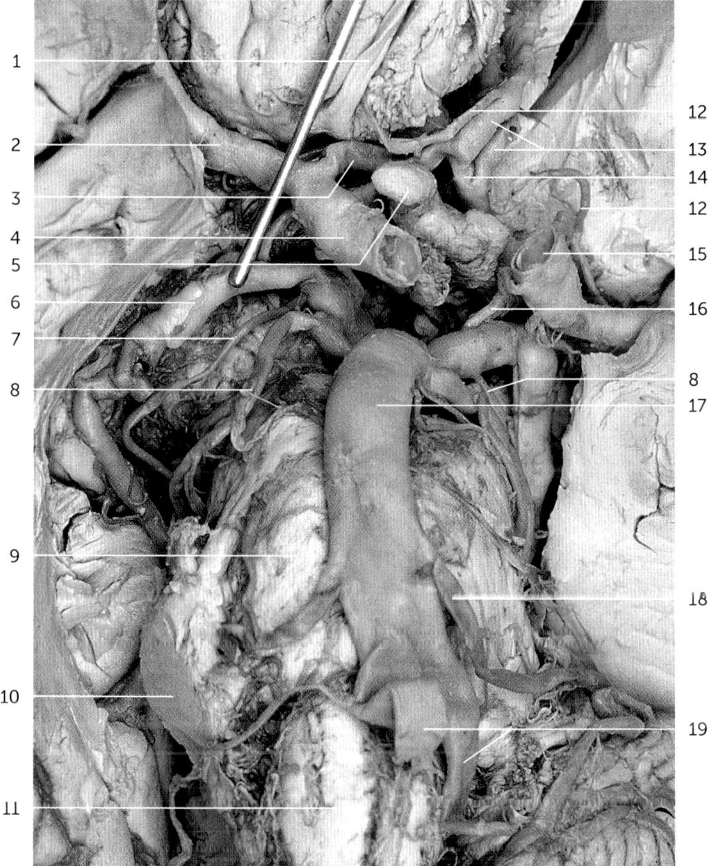

8 Gehirnarterien

8.3 Arteria basilaris und Circulus arteriosus cerebri mit Aufzweigungen

Hirnhäute entfernt • linke Kleinhirnhälfte und Teile beider Gyri parahippocampales entfernt • Polus frontalis rechts oben außerhalb des Bildes • von unten

1 Tractus olfactorius (Telencephalon)
2 Arteria cerebri media
3 Arteria cerebri anterior
4 Arteria carotis interna, durchtrennt
5 Nervus opticus [II], durchtrennt
6 Arteria cerebri posterior
7 Arteria cerebri posterior, Ramus choroideus posterior medialis
8 Arteria superior cerebelli
9 Pons (Metencephalon)
10 Pedunculus cerebellaris medius, Anschnitt (Metencephalon)
11 Myelencephalon
12 Arteria striata medialis distalis (= Arteria centralis longa, Heubner'sche Arterie)
13 Arteriae cerebri anteriores
14 Arteria communicans anterior
15 Arteria carotis interna, Anschnitt
16 Arteria communicans posterior
17 Arteria basilaris
18 Arteria inferior anterior cerebelli
19 Arteriae vertebrales

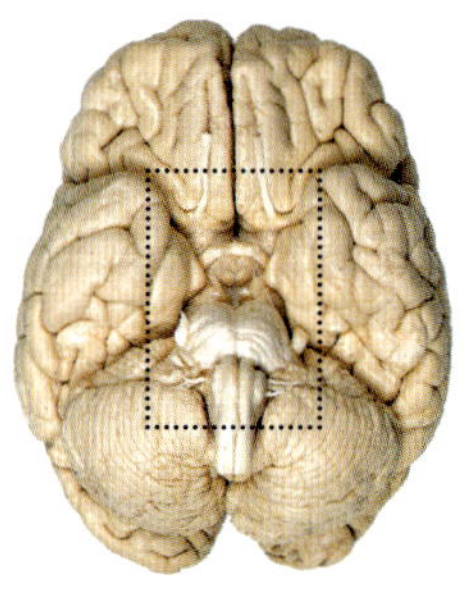

8 Gehirnarterien

8.3 Gehirnarterien

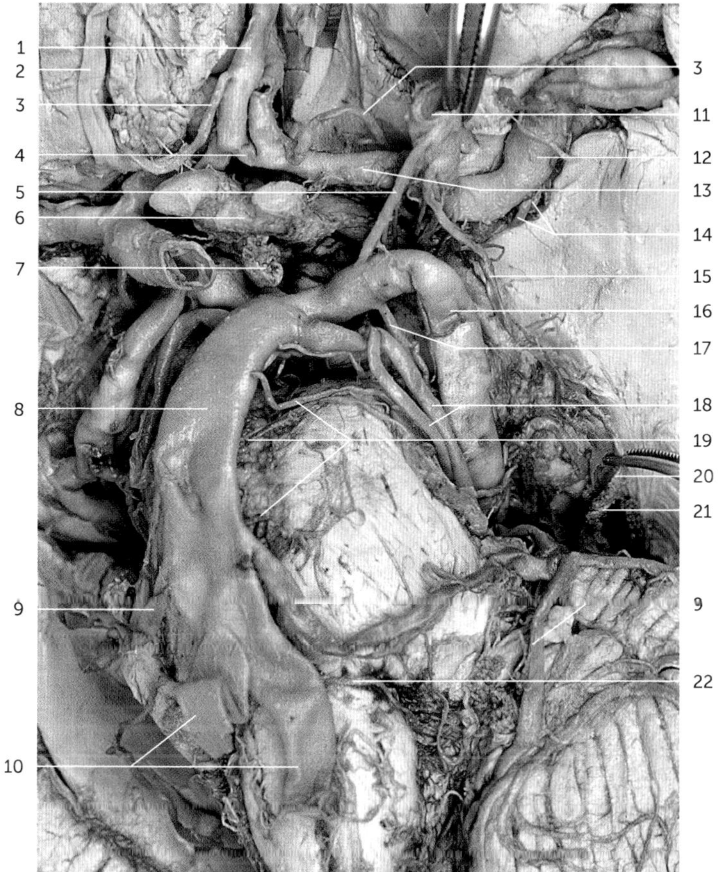

8 Gehirnarterien

8.3 Gehirnarterien

Hirnhäute entfernt • Arterien im Bereich des linken Crus cerebri • linke Kleinhirnhälfte und Teile beider Gyri parahippocampales entfernt • linkes Cornu temporale eröffnet • Polus frontalis oben außerhalb des Bildes • von unten

1 Arteria cerebri anterior, Pars postcommunicalis
2 Tractus olfactorius (Telencephalon)
3 Arteria striata medialis distalis (= Arteria centralis longa, Heubner'sche Arterie)
4 Arteria communicans anterior
5 Arteria communicans posterior
6 Chiasma opticum (Diencephalon)
7 Hypophysenstiel (Diencephalon)
8 Arteria basilaris
9 Arteria inferior anterior cerebelli
10 Arteriae vertebrales
11 Arteria carotis interna, angehoben, Anschnitt
12 Arteria cerebri media
13 Arteria cerebri anterior, Pars precommunicalis
14 Arteriae centrales anterolaterales
15 Arteria choroidea anterior
16 Arteria cerebri posterior
17 Arteria cerebri posterior, Ramus choroideus posterior medialis
18 Arteria superior cerebelli, Rami medialis und lateralis
19 Arteriae pontis
20 Arteria choroidea anterior, Einmündung in den Plexus choroideus des Cornu temporale des Ventriculus lateralis
21 Plexus choroideus des Cornu temporale des Ventriculus lateralis (Telencephalon)
22 Arteria inferior posterior cerebelli

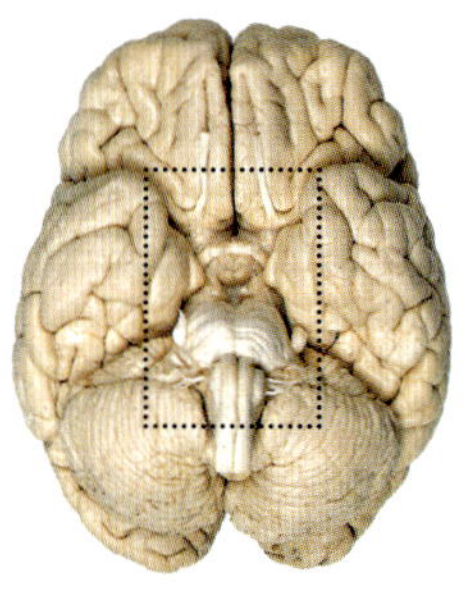

8 Gehirnarterien

8.3 Gehirnarterien

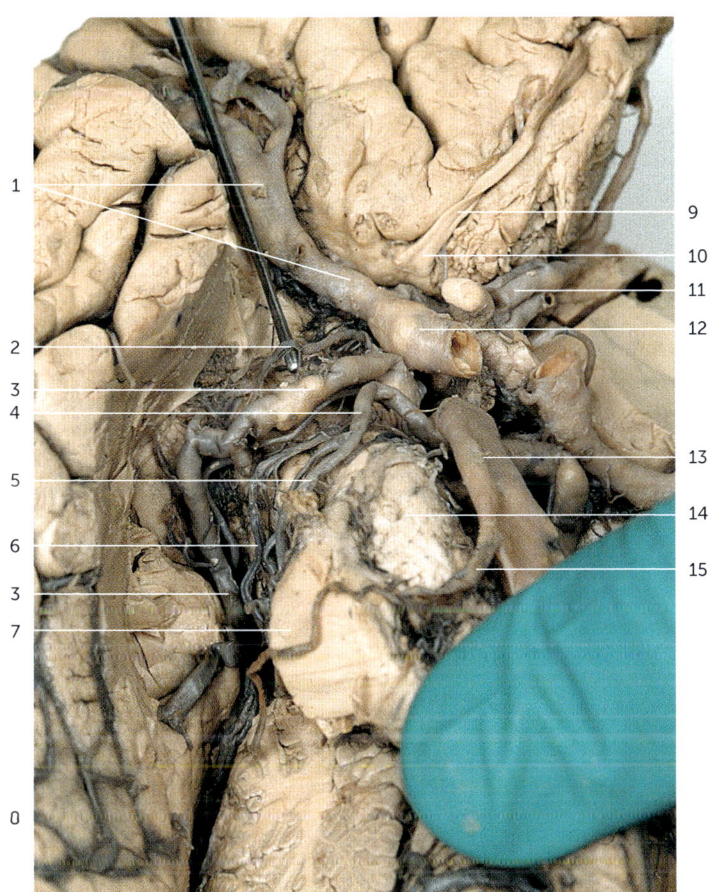

8 Gehirnarterien

8.3 Gehirnarterien

Hirnhäute entfernt • Arterien im Bereich des linken Crus cerebri • linke Kleinhirnhälfte und Teile beider Gyri parahippocampales entfernt • linkes Cornu temporale eröffnet • Polus frontalis rechts oben außerhalb des Bildes • von rechts unten

1 Arteria cerebri media
2 Arteria choroidea anterior, angehoben
3 Arteria cerebri posterior
4 Arteria superior cerebelli
5 Arteria superior cerebelli, Rami medialis und lateralis
6 Arteria cerebri posterior, Ramus choroideus posterior medialis
7 Pedunculus cerebellaris medius, Anschnitt (Metencephalon)
8 Cerebellum, Anschnitt (Metencephalon)
9 Tractus olfactorius (Telencephalon)
10 Trigonum olfactorium (Telencephalon)
11 Arteria cerebri anterior
12 Arteria carotis interna, durchtrennt
13 Arteria basilaris
14 Pons (Metencephalon)
15 Arteria inferior anterior cerebelli

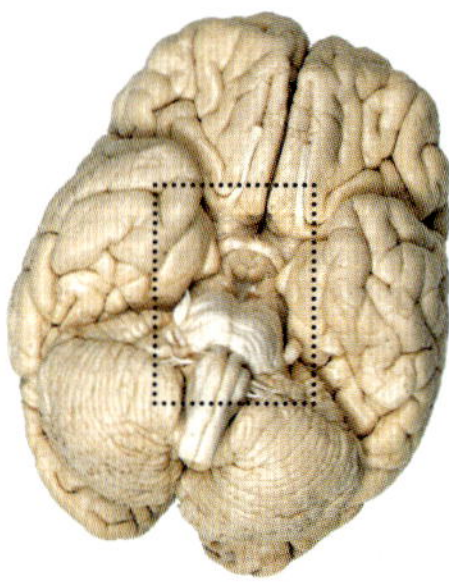

8 Gehirnarterien

8.4 Arteria cerebri media

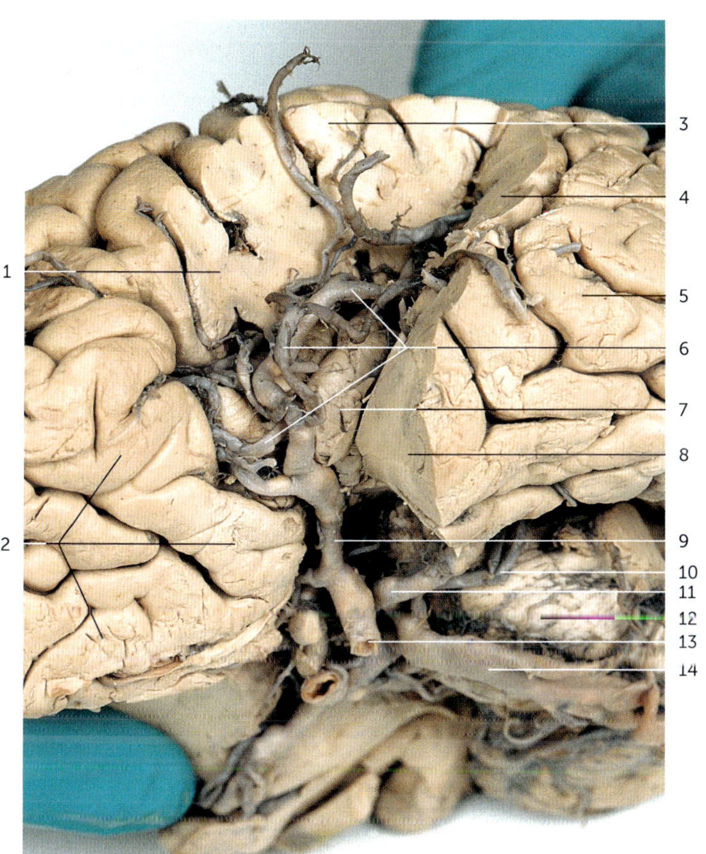

8 Gehirnarterien

8.4 Arteria cerebri media

Hirnhäute entfernt • Arteria cerebri media und ihre Verzweigung auf der Insula • alle Opercula und die Spitze des Lobus temporalis entfernt • Polus frontalis links unten außerhalb des Bildes • von links unten

1 Lobus frontalis, Schnittfläche, an der das Operculum frontale abgetrennt wurde (Telencephalon)
2 Lobus frontalis (Telencephalon)
3 Lobus parietalis, Schnittfläche, an der das Operculum parietale abgetrennt wurde (Telencephalon)
4 Lobus temporalis, Schnittfläche, an der das Operculum temporale abgetrennt wurde (Telencephalon)
5 Lobus temporalis (Telencephalon)
6 Arteria cerebri media, Aufzweigung auf der Inselrinde
7 Gyrus longus insulae (Telencephalon)
8 Lobus temporalis, Schnittfläche, an der die Spitze des Lobus temporalis abgetrennt wurde (Telencephalon)
9 Arteria cerebri media
10 Arteria superior cerebelli
11 Arteria cerebri posterior
12 Pons (Metencephalon)
13 Arteria carotis interna, Anschnitt
14 Arteria basilaris

8 Gehirnarterien

8.4 Circulus arteriosus cerebri

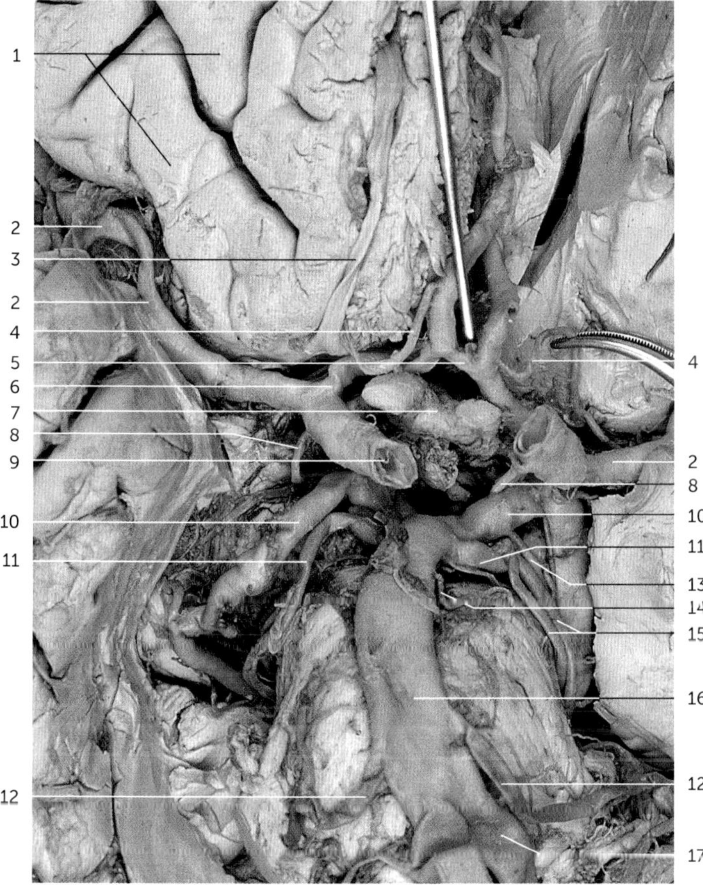

8 Gehirnarterien

8.4 Circulus arteriosus cerebri

Hirnhäute entfernt • linke Kleinhirnhälfte und Teile beider Gyri parahippocampales entfernt • Polus frontalis rechts oben außerhalb des Bildes • von unten

1 Gyri orbitales (Telencephalon)
2 Arteria cerebri media
3 Tractus olfactorius (Telencephalon)
4 Arteria striata medialis distalis (= Arteria centralis longa, Heubner'sche Arterie)
5 Arteria communicans anterior
6 Arteria cerebri anterior
7 Chiasma opticum (Diencephalon)
8 Arteria communicans posterior
9 Arteria carotis interna, Anschnitt
10 Arteria cerebri posterior
11 Arteria superior cerebelli
12 Arteria inferior anterior cerebelli
13 Arteria cerebri posterior, Ramus choroideus posterior medialis
14 Arteria pontis
15 Arteria superior cerebelli, Rami medialis und lateralis
16 Arteria basilaris
17 Arteriae vertebrales

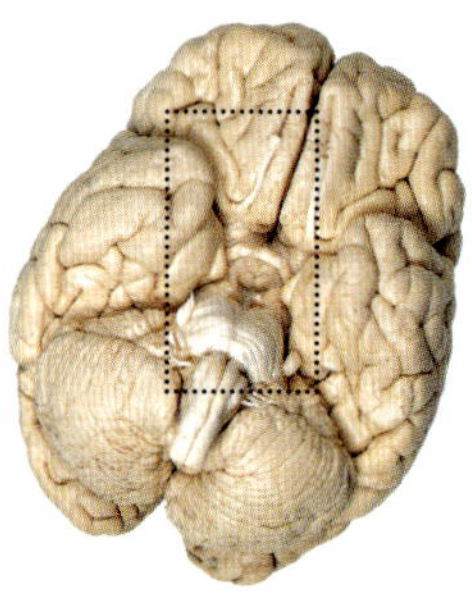

8 Gehirnarterien

8.4 Arteria cerebri anterior

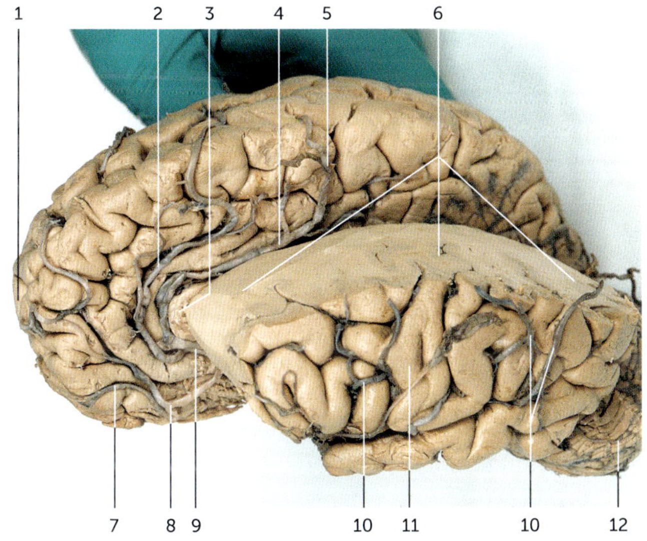

8 Gehirnarterien

8.4 Arteria cerebri anterior

Hirnhäute entfernt • Lobi frontalis, parietalis und temporalis der linken Seite teilweise entfernt • Polus frontalis links im Bild • von links vorne

1 Polus frontalis (Telencephalon)
2 Arteria callosomarginalis
3 Corpus callosum (Telencephalon)
4 Arteria pericallosa
5 Arteria paracentralis
6 Schnittfläche, an der die Lobi frontalis, parietalis und occipitalis der linken Hemisphäre durchtrennt wurden (Telencephalon)
7 Arteria frontobasalis medialis
8 Arteria callosomarginalis, Rami frontales anteromediales
9 Arteria cerebri anterior
10 Äste der Arteria cerebri media
11 Lobus temporalis (Telencephalon)
12 Cerebellum (Metencephalon)

8 Gehirnarterien

8.4 Arteria cerebri media

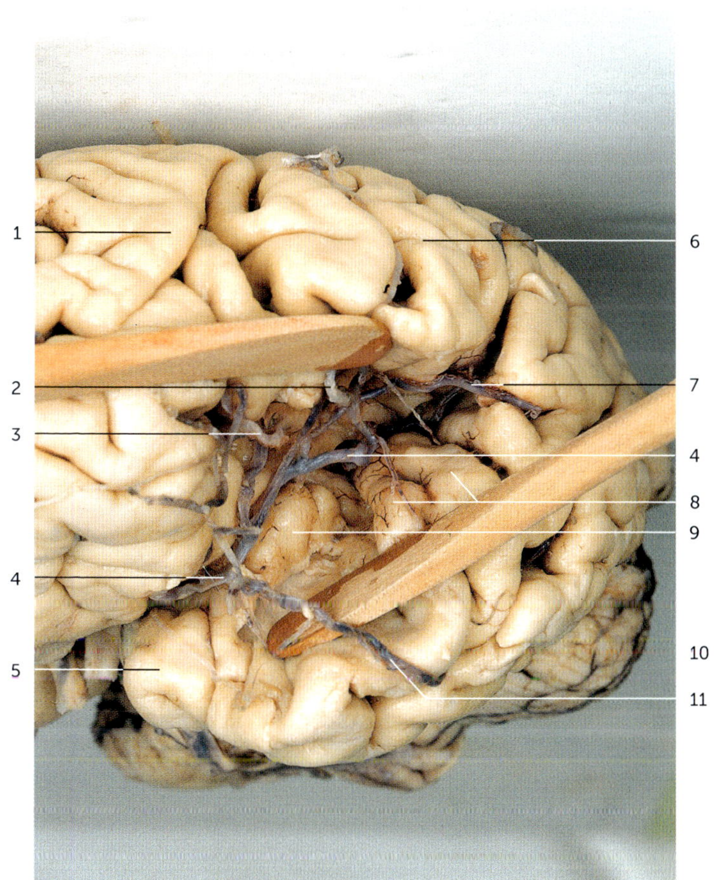

8 Gehirnarterien

8.4 Arteria cerebri media

Alle Hirnhäute entfernt • Opercula auseinander gedrängt • Aufzweigung der Arteria cerebri media in der Tiefe des Sulcus lateralis auf der Inselrinde • von links vorne

1 Lobus frontalis (Telencephalon)
2 Arteria sulci centralis
3 Arteria frontobasalis lateralis
4 Arteria cerebri media, Pars insularis
5 Spitze des Lobus temporalis (Telencephalon)
6 Lobus parietalis (Telencephalon)
7 Arteria cerebri media, Ramus temporooccipitalis
8 Lobus temporalis (Telencephalon), Gyri temporales transversi
9 Inselrinde (Telencephalon)
10 Cerebellum (Metencephalon)
11 Arteria cerebri media, Ramus temporalis anterior

9 Frontalschnitte

9.1 Frontalschnitt im Bereich des vorderen Septum pellucidum

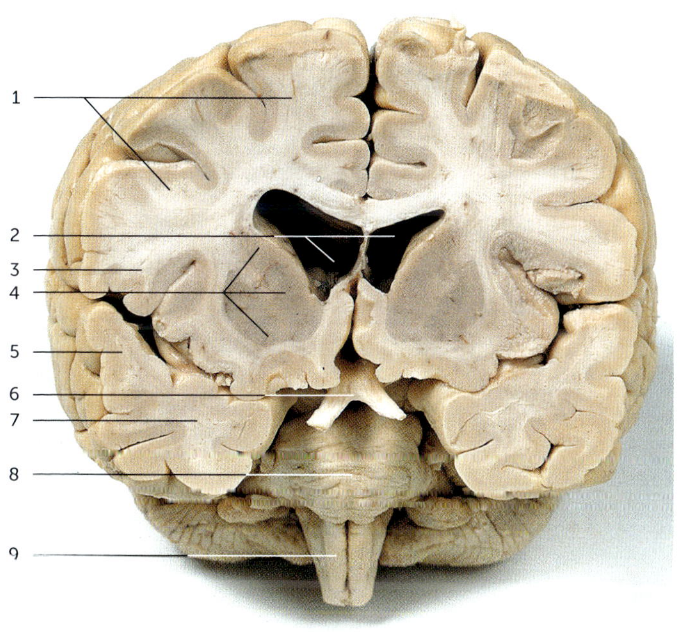

9 Frontalschnitte

9.1 Frontalschnitt im Bereich des vorderen Septum pellucidum

Überblick • Schnitt durch den Lobus frontalis und den Lobus temporalis • Blickrichtung (→) von vorne nach hinten

1 Lobus frontalis (Telencephalon)
2 Ventriculus lateralis, Cornu frontale (Telencephalon)
3 Operculum frontale (Telencephalon)
4 Corpus striatum (Tel- und Diencephalon)
5 Operculum temporale (Telencephalon)
6 Chiasma opticum, nicht angeschnitten (Diencephalon)
7 Lobus temporalis (Telencephalon)
8 Pons, nicht angeschnitten (Metencephalon)
9 Myelencephalon, nicht angeschnitten

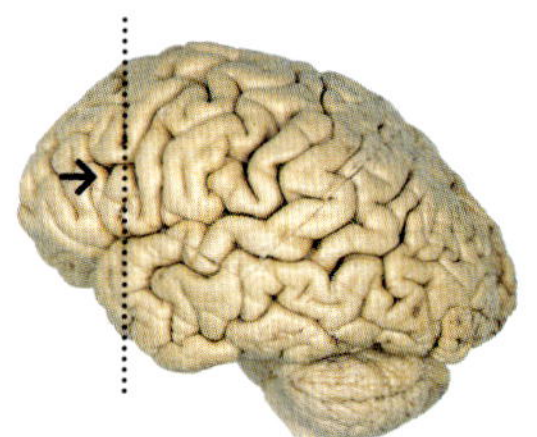

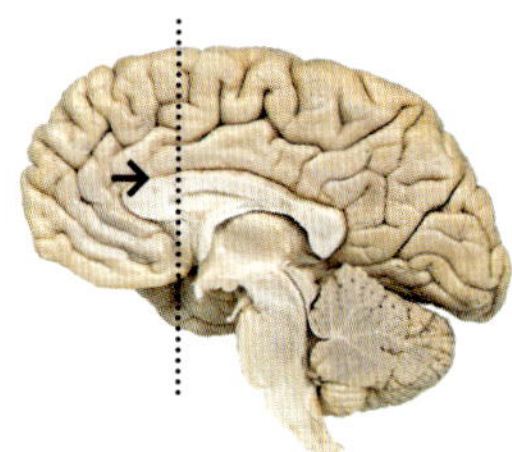

9 Frontalschnitte

9.1 Frontalschnitt im Bereich des vorderen Septum pellucidum

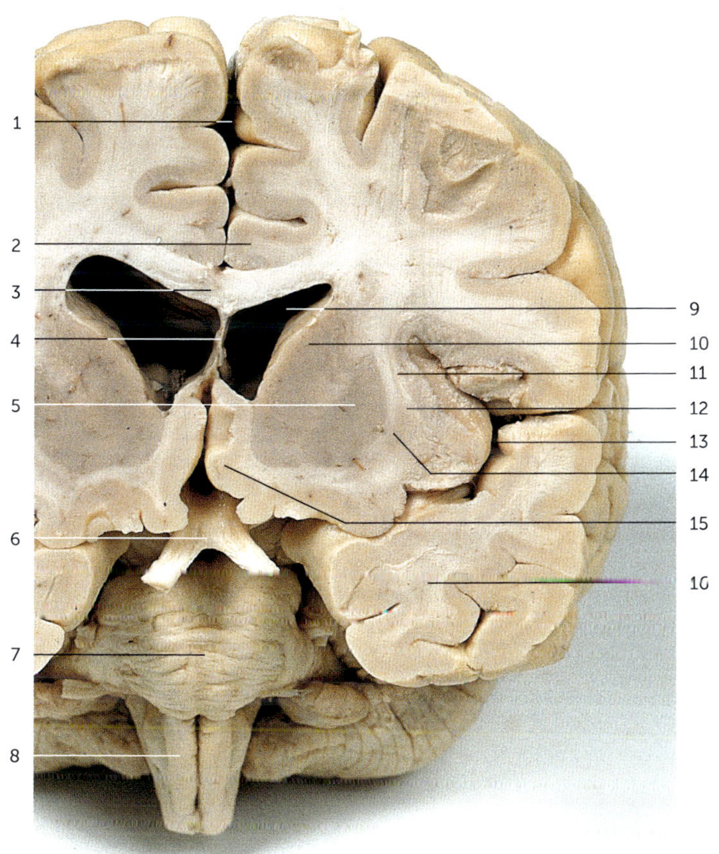

9 Frontalschnitte

9.1 Frontalschnitt im Bereich des vorderen Septum pellucidum

Vergrößerung der Abbildung von Karte 142 • Schnitt durch den Lobus frontalis und den Lobus temporalis • Blickrichtung (→) von vorne nach hinten

1 Fissura longitudinalis cerebri (Telencephalon)
2 Gyrus cinguli (Telencephalon)
3 Corpus callosum, Truncus (Telencephalon)
4 Septum pellucidum (Telencephalon)
5 Nucleus lentiformis, Putamen (Telencephalon)
6 Chiasma opticum, nicht angeschnitten (Diencephalon)
7 Pons, nicht angeschnitten (Metencephalon)
8 Pyramis, nicht angeschnitten (Myelencephalon)
9 Ventriculus lateralis, Cornu frontale (Telencephalon)
10 Nucleus caudatus, Caput (Telencephalon)
11 Capsula extrema (Telencephalon)
12 Claustrum (Telencephalon)
13 Sulcus lateralis cerebri (Telencephalon)
14 Capsula externa (Telencephalon)
15 Lobus frontalis, Gyrus paraterminalis (Telencephalon)
16 Lobus temporalis (Telencephalon)

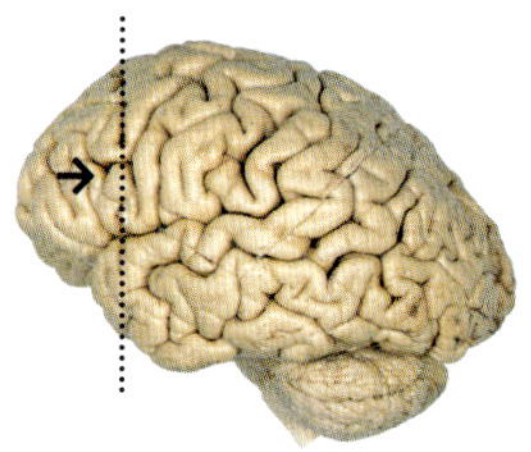

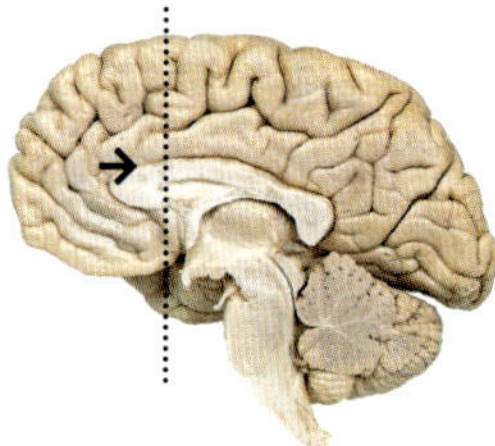

9 Frontalschnitte

9.2 Frontalschnitt im Bereich des mittleren Septum pellucidum und des Chiasma opticum

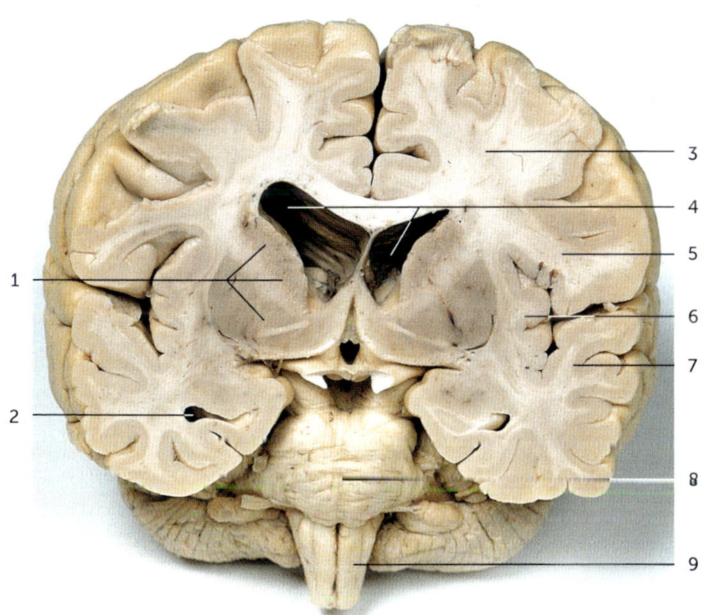

9 Frontalschnitte

9.2 Frontalschnitt im Bereich des mittleren Septum pellucidum und des Chiasma opticum

Überblick • Schnitt durch den Lobus frontalis und den Lobus temporalis • Blickrichtung (→) von vorne nach hinten

1 Corpus striatum (Tel- und Diencephalon)
2 Ventriculus lateralis, Cornu temporale (Telencephalon)
3 Lobus frontalis (Telencephalon)
4 Ventriculus lateralis, Cornu frontale (Telencephalon)
5 Operculum frontale (Telencephalon)
6 Insula (Telencephalon)
7 Operculum temporale (Telencephalon)
8 Pons, nicht angeschnitten (Metencephalon)
9 Myelencephalon, nicht angeschnitten

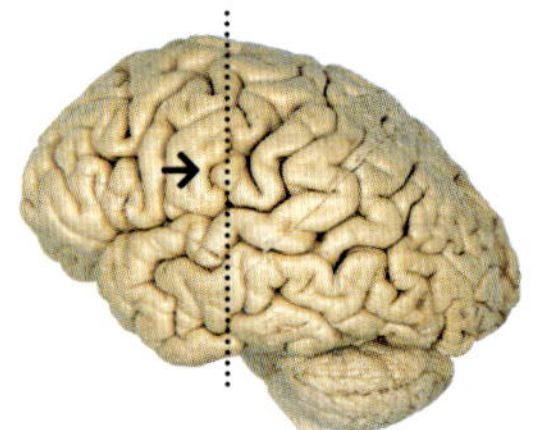

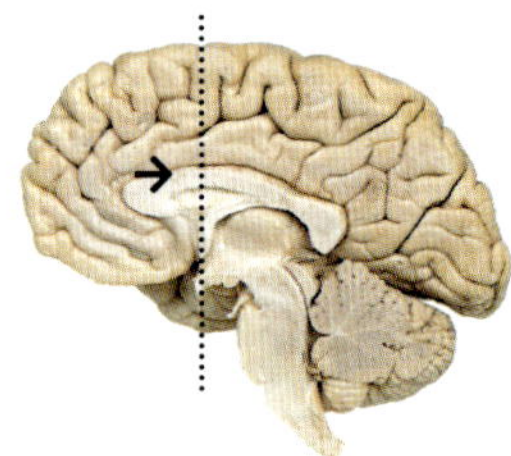

9 Frontalschnitte

9.2 Frontalschnitt im Bereich des mittleren Septum pellucidum und des Chiasma opticum

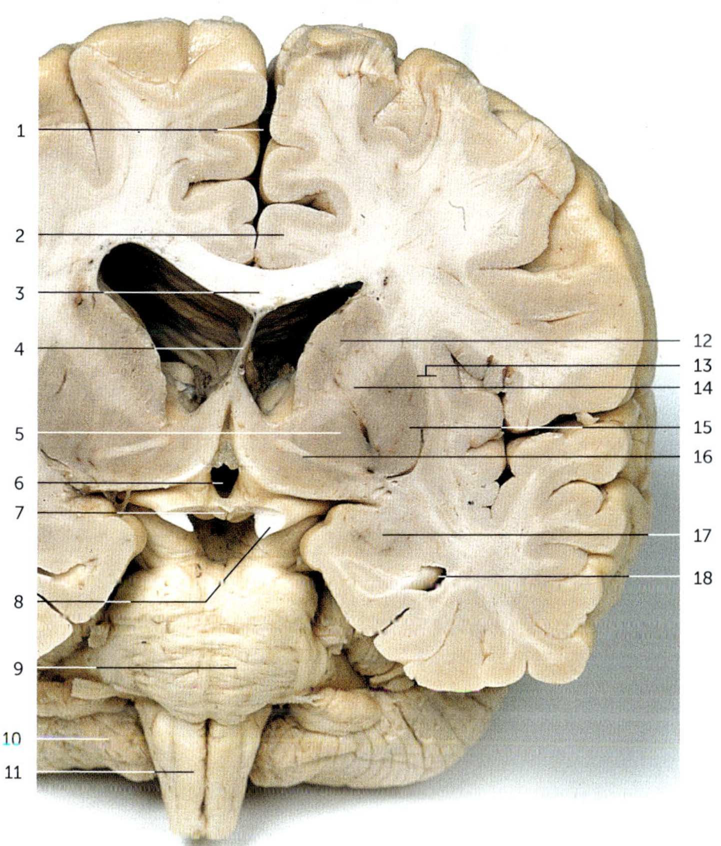

9 Frontalschnitte

9.2 Frontalschnitt im Bereich des mittleren Septum pellucidum und des Chiasma opticum

Vergrößerung der Abbildung von Karte 144 • Schnitt durch den Lobus frontalis und den Lobus temporalis • Blickrichtung (→) von vorne nach hinten

1 Fissura longitudinalis cerebri (Telencephalon)
2 Gyrus cinguli (Telencephalon)
3 Corpus callosum, Truncus (Telencephalon)
4 Septum pellucidum (Telencephalon)
5 Globus pallidus (Diencephalon)
6 Lamina terminalis, eingerissen, nicht angeschnitten (Diencephalon)
7 Chiasma opticum (Diencephalon)
8 Tractus opticus, im Bereich des Chiasma opticum geschnitten (Diencephalon)
9 Pons, nicht angeschnitten (Metencephalon)
10 Cerebellum, nicht angeschnitten (Metencephalon)
11 Pyramis, nicht angeschnitten (Myelencephalon)
12 Nucleus caudatus, Caput (Telencephalon)
13 Capsula externa, Claustrum, Capsula extrema (Telencephalon)
14 Capsula interna (Telencephalon)
15 Nucleus lentiformis, Putamen (Telencephalon)
16 Commissura anterior (Telencephalon)
17 Corpus amygdaloideum, Hinterrand (Telencephalon)
18 Ventriculus lateralis, Cornu temporale, vorderste Spitze (Telencephalon)

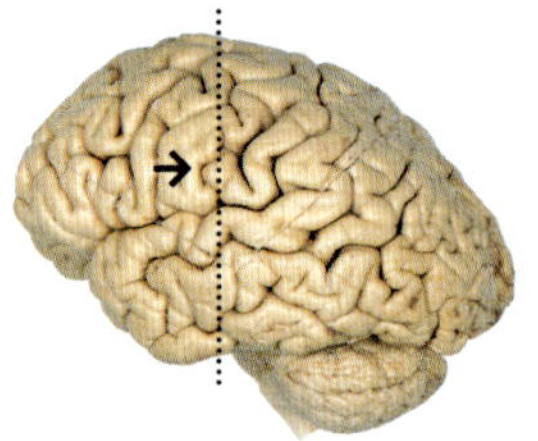

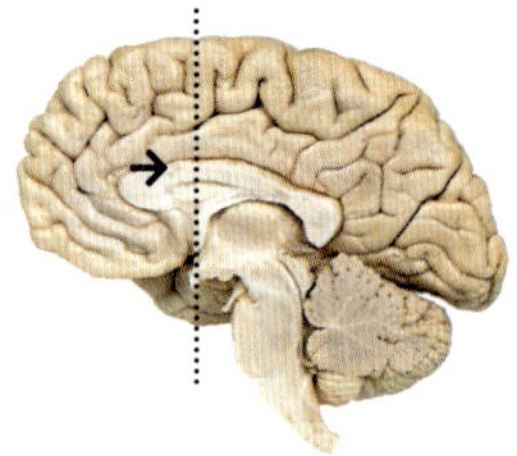

9 Frontalschnitte

9.3 Frontalschnitt im Bereich des mittleren Septum pellucidum und der Corpora mammillaria

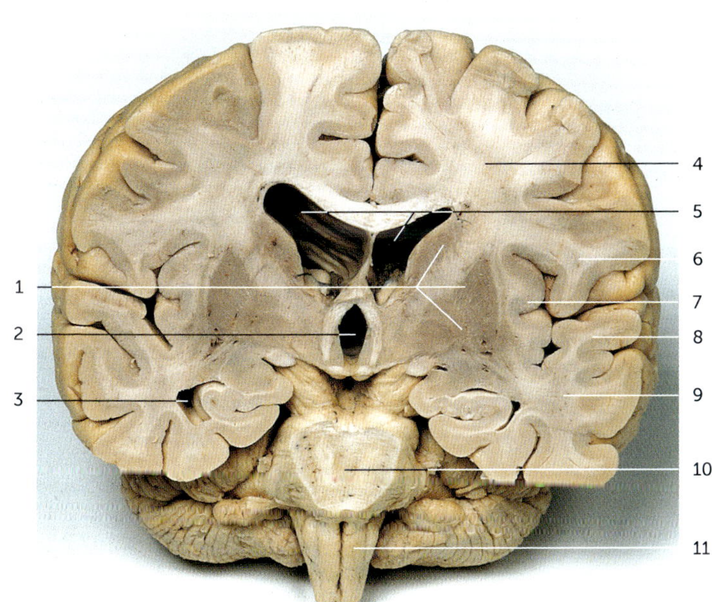

9 Frontalschnitte

9.3 Frontalschnitt im Bereich des mittleren Septum pellucidum und der Corpora mammillaria

Übersicht • Blickrichtung (→) von vorne nach hinten

1 Corpus striatum (Tel- und Diencephalon)
2 Dritter Ventrikel (Diencephalon)
3 Ventriculus lateralis, Cornu temporale (Telencephalon)
4 Lobus frontalis (Telencephalon)
5 Ventriculus lateralis, Cornu frontale (Telencephalon)
6 Operculum frontale (Telencephalon)
7 Inselrinde (Telencephalon)
8 Operculum temporale (Telencephalon)
9 Lobus temporalis (Telencephalon)
10 Pons (Metencephalon)
11 Myelencephalon, nicht angeschnitten

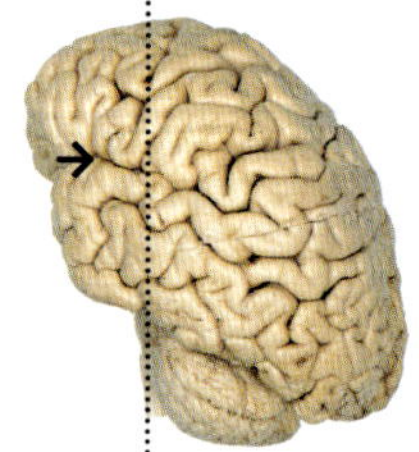

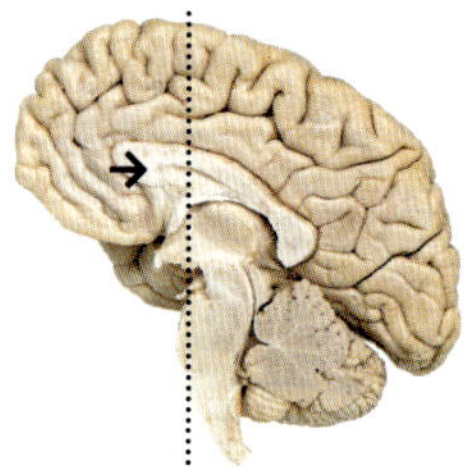

9 Frontalschnitte

9.3 Frontalschnitt im Bereich des mittleren Septum pellucidum und der Corpora mammillaria

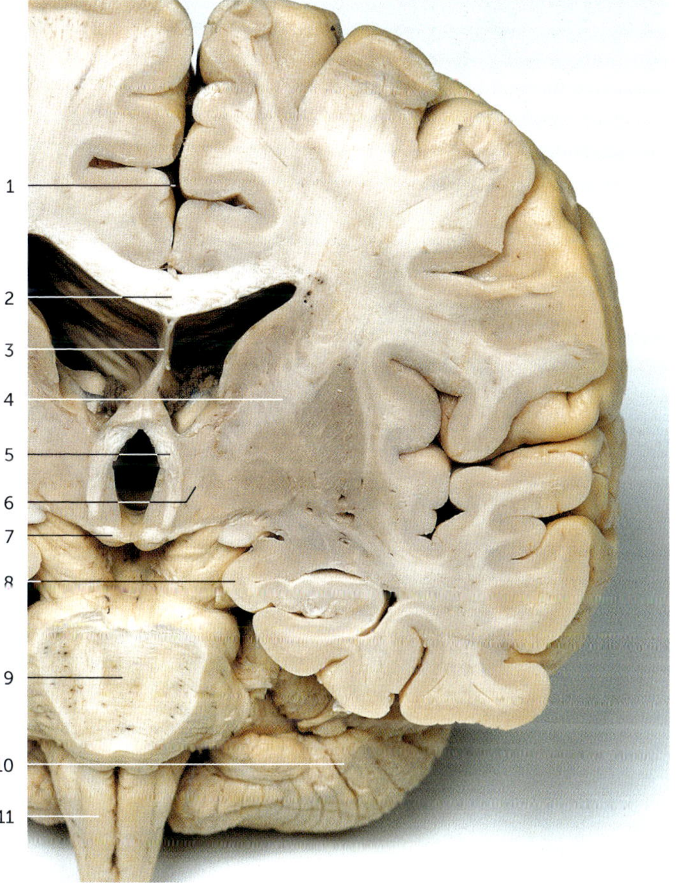

9 Frontalschnitte

9.3 Frontalschnitt im Bereich des mittleren Septum pellucidum und der Corpora mammillaria

Vergrößerung der Abbildung von Karte 146 • Blickrichtung (→) von vorne nach hinten

1 Fissura longitudinalis cerebri (Telencephalon)
2 Corpus callosum, Truncus (Telencephalon)
3 Septum pellucidum (Telencephalon)
4 Capsula interna (Telencephalon)
5 Fornix, Columna (Diencephalon)
6 Hypothalamus (Diencephalon)
7 Corpus mammillare (Diencephalon)
8 Uncus (Telencephalon)
9 Pons (Metencephalon)
10 Cerebellum, nicht angeschnitten (Metencephalon)
11 Pyramis, nicht angeschnitten (Myelencephalon)

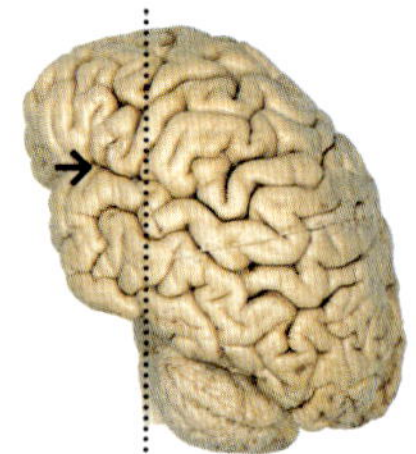

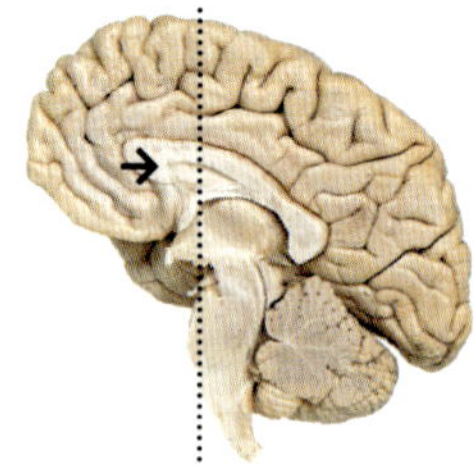

9 Frontalschnitte

9.3 Frontalschnitt im Bereich des mittleren Septum pellucidum und der Corpora mammillaria

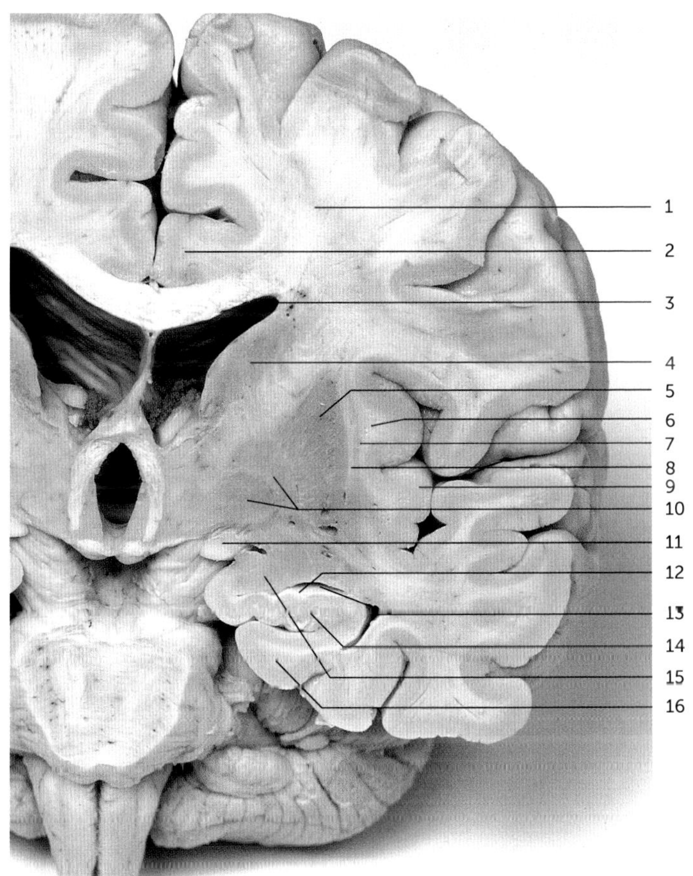

9 Frontalschnitte

9.3 Frontalschnitt im Bereich des mittleren Septum pellucidum und der Corpora mammillaria

Vergrößerung der Abbildung von Karte 146 • Blickrichtung (→) von vorne nach hinten

1 Lobus frontalis, Substantia alba (Telencephalon)
2 Gyrus cinguli (Telencephalon)
3 Ventriculus lateralis, Cornu frontale (Telencephalon)
4 Nucleus caudatus, Corpus (Telencephalon)
5 Nucleus lentiformis, Putamen (Telencephalon)
6 Capsula extrema (Telencephalon)
7 Claustrum (Telencephalon)
8 Capsula externa (Telencephalon)
9 Inselrinde, Substantia grisea (Telencephalon)
10 Nucleus lentiformis, Globus pallidus (Diencephalon)
11 Tractus opticus (Diencephalon)
12 Alveus (Telencephalon)
13 Ventriculus lateralis, Cornu temporale (Telencephalon)
14 Pes hippocampi (Telencephalon)
15 Corpus amygdaloideum (Telencephalon)
16 Gyrus parahippocampalis (Telencephalon)

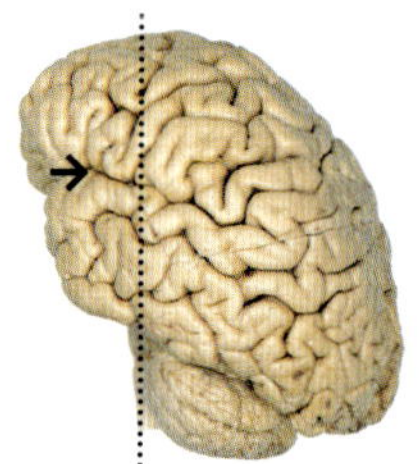

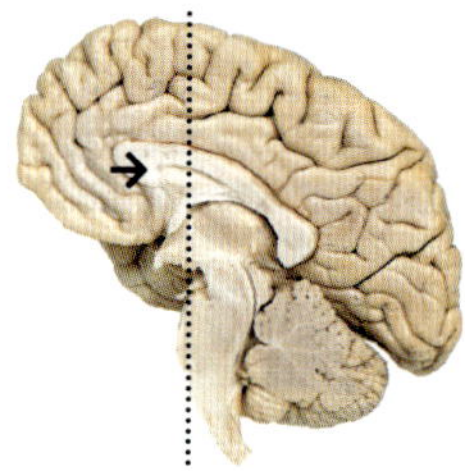

9 Frontalschnitte

9.4 Frontalschnitt im Bereich des hinteren Septum pellucidum und der vorderen Thalamus

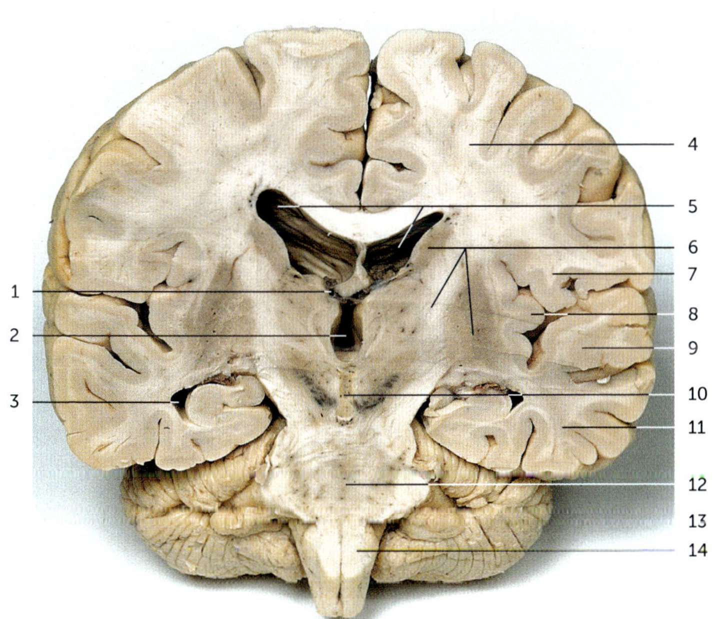

9 Frontalschnitte

9.4 Frontalschnitt im Bereich des hinteren Septum pellucidum und der vorderen Thalamus

Überblick • Blickrichtung (→) von vorne nach hinten

1 Foramen interventriculare
2 Dritter Ventrikel (Diencephalon)
3 Ventriculus lateralis, Cornu temporale (Telencephalon)
4 Lobus fronatalis (Telencephalon)
5 Ventriculus lateralis, Cornu frontale (Telencephalon)
6 Corpus striatum (Tel- und Diencephalon)
7 Operculum frontale (Telencephalon)
8 Inselrinde (Telencephalon)
9 Operculum temporale (Telencephalon)
10 Mesencephalon
11 Lobus temporalis (Telencephalon)
12 Pons (Metencephalon)
13 Cerebellum, nicht angeschnitten (Metencephalon)
14 Myelencephalon

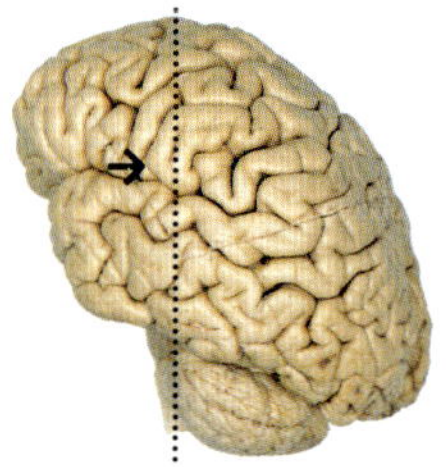

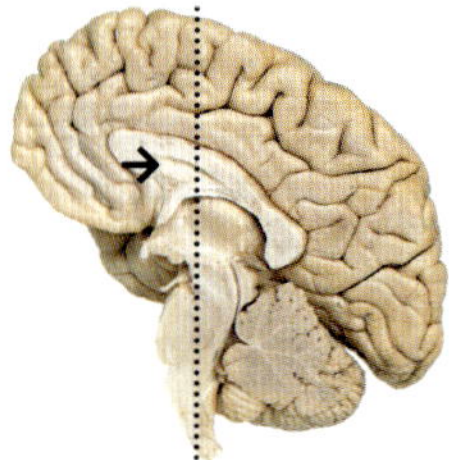

9 Frontalschnitte

9.4 Frontalschnitt im Bereich des hinteren Septum pellucidum und der vorderen Thalamus

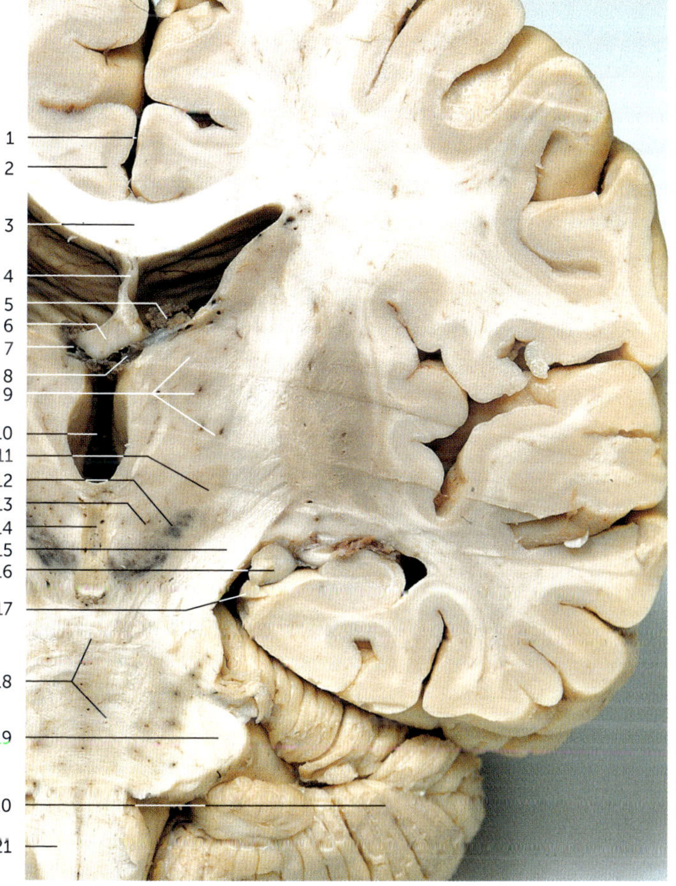

9 Frontalschnitte

9.4 Frontalschnitt im Bereich des hinteren Septum pellucidum und der vorderen Thalamus

Vergrößerung der Abbildung von Karte 149 • Blickrichtung (→) von vorne nach hinten

1 Fissura longitudinalis cerebri (Telencephalon)
2 Gyrus cinguli (Telencephalon)
3 Corpus callosum, Truncus (Telencephalon)
4 Septum pellucidum (Telencephalon)
5 Ventriculus lateralis, Plexus choroideus (Telencephalon)
6 Fornix (Telencephalon)
7 Vena thalamostriata superior
8 Foramen interventriculare
9 Thalamus (Diencephalon)
10 Dritter Ventrikel (Diencephalon)
11 Nucleus subthalamicus (Diencephalon)
12 Substantia nigra (Mesencephalon)
13 Nucleus ruber (Mesencephalon)
14 Substantia grisea centralis (Mesencephalon)
15 Crus cerebri (Mesencephalon)
16 Gyrus uncinatus (Telencephalon)
17 Gyrus ambiens (Telencephalon)
18 Pons (Metencephalon)
19 Pedunculus cerebellaris medius (Metencephalon)
20 Cerebellum (Metencephalon), nicht angeschnitten
21 Pyramis (Myelencephalon)

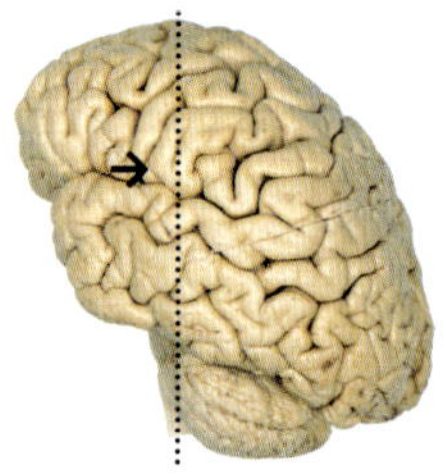

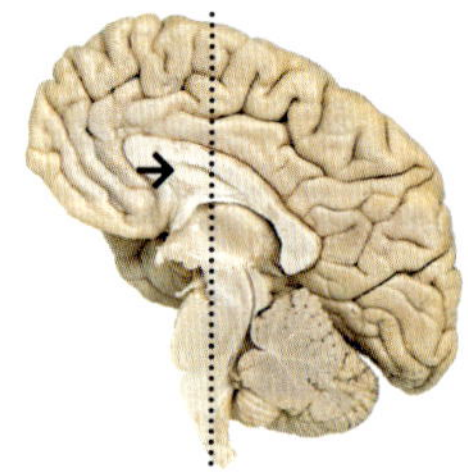

9 Frontalschnitte

9.4 Frontalschnitt im Bereich des hinteren Septum pellucidum und der vorderen Thalamus

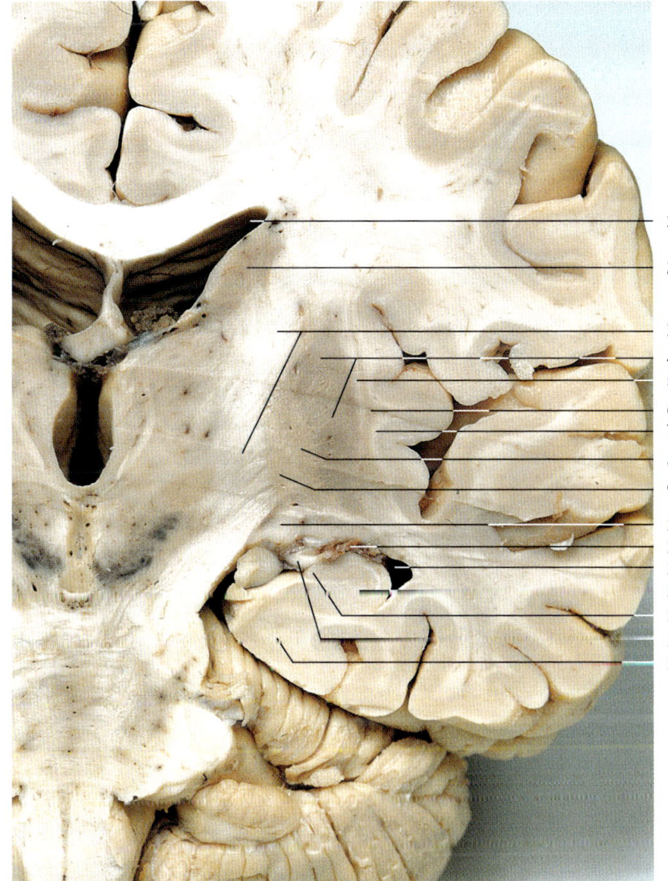

9 Frontalschnitte

9.4 Frontalschnitt im Bereich des hinteren Septum pellucidum und der vorderen Thalamus

Vergrößerung der Abbildung von Karte 149 • Blickrichtung (→) von vorne nach hinten

1 Ventriculus lateralis, Pars centralis (Telencephalon)
2 Nucleus caudatus, Corpus (Telencephalon)
3 Capsula interna (Telencephalon)
4 Nucleus lentiformis, Putamen (Telencephalon)
5 Capsula externa (Telencephalon)
6 Claustrum (Telencephalon)
7 Capsula extrema (Telencephalon)
8 Nucleus lentiformis, Globus pallidus lateralis (Diencephalon)
9 Nucleus lentiformis, Globus pallidus medialis (Diencephalon)
10 Tractus opticus (Diencephalon)
11 Ventriculus lateralis, Plexus choroideus im Cornu temporale (Telencephalon)
12 Ventriculus lateralis, Cornu temporale (Telencephalon)
13 Pes hippocampi (Telencephalon)
14 Gyrus dentatus (Telencephalon)
15 Fimbria hippocampi (Telencephalon)
16 Gyrus parahippocampalis (Telencephalon)

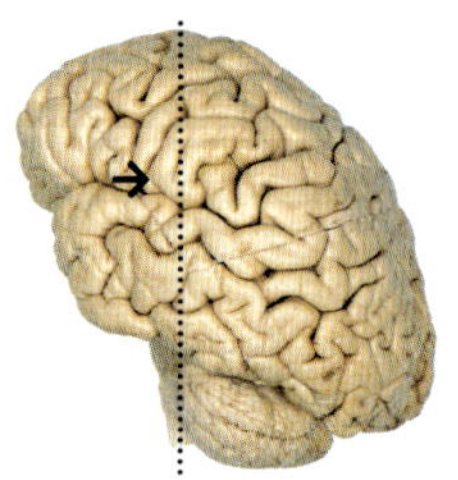

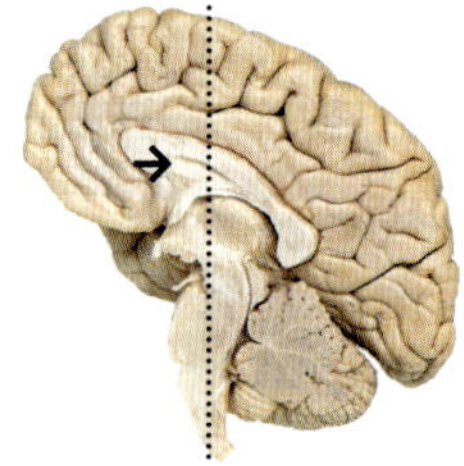

9 Frontalschnitte

9.5 Frontalschnitt im Bereich des hintersten Septum pellucidum knapp hinter der Adhesio interthalamica

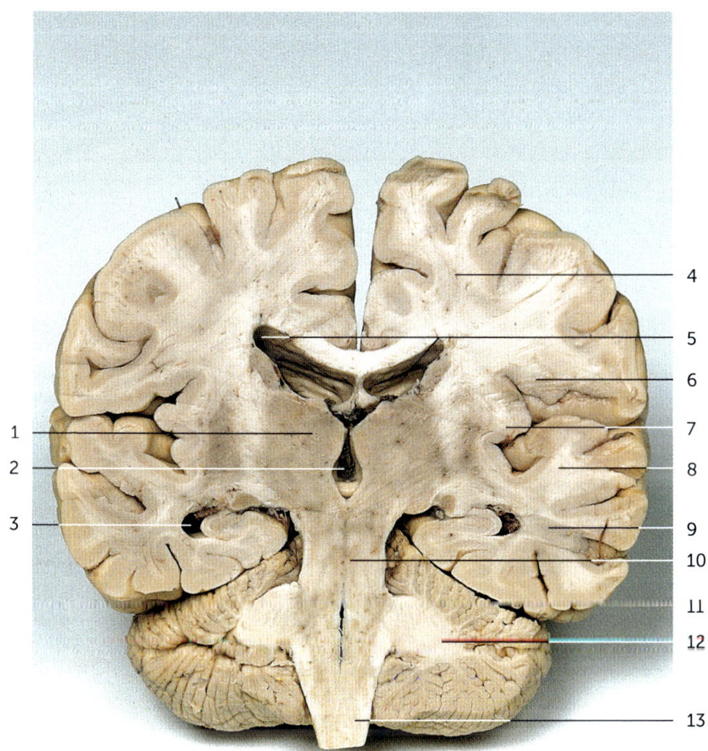

9 Frontalschnitte

9.5 Frontalschnitt im Bereich des hintersten Septum pellucidum knapp hinter der Adhesio interthalamica

Überblick • Blickrichtung (→) von vorne nach hinten

1 Thalamus (Diencephalon)
2 Dritter Ventrikel (Diencephalon)
3 Ventriculus lateralis, Cornu temporale (Telencephalon)
4 Lobus frontalis (Telencephalon)
5 Ventriculus lateralis, Pars centralis (Telencephalon)
6 Operculum frontale (Telencephalon)
7 Inselrinde (Telencephalon)
8 Operculum temporale (Telencephalon)
9 Lobus temporalis (Telencephalon)
10 Mesencephalon
11 Metencephalon
12 Cerebellum (Metencephalon)
13 Myelencephalon

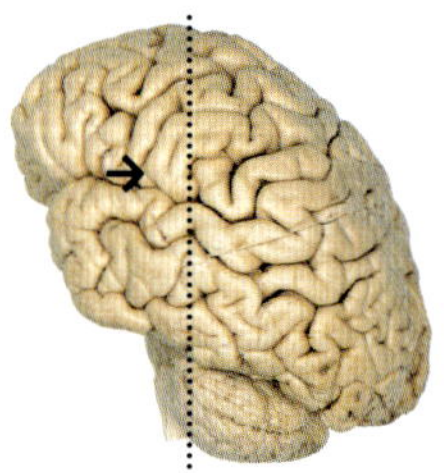

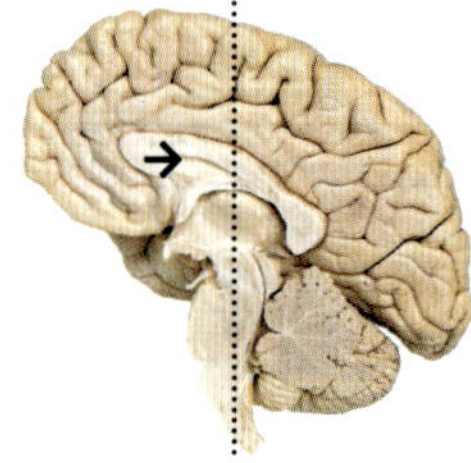

9 Frontalschnitte

9.5 Frontalschnitt im Bereich des hintersten Septum pellucidum knapp hinter der Adhesio interthalamica

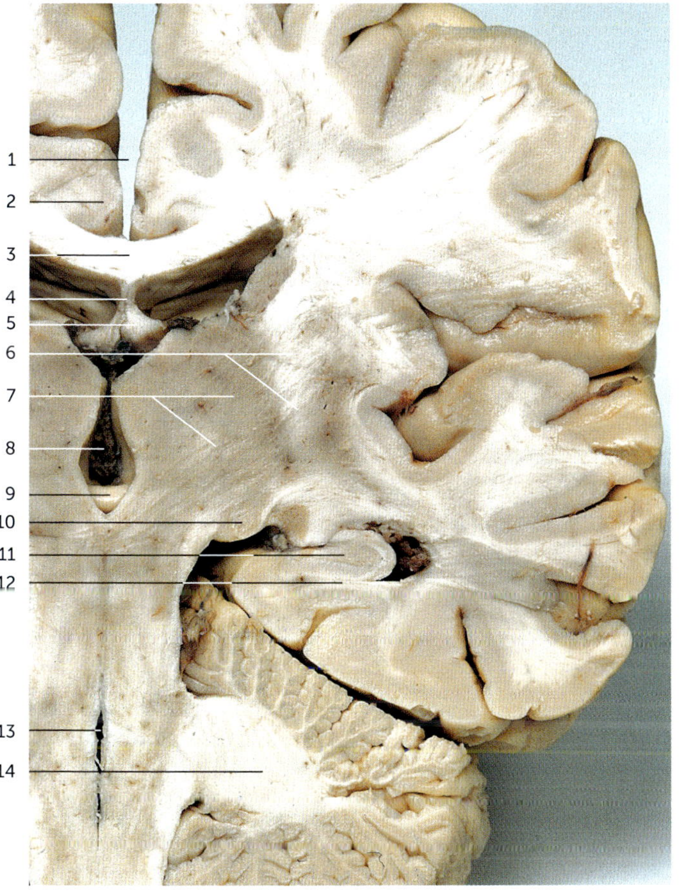

9 Frontalschnitte

9.5 Frontalschnitt im Bereich des hintersten Septum pellucidum knapp hinter der Adhesio interthalamica

Vergrößerung der Abbildung von Karte 152 • Blickrichtung (→) von vorne nach hinten

1 Fissura longitudinalis cerebri (Telencephalon)
2 Gyrus cinguli (Telencephalon)
3 Corpus callosum, Truncus (Telencephalon)
4 Septum pellucidum (Telencephalon)
5 Fornix (Telencephalon)
6 Capsula interna (Telencephalon)
7 Thalamus (Diencephalon)
8 Dritter Ventrikel (Diencephalon)
9 Commissura posterior, nicht angeschnitten (Diencephalon)
10 Corpus geniculatum mediale (Diencephalon)
11 Pcs hippocampi (Telencephalon)
12 Alveus (Telencephalon)
13 Fossa rhomboidea, Sulcus medianus (Metencephalon)
14 Pedunculus cerebellaris medius (Metencephalon)

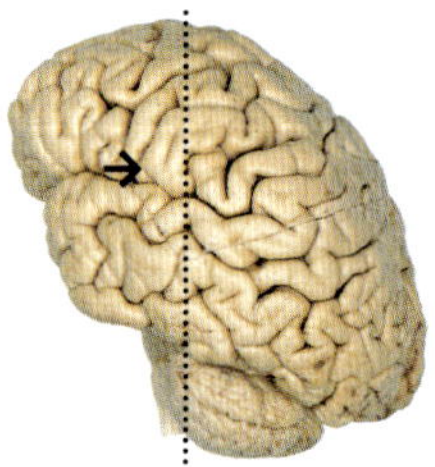

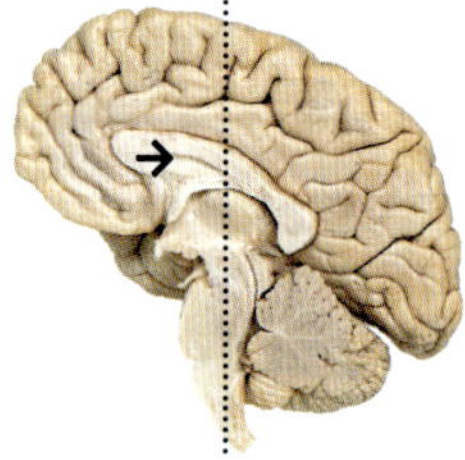

9 Frontalschnitte

9.5 Frontalschnitt im Bereich des hintersten Septum pellucidum knapp hinter der Adhesio interthalamica

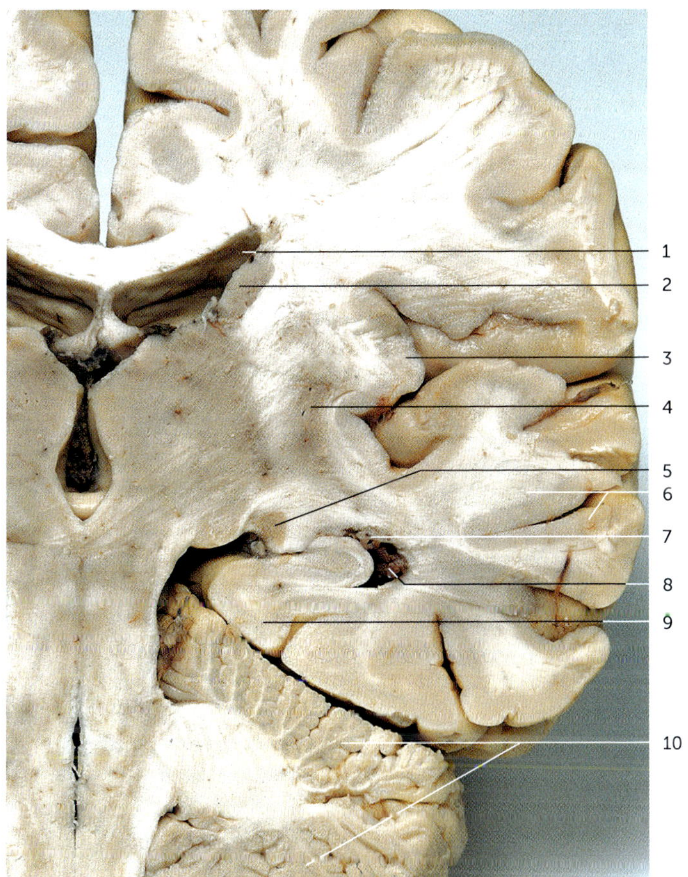

9 Frontalschnitte

9.5 Frontalschnitt im Bereich des hintersten Septum pellucidum knapp hinter der Adhesio interthalamica

Vergrößerung der Abbildung von Karte 152 • Blickrichtung (→) von vorne nach hinten

1 Ventriculus lateralis, Cornu frontale (Telencephalon)
2 Nucleus caudatus, Corpus (Telencephalon)
3 Inselrinde (Telencephalon)
4 Nucleus lentiformis, Putamen (Telencephalon)
5 Corpus geniculatum laterale (Diencephalon)
6 Gyri temporales transversi (Telencephalon)
7 Nucleus caudatus, Cauda (Telencephalon)
8 Ventriculus lateralis, Plexus choroideus (Telencephalon)
9 Gyrus parahippocampalis (Telencephalon)
10 Cerebellum (Metencephalon)

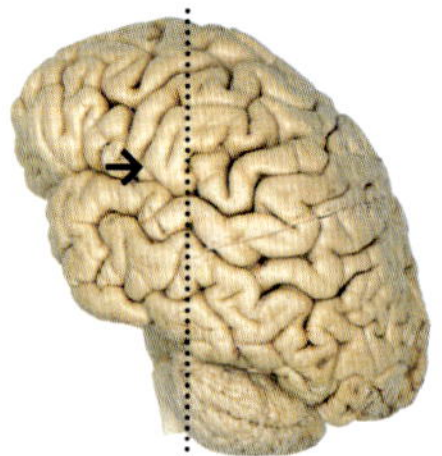

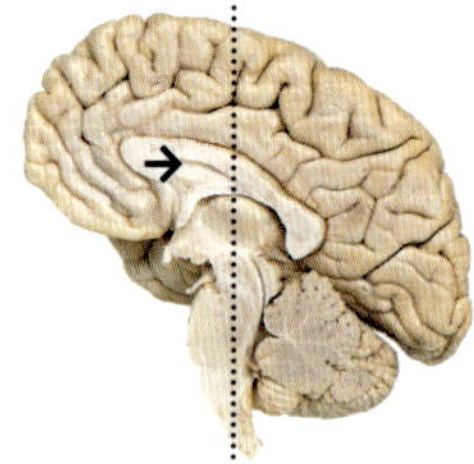

10 Horizontalschnitte

10.1 Horizontalschnitt oberhalb des Gyrus cinguli

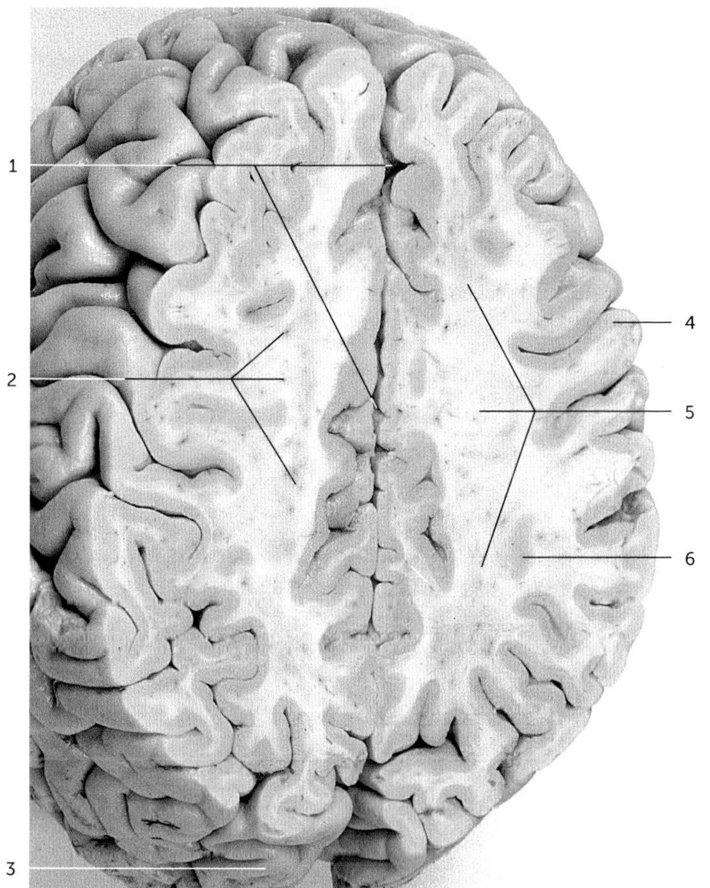

10 Horizontalschnitte

10.1 Horizontalschnitt oberhalb des Gyrus cinguli

Blickrichtung (↓) von oben nach unten

1 Fissura longitudinalis cerebri (Telencephalon)
2 Gefäßanschnitte in der Substantia alba (Telencephalon)
3 Polus occipitalis (Telencephalon)
4 Lobus frontalis, Substantia grisea (Telencephalon)
5 Lobi frontalis und parietalis, Substantia alba (Telencephalon)
6 Substantia grisea unter einem tief eingesenkten Sulcus (Telencephalon)

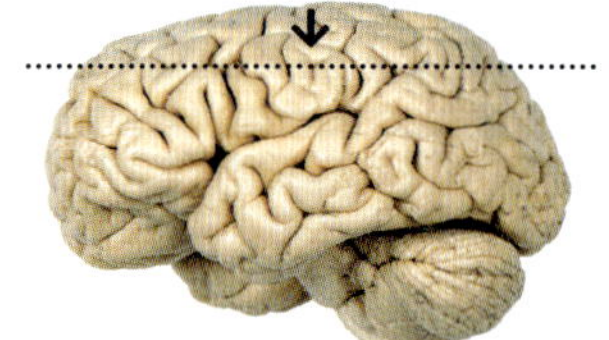

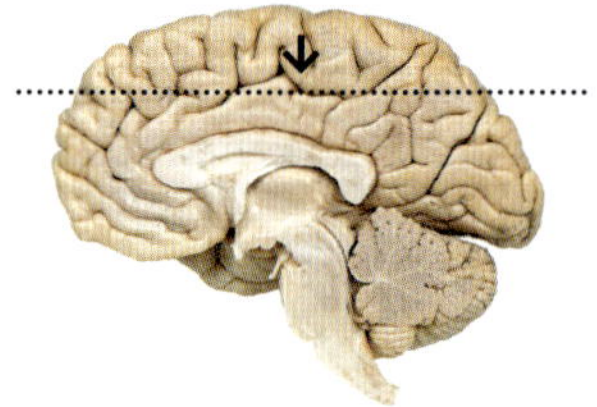

10 Horizontalschnitte

10.2 Horizontalschnitt im Bereich des Genu und des Splenium corporis callosi knapp unterhalb des Truncus corporis callosi

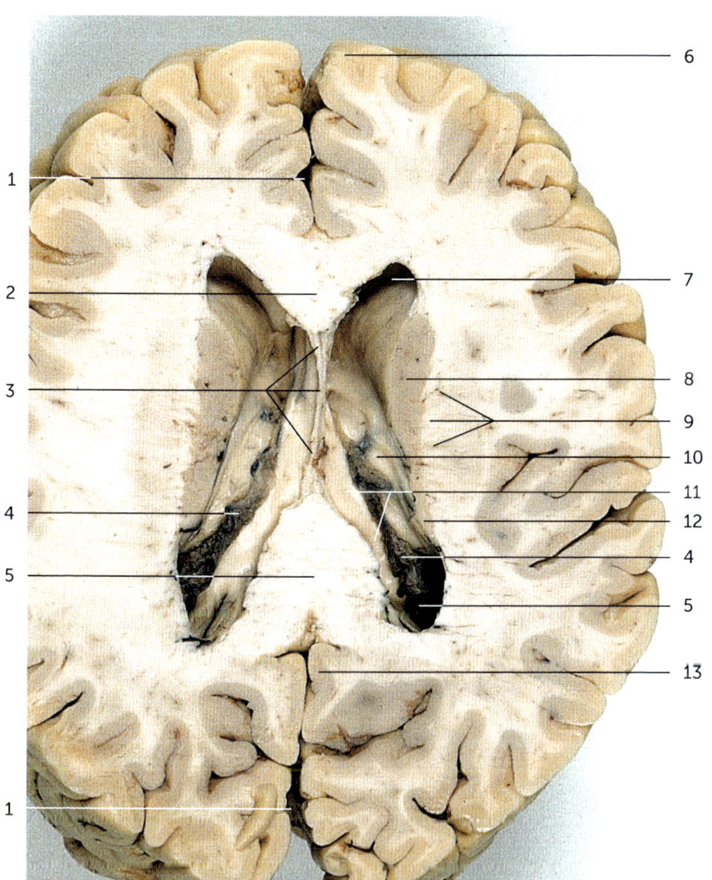

10 Horizontalschnitte

10.2 Horizontalschnitt im Bereich des Genu und des Splenium corporis callosi knapp unterhalb des Truncus corporis callosi

Blickrichtung (↓) von oben nach unten

1 Fissura longitudinalis cerebri (Telencephalon)
2 Corpus callosum, Genu (Telencephalon)
3 Septum pellucidum (Telencephalon)
4 Ventriculus lateralis, Plexus choroideus (Telencephalon)
5 Corpus callosum, hinterer Teil des Truncus und Splenium (Telencephalon)
6 Polus frontalis (Telencephalon)
7 Ventriculus lateralis, Cornu frontale (Telencephalon)
8 Nucleus caudatus, Corpus (Telencephalon)
9 Capsula interna (Telencephalon)
10 Lamina affixa (Telencephalon), darunter Thalamus (Diencephalon)
11 Fornix (Telencephalon)
12 Nucleus caudatus, Cauda (Telencephalon)
13 Gyrus cinguli (Telencephalon)

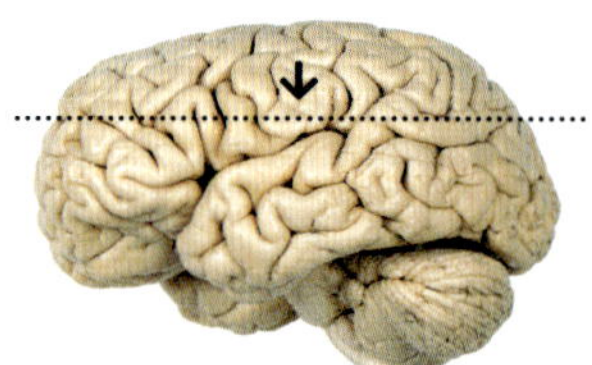

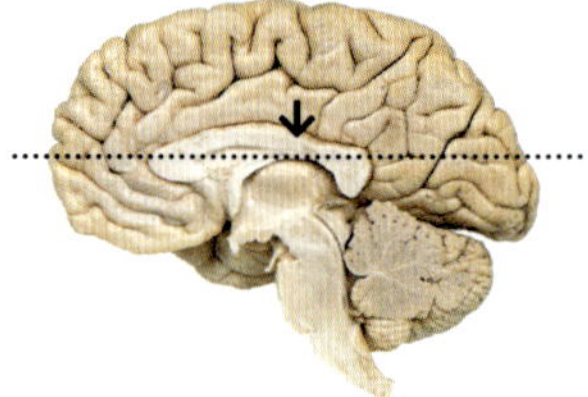

10 Horizontalschnitte

10.3 Horizontalschnitt im Bereich des Caput nuclei caudati und knapp oberhalb des Tectum mesencephali

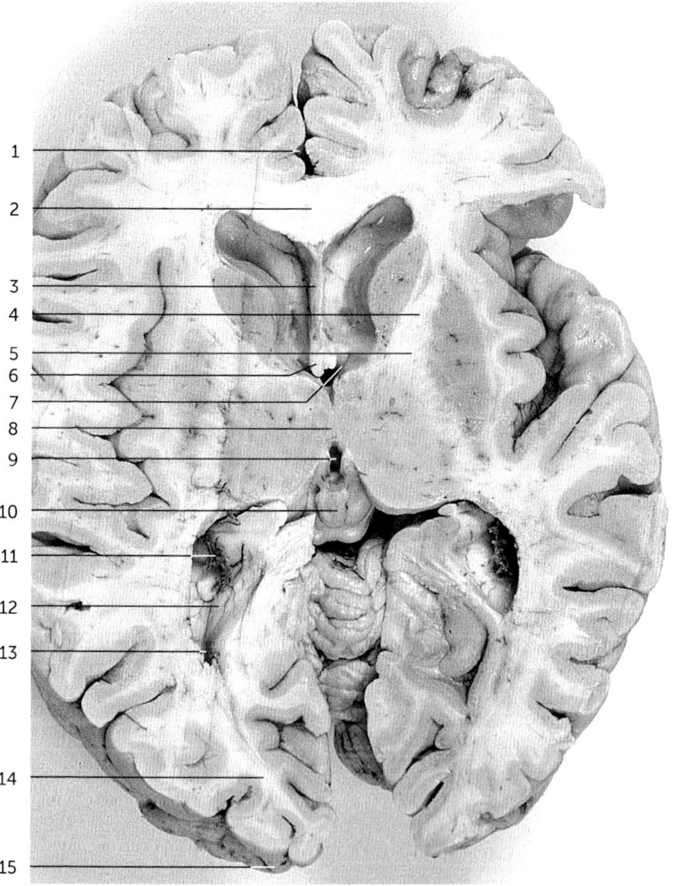

10 Horizontalschnitte

10.3 Horizontalschnitt im Bereich des Caput nuclei caudati und knapp oberhalb des Tectum mesencephali

Blickrichtung (↓) von oben nach unten

1 Fissura longitudinalis cerebri (Telencephalon)
2 Corpus callosum, Genu (Telencephalon)
3 Septum pellucidum (Telencephalon)
4 Capsula interna, Crus anterius (Telencephalon)
5 Capsula interna, Genu (Telencephalon)
6 Fornix (Telencephalon)
7 Foramen interventriculare
8 Adhesio interthalamica (Diencephalon)
9 Dritter Ventrikel (Diencephalon)
10 Tectum mesencephali (Mesencephalon), nicht geschnitten
11 Ventriculus lateralis, Plexus choroideus (Telencephalon)
12 Ventriculus lateralis, Cornu occipitale, Calcar avis (Telencephalon), nicht geschnitten
13 Ventriculus lateralis, Cornu occipitale (Telencephalon)
14 Lobus occipitalis, Radiatio optica (Telencephalon)
15 Polus occipitalis (Telencephalon)

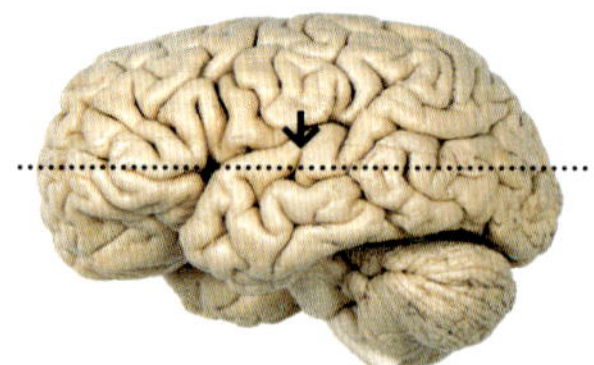

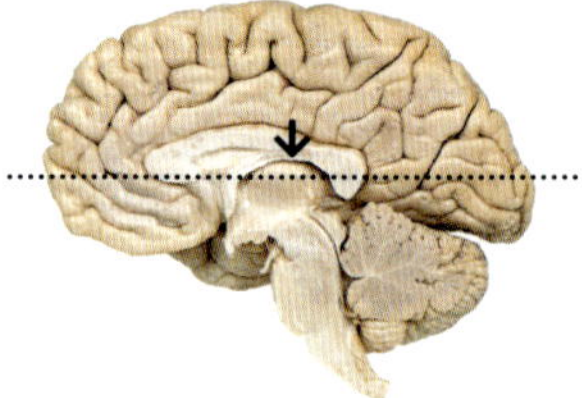

10 Horizontalschnitte

10.3 Horizontalschnitt im Bereich des Caput nuclei caudati und knapp oberhalb des Tectum mesencephali

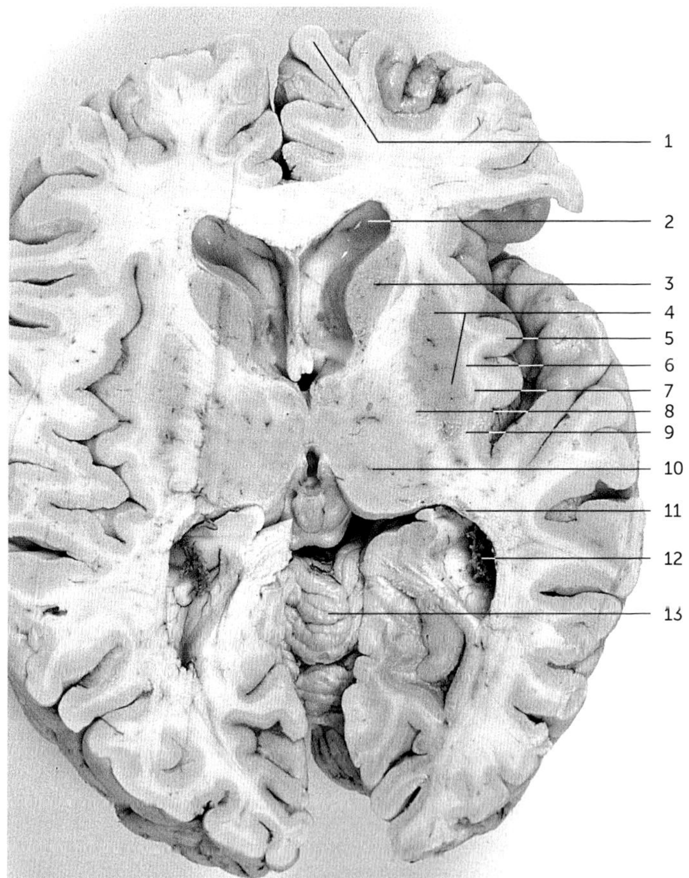

10 Horizontalschnitte

10.3 Horizontalschnitt im Bereich des Caput nuclei caudati und knapp oberhalb des Tectum mesencephali

Blickrichtung (↓) von oben nach unten

1 Polus frontalis (Telencephalon)
2 Ventriculus lateralis, Cornu frontale (Telencephalon)
3 Nucleus caudatus, Caput (Telencephalon)
4 Nucleus lentiformis, Putamen (Telencephalon)
5 Inselrinde (Telencephalon)
6 Capsula externa (Telencephalon)
7 Claustrum (Telencephalon)
8 Capsula interna, Crus posterius (Telencephalon)
9 Capsula extrema (Telencephalon)
10 Thalamus (Diencephalon)
11 Nucleus caudatus, Cauda (Telencephalon)
12 Ventriculus lateralis, Cornu temporale (Telencephalon)
13 Cerebellum (Metencephalon), nicht angeschnitten

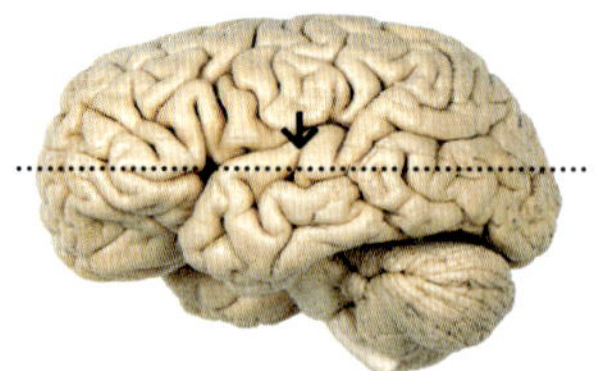

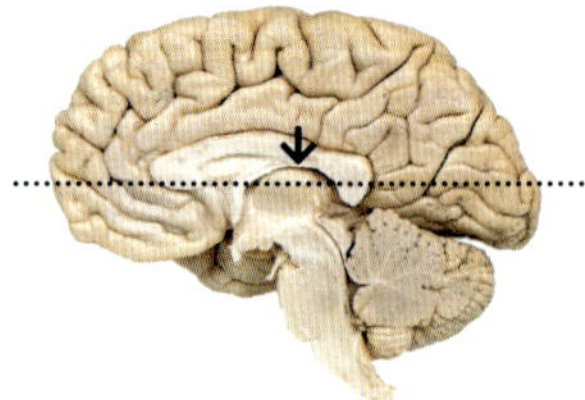

10 Horizontalschnitte

10.4 Horizontalschnitt im Bereich der Commissura anterior und der Colliculi superiores

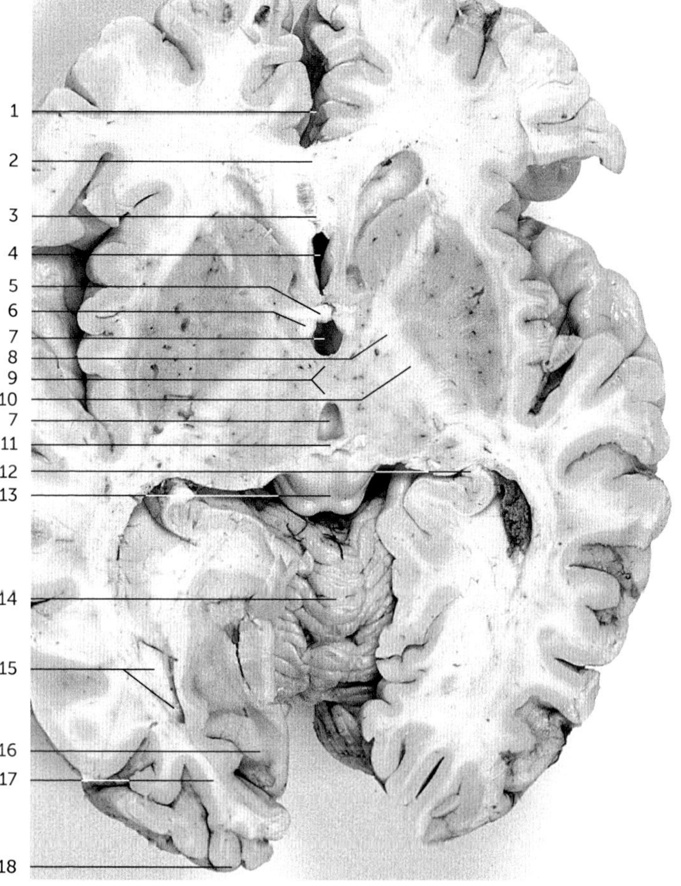

10 Horizontalschnitte

10.4 Horizontalschnitt im Bereich der Commissura anterior und der Colliculi superiores

Blickrichtung (↓) von oben nach unten

1 Fissura longitudinalis cerebri (Telencephalon)
2 Corpus callosum, Genu (Telencephalon)
3 Corpus callosum, Rostrum (Telencephalon)
4 Fissura longitudinalis cerebri unterhalb des Rostrum corporis callosi (Telencephalon)
5 Commissura anterior (Diencephalon)
6 Fornix, Columna
7 Dritter Ventrikel, vorderer und hinterer Anschnitt, dazwischen die Adhesio interthalamica (Diencephalon)
8 Capsula interna, Genu (Telencephalon)
9 Adhesio interthalamica (Diencephalon)
10 Capsula interna, Crus posterius (Telencephalon)
11 Commissura epithalamica (Diencephalon)
12 Fimbria hippocampi (Telencephalon)
13 Tectum mesencephali, nicht geschnitten (Mesencephalon)
14 Cerebellum, Vermis, nicht angeschnitten (Metencephalon)
15 Ventriculus lateralis, Cornu occipitale, Calcar avis (Telencephalon)
16 Primäre Sehrinde im Bereich des Sulcus calcarinus (Telencephalon)
17 Lobus occipitalis, Radiatio optica (Telencephalon)
18 Polus occipitalis (Telencephalon)

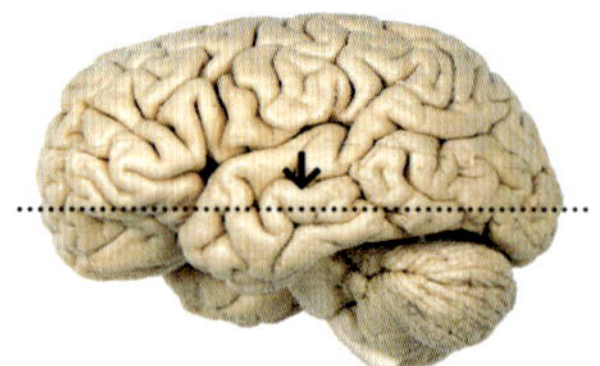

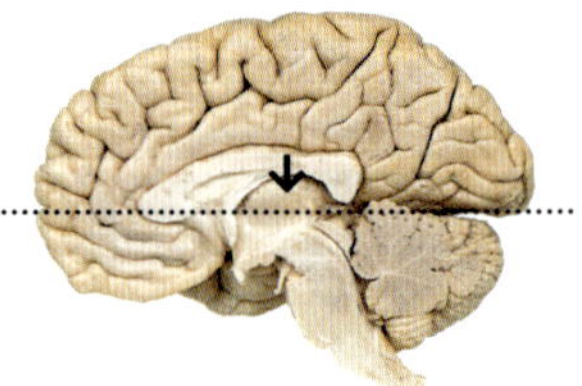

10 Horizontalschnitte

10.4 Horizontalschnitt im Bereich der Commissura anterior und der Colliculi superiores

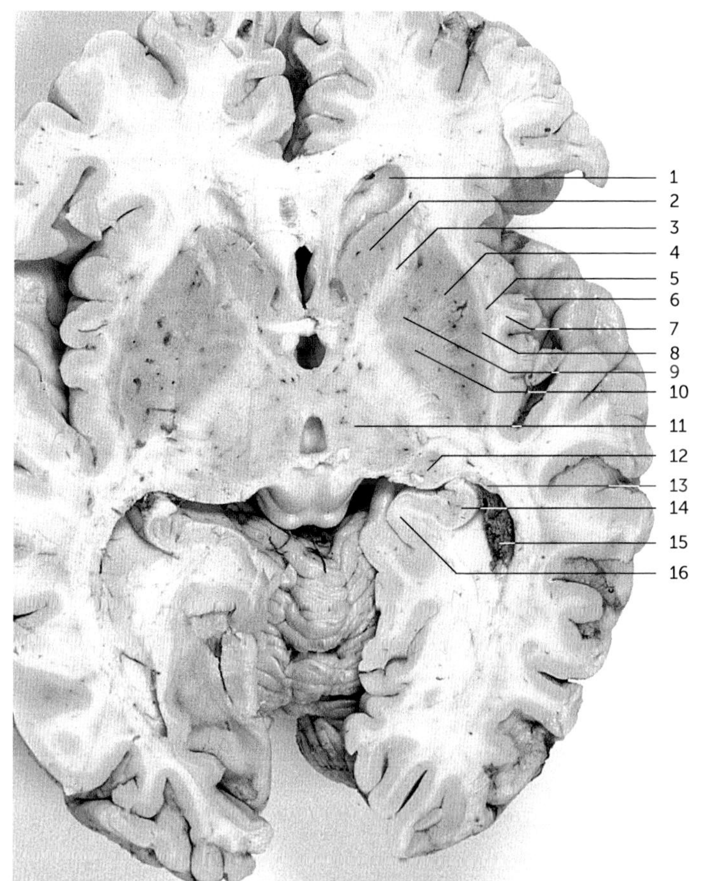

10 Horizontalschnitte

10.4 Horizontalschnitt im Bereich der Commissura anterior und der Colliculi superiores

Blickrichtung (↓) von oben nach unten

1 Ventriculus lateralis, Cornu frontale (Telencephalon)
2 Nucleus caudatus, Caput (Telencephalon)
3 Capsula interna, Crus anterius (Telencephalon)
4 Nucleus lentiformis, Putamen (Telencephalon)
5 Claustrum (Telencephalon)
6 Inselrinde (Telencephalon)
7 Capsula extrema (Telencephalon)
8 Capsula externa (Telencephalon)
9 Globus pallidus medialis (Diencephalon)
10 Globus pallidus lateralis (Telencephalon)
11 Thalamus (Diencephalon)
12 Nuclei pulvinares (Diencephalon)
13 Nucleus caudatus, Cauda (Telencephalon)
14 Hippocampus (Telencephalon)
15 Ventriculus lateralis, Cornu temporale, Plexus choroideus (Telencephalon)
16 Gyrus parahippocampalis (Telencephalon)

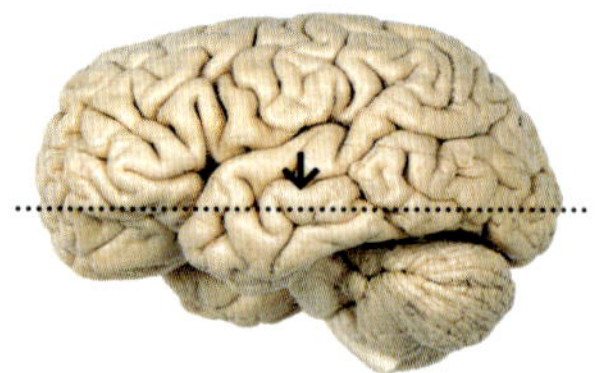

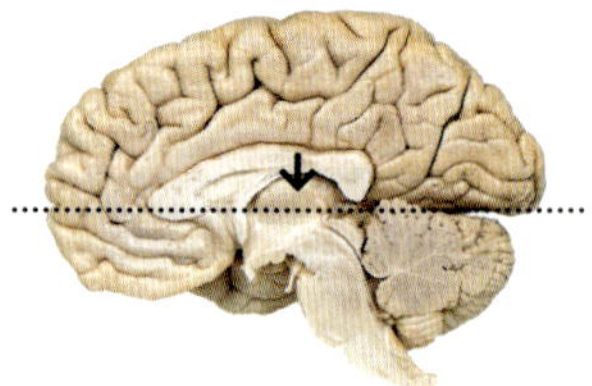

11 Auge und Sehbahn

11.1 Bulbus oculi, isoliert

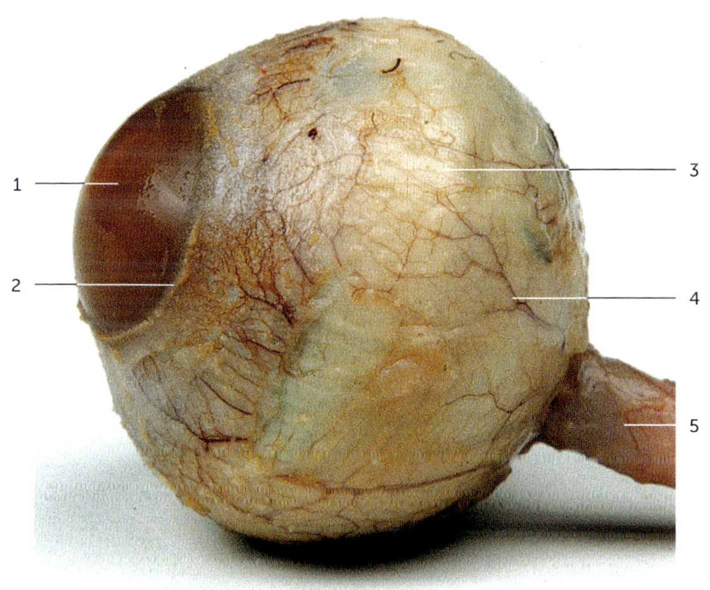

11 Auge und Sehbahn

11.1 Bulbus oculi, isoliert

Tunica conjunctiva und alle äußeren Augenmuskeln entfernt

1 Cornea
2 Abrisskante der Tunica conjunctiva
3 Sclera
4 Arteria ciliaris posterior longa
5 Nervus opticus [II]

11 Auge und Sehbahn

11.2 Retina, Verheftung an der Papilla nervi optici

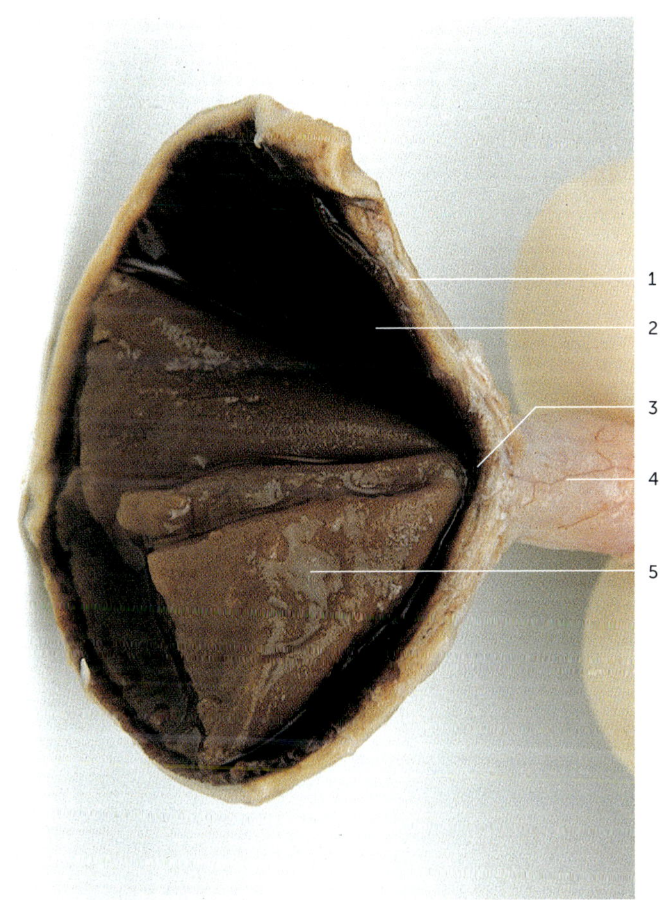

11 Auge und Sehbahn

11.2 Retina, Verheftung an der Papilla nervi optici

Hintere Hälfte des Augenbechers längs halbiert • Corpus vitreum entfernt • Retina vom Pigmentepithel gelöst und nur an der Papilla nervi optici verbunden

1 Sclera
2 Pigmentepithel
3 Verheftung der Retina an der Papilla nervi optici
4 Nervus opticus [II]
5 Retina, vom Pigmentepithel gelöst und zusammengefaltet

11 Auge und Sehbahn

11.3 Bulbus oculi, am Äquator aufgeschnitten, vorderer Anteil

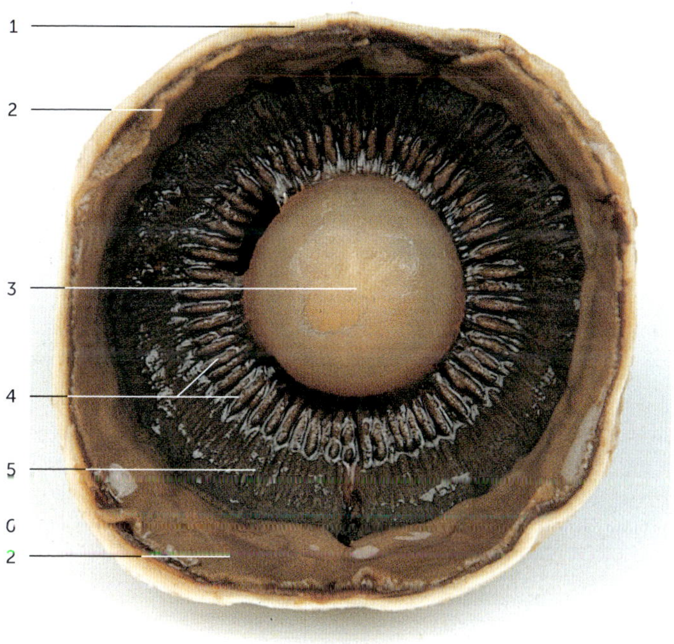

11 Auge und Sehbahn

11.3 Bulbus oculi, am Äquator aufgeschnitten, vorderer Anteil

Corpus vitreum entfernt • Linse in situ

1 Sclera
2 Retina
3 Lens
4 Pars ciliaris retinae mit Plicae ciliares und Processus ciliares
5 Orbiculus ciliaris
6 Ora serrata

11 Auge und Sehbahn

11.4 Vordere und hintere Augenkammer

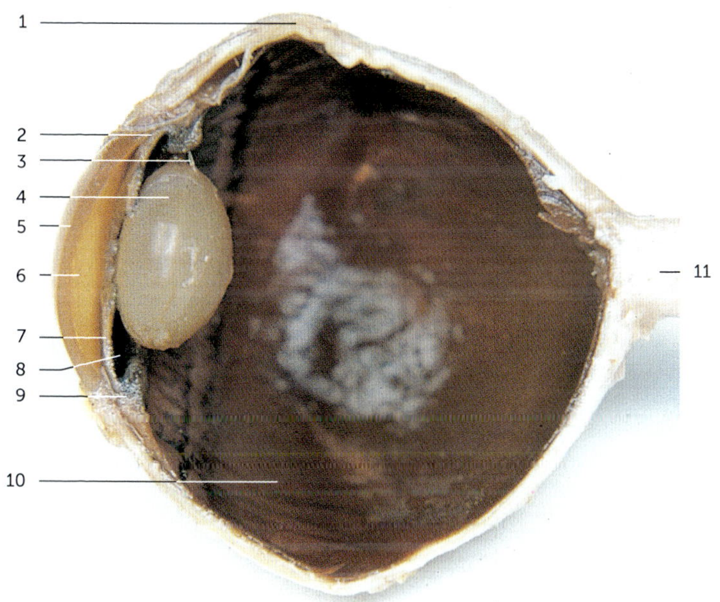

11 Auge und Sehbahn

11.4 Vordere und hintere Augenkammer

Bulbus oculi längs aufgeschnitten • Corpus vitreum und Retina entfernt

1 Sclera
2 Angulus iridocornealis
3 Zonula ciliaris mit einer Zonulafaser
4 Lens
5 Cornea
6 Camera anterior bulbi oculi
7 Iris
8 Camera posterior bulbi oculi
9 Musculus ciliaris
10 Camera vitrea bulbi oculi, ausgekleidet vom Pigmentepithel
11 Nervus opticus [II]

11 Auge und Sehbahn

11.4 Cornea, Iris und Corpus ciliare

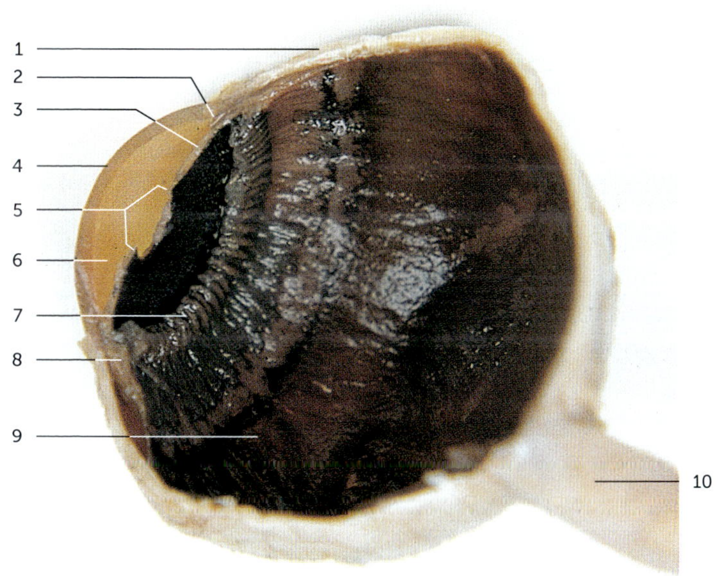

11 Auge und Sehbahn

11.4 Cornea, Iris und Corpus ciliare

Bulbus oculi längs aufgeschnitten • Linse, Corpus vitreum und Retina entfernt

1 Sclera
2 Angulus iridocornealis
3 Iris
4 Cornea
5 Pupilla
6 Camera anterior bulbi oculi
7 Processus ciliaris
8 Musculus ciliaris
9 Camera vitrea bulbi oculi, ausgekleidet vom Pigmentepithel
10 Nervus opticus [II]

11 Auge und Sehbahn

11.5 Radiatio optica ausgehend vom Corpus geniculatum laterale präpariert

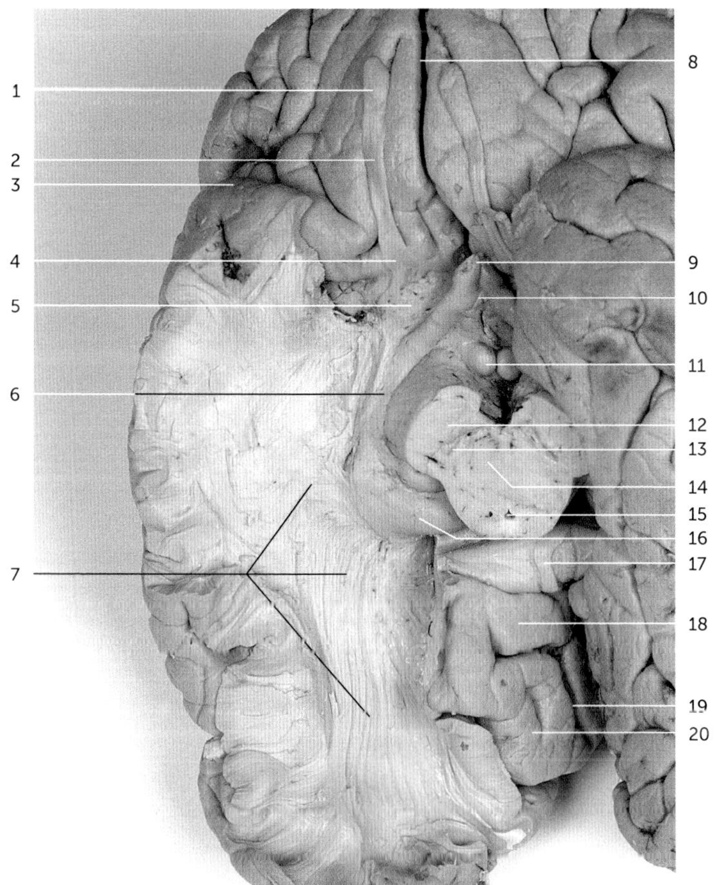

11 Auge und Sehbahn

11.5 Radiatio optica ausgehend vom Corpus geniculatum laterale präpariert

Ausgehend von dem Präparat auf Karte 105 angefertigt • unterer Teil des Temporallappens abgesetzt, Mesencephalon durchtrennt • Faserpräparat • von unten

1 Bulbus olfactorius (Telencephalon)
2 Tractus olfactorius (Telencephalon)
3 Spitze des Lobus temporalis (Telencephalon)
4 Trigonum olfactorium (Telencephalon)
5 Substantia perforata anterior (Telencephalon)
6 Tractus opticus (Diencephalon)
7 Radiatio optica (Telencephalon)
8 Fissura longitudinalis cerebri (Telencephalon)
9 Nervus opticus [II]
10 Chiasma opticum (Diencephalon)
11 Corpus mammillare (Diencephalon)
12 Crus cerebri, Anschnitt (Mesencephalon)
13 Substantia nigra, Anschnitt (Mesencephalon)
14 Nucleus ruber, Anschnitt (Mesencephalon)
15 Aqueductus mesencephali, Anschnitt (Mesencephalon)
16 Corpus geniculatum laterale (Diencephalon)
17 Corpus callosum, Splenium (Telencephalon)
18 Gyrus cinguli (Telencephalon)
19 Sulcus parietooccipitalis (Telencephalon)
20 Gyrus lingualis (Telencephalon)

11 Auge und Sehbahn

11.5 Radiatio optica

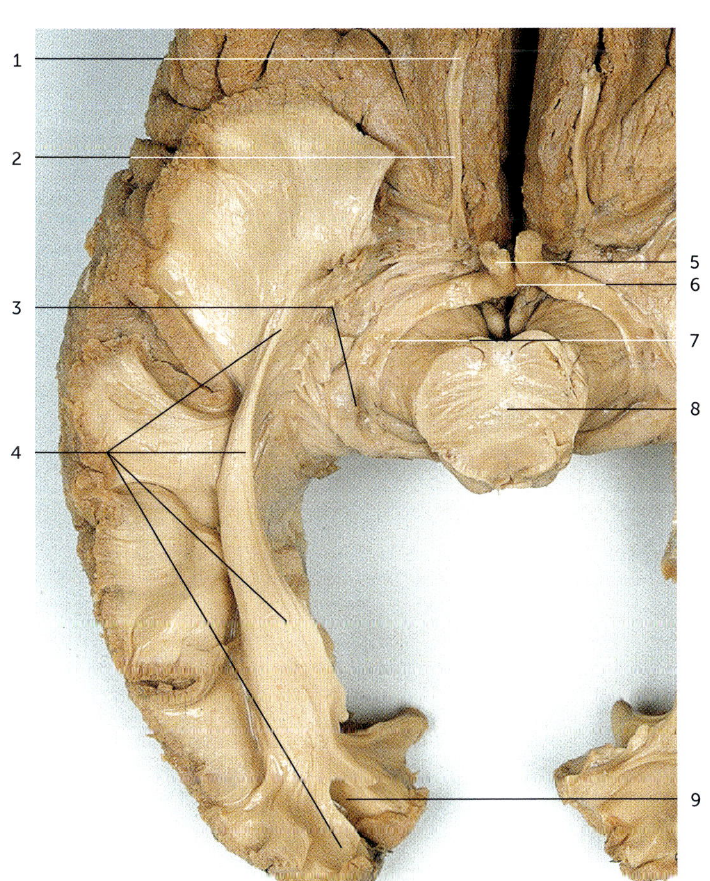

11 Auge und Sehbahn

11.5 Radiatio optica

Vergleichbar dem Präparat auf Karte 166 • Mesencephalon durchtrennt • Radiatio optica beiderseits ausgehend vom Corpus geniculatum laterale präpariert • Faserpräparat • von unten

1 Bulbus olfactorius (Telencephalon)
2 Tractus olfactorius (Telencephalon)
3 Corpus geniculatum laterale (Diencephalon)
4 Radiatio optica (Telencephalon)
5 Nervus opticus [II]
6 Chiasma opticum (Diencephalon)
7 Tractus opticus (Diencephalon)
8 Mesencephalon, Anschnitt
9 Sulcus calcarinus (Telencephalon)

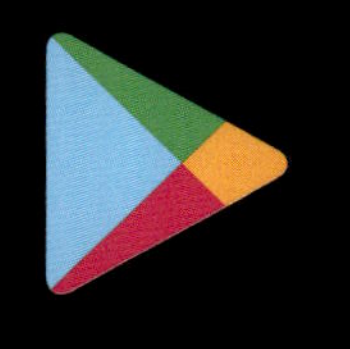

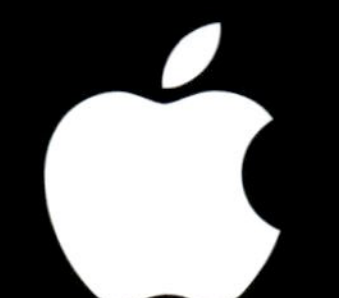

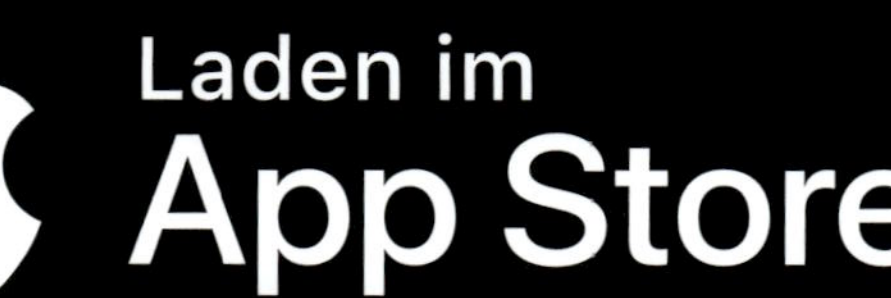

BROWSER-ANWENDUNG

WWW.ANATOMIETRAINER.DE

Die Deutsche Nationalbibliothek verzeichnet diese Publikation in der Deutschen Nationalbibliografie; detaillierte bibliografische Daten sind im Internet über *http://dnb.d-nb.de* abrufbar.

Anschrift des Verlags:
KVM – Der Medizinverlag
Dr. Kolster Verlags-GmbH
Ifenpfad 2–4, 12107 Berlin

Korrespondenz:
info@kvm-verlag.de

www.kvm-medizinverlag.de

1. Auflage 2021

Fotos: Peter Mertin, Cologne Enterprise Production, Köln
Gesamtherstellung: KVM – Der Medizinverlag, Berlin
Druck: Druckerei Dimograf, Bielsko Biała
ISBN: 978-3-86867-570-2

Printed in Poland

lernkarten

NEUROANATOMIE

Diese Karten richten sich an Studierende der Humanmedizin und an alle Lernenden in anderen medizinischen Ausbildungsgängen. Die Aufnahmen der Präparationen bzw. der Anatomie des Zentralen Nervensystems ermöglichen dem Betrachter, sich die einzelnen Präparationsschritte mehrfach vor Augen zu führen und so zu einem besseren Verständnis der Relation der einzelnen Strukturen zu gelangen.

Es werden die natürlichen Verhältnisse so wiedergegeben, wie sie der Lernende innerhalb eines Präparierkurses vorfindet. Die ausführlich beschrifteten Fotografien helfen, die abgebildeten Strukturen eindeutig zu identifizieren und somit das Wissen um die menschliche Neuroanatomie gezielt zu vertiefen.

Die „Lernkarten Neuroanatomie" zum Präparierkurs – ein wertvoller Begleiter in allen Abschnitten des Studiums der Humanmedizin – Vorklinik, Klinik und Praxis – und der medizinischen Ausbildungsberufe.

www.kvm-medizinverlag.de